现代心胸外科疾病诊疗与技术

王帅 等 主编

江西科学技术出版社
江西·南昌

图书在版编目（CIP）数据

现代心胸外科疾病诊疗与技术 / 王帅等主编 . -- 南昌 : 江西科学技术出版社 , 2020.12 （2024.1 重印）
ISBN 978-7-5390-7583-9

Ⅰ . ①现… Ⅱ . ①王… Ⅲ . ①心脏外科手术 – 围手术期 – 处理 Ⅳ . ① R654.2

中国版本图书馆 CIP 数据核字 (2020) 第 203959 号

选题序号：ZK2020077

责任编辑：王凯勋

现代心胸外科疾病诊疗与技术

XIANDAI XINXIONGWAIKE JIBING ZHENLIAO YU JISHU

王　帅　等　主编

出版发行　江西科学技术出版社
社　　址　南昌市蓼洲街 2 号附 1 号
　　　　　邮编：330009　　电话：（0791）86623491　　86639342（传真）
经　　销　全国新华书店
印　　刷　三河市华东印刷有限公司
开　　本　880mm × 1230mm　1/16
字　　数　287 千字
印　　张　9.38
版　　次　2020 年 12 月第 1 版　2024 年 1 月第1版第 2 次印刷
书　　号　ISBN 978-7-5390-7583-9
定　　价　88.00 元

赣版权登字：-03-2020-382

编 委 会

主　编　王　帅　黄浩忠　黄东海
尚丽丽　刘　正

副主编　欧阳春　吴伯勋　殷　春　刘自超
周红梅　孙　樱　杨晓钢

编　委　（按姓氏笔画排序）

王　帅　华北理工大学附属医院
伊　严　中山市中医院
刘　正　新疆医科大学第一附属医院
刘自超　南阳医学高等专科学校第二附属医院
孙　樱　郑州人民医院
李　婵　河北省中医院
杨晓钢　内蒙古科技大学包头医学院第二附属医院
吴伯勋　西南医科大学附属中医医院
张耀森　广州市番禺区中心医院
陈　思　湖北省肿瘤医院
欧阳春　北京大学深圳医院
尚丽丽　郑州大学第三附属医院
周红梅　深圳大学总医院
殷　春　鄂尔多斯市中心医院
（内蒙古医科大学鄂尔多斯临床医学院）
黄东海　中山市中医院
黄浩忠　湛江中心人民医院
龚立宏　深圳市第二人民医院（深圳大学第一附属医院）
魏　冬　湖北医药学院附属襄阳市第一人民医院

前言

心胸外科是临床医学重要的组成部分，也是外科学发展的热点、难点和临床新技术应用的亮点。心胸外科医师所面对的工作对象是具有特殊性的患者，此类患者的重要脏器患有不同程度的病症，而这些脏器在维持人的生命中起着重要的作用，这就对心胸外科医师提出了更高的要求。心胸外科疾病的诊治过程不仅要学习本专业知识，还需要学习影像学、心脏超声、体外循环、手术和术后监护等知识。近年来，随着医疗技术的不断发展，心胸外科学无论在理论还是临床实践上都有了明显的发展和提高，各种新技术、新理论和新的诊疗技术不断涌现，使心胸外科学的内容越来越丰富，临床对疾病诊断的精准性要求更高，在这种新形势下，我们特组织一批学者编写此书。

书中介绍了胸部的解制与生理、心胸外科常用辅助检查、心胸外科疾病实验室检查、先天性心脏病、心脏瓣膜病、体静脉疾病、心力衰竭、缺血性心脏病与心肌梗死、心脏移植、胸壁和胸膜疾病、肺部疾病、膈肌疾病等方面内容。本书编写过程中从实际出发，力求紧密结合临床，文中内容翔实、简明实用、要点突出，条理清晰、知识点集中。适用于从事心胸外科疾病的工作者使用，同时也可作为住院医师的参考书籍，希望本书对医务工作者有所帮助。

本书学者从事临床工作多年，在编写的过程中，虽力求做到写作方式和文笔统一，但由于编校水平有限，写作风格不尽一致，书中难免存在疏漏和错误，敬请读者见谅并予以批评指正，以供再版时修订。

编　者

2020 年 12 月

目 录

第一章　胸部的解剖与生理

第一节　气管、支气管及肺

一、气管

呼吸系统主要是由气管、支气管和肺组成。前者为提供气体的通道，后者则为气体的交换场所。

（一）气管的结构

气管的上端以环气管韧带与喉的环状软骨相连，下连两侧主支气管，它是由一系列软骨环，间以平滑肌纤维、黏膜和结缔组织构成的后壁略扁平的圆筒形管道。上平第 7 颈椎体上缘，向下至胸骨角平面分左、右主支气管。长度成年男性约 11 cm，女性稍短，管腔前后径小于横径，前者约 1.8 cm，后者约 2.0 cm，气管软骨呈 C 形，占气管周径的 2/3，为 18 ~ 22 个，约每厘米有两个环。缺口对向后方。

气管壁由黏膜层、黏膜下层、软骨及肌肉层构成。黏膜上皮正常为假复层柱状纤毛上皮，黏膜下层菲薄，含有微血管、淋巴管和神经纤维，黏液腺丰富，开口于管腔，肌层多为弹性平滑肌，外膜为疏松结缔组织。

（二）气管的分段和毗邻

气管依其所在部位，以胸廓入口为界分为颈段和胸段。颈段较短，沿颈前正中线下行，在胸骨上切迹处可以触及，气管可随颈部屈伸而上下移动，当颈屈曲时，气管几乎可以全部进入纵隔内。因此，气管袖状切除吻合术后常保持颈屈曲位。

颈段气管的前方有甲状腺峡部，两侧有甲状腺侧叶和颈大血管，后方有食管。胸段气管的前方有左无名静脉，主动脉弓和胸腺（小儿），后方紧靠食管。气管、食管沟内有喉返神经平行通过。

（三）气管的血管、淋巴管和神经

气管的血供是分阶段性的，上段来自甲状腺动脉的气管支，下段则由支气管动脉的分支供血，大部分气管和食管的血供是共同的。另外气管两侧还有纵形血管链，如手术时广泛的分离并切断侧面血管链，容易引起气管缺血而坏死，因此一般气管的游离长度掌握在 1.0 cm 左右。

气管的淋巴引流丰富，前方和两侧有淋巴结群，与颈部，肺及支气管淋巴结交通。

气管的神经来自迷走神经的分支、喉返神经的气管支及交感神经。

二、支气管

支气管为气管的向下延伸，左、右各一支，两支气管之间夹角为 65° ~ 80°，其大小与胸廓的形态有关。右主支气管短粗，长 2 ~ 3 cm，直径 12 ~ 16 mm，它与气管的延长线夹角仅为 25° ~ 30°，因此气管内异物易进入右侧支气管。左主支气管细长，4 ~ 5 cm，直径为 10 ~ 14 mm，与气管延长线间夹角为 40° ~ 50°。右主支气管约在第 5 胸椎体高处经右肺门入右肺，左主支气管约在第 6 胸椎体高处，经左肺门入左肺。

右主支气管继续延伸发出二级支气管，即右上叶支气管、中叶支气管和下叶支气管，上叶和中叶开口之间的支气管部分称中间段支气管，1.7 ~ 2.0 cm，右侧肺动脉干跨过此段。二级支气管很快分支成为三级支气管，即段支气管，通向相应的肺段。临床以肺段的相应名称来命名各肺段的支气管（图 1–1）。

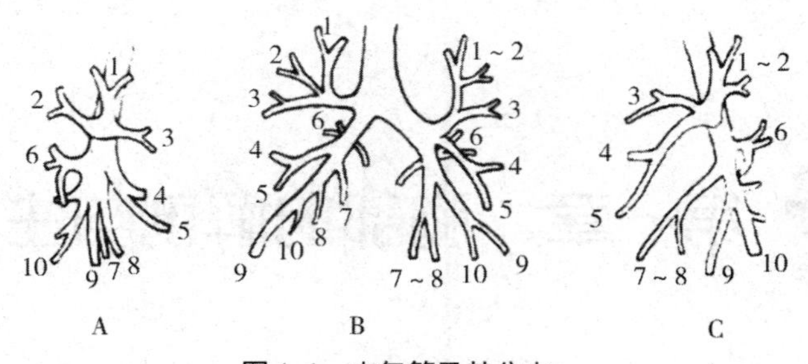

图 1–1　支气管及其分支

A. 右支气管侧位像；B. 支气管正立像；C. 左支气管侧位像

左主支气管分叉情形基本同于右侧，稍有不同的是：①左上叶支气管长度较右侧稍长 11 ～ 16 mm；②上叶支气管发出后，从上叶支气管发出舌段支气管（类似右侧中叶支气管）；③上叶支气管发出后再向下很快发出下叶第 1 个分支，即背段支气管，此距离较短，仅约 0.5 cm。因此，左下叶支气管肿瘤手术不易作袖状切除。

三、肺

分左、右肺叶。左、右肺由斜裂分为上、下两叶，右肺上叶又被水平裂分为上、中两叶。

（一）肺门与肺根

肺门位于肺内侧面中部的凹陷处，内有支气管、肺动静脉、支气管动静脉及淋巴管通过，临床上称此处为第 1 肺门。各肺叶的肺叶支气管，动、静脉出入肺的实质处又成为第 2 肺门。出入肺门的诸结构借助结缔组织相连，并被胸膜包绕形成肺根。肺根结构的位置关系由前向后依次为肺上静脉、肺动脉、支气管。由上向下左右略有不同，即左侧为肺动脉、支气管、肺静脉；右侧为上叶支气管、肺动脉、中下叶支气管、肺静脉。左右肺下静脉位置最低，切开下肺韧带向上可见肺下静脉（图 1–2）。

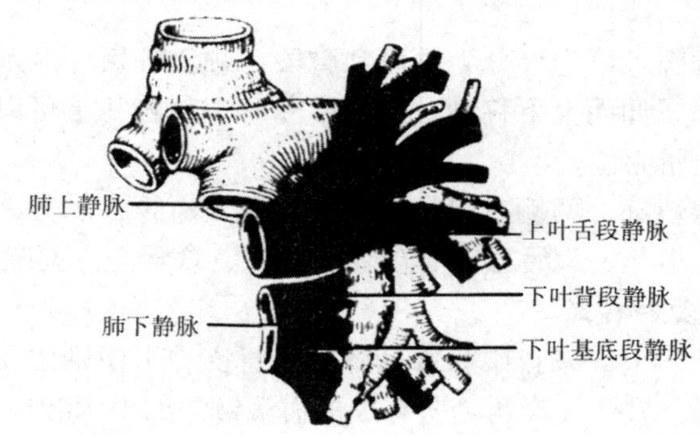

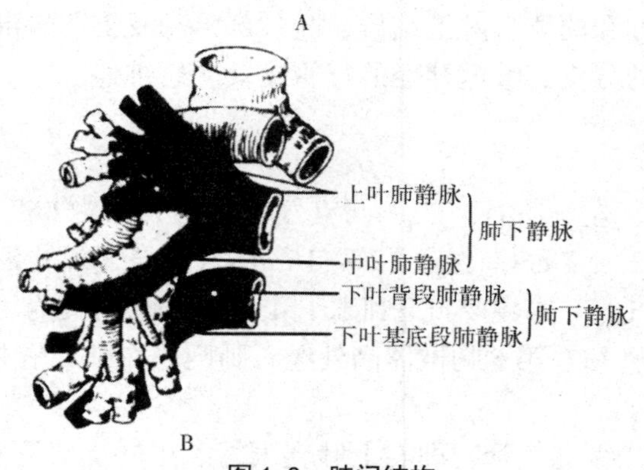

图 1–2　肺门结构

A. 左侧；B. 右侧

（二）肺段

按肺内第 3 级支气管及其动脉分布情况，将肺又分成小段，称为肺段。各肺段呈锥形，底部构成肺表面，尖端朝向肺门。因此肺段为较小的肺叶独立单位，肺静脉在肺段之间走行。临床上可以作肺段切除，当采用的有舌段、背段切除。右肺叶分 10 段，左肺叶分 8 段（表 1–1）。

表 1–1　肺段的划分

右侧	左侧
上叶	上叶
1 尖段	1 ~ 2 尖后段
2 后段	3 前段
3 前段	
中叶	
4 外侧段	4 舌上段
5 内侧段	5 舌下段
下叶	下叶
6 背段	6 背段
7 内基底段	7 ~ 8 前内基底段
8 前基底段	
9 外基底段	9 外基底段
10 后基底段	10 后基底段脉

（三）肺的血管

肺动脉干起于右心室，在主动脉弓下方分为左、右肺动脉。

左肺动脉较短，于左肺门顶部绕左上叶支气管上后方而进入肺裂。此后沿肺裂下行，沿途发出各基底动脉支进入相应的肺段。左侧肺动脉发出到上叶的分支变异较大，少则 2 ~ 3 支，多则 6 ~ 7 支，常见的是 4 ~ 5 支，而且各肺段动脉的发出程序也不恒定。舌段动脉有时为单支直接从左肺动脉发出，下叶的背段动脉 64% 为单支，34% 为双支，为下叶动脉之最高分支，在左侧其发出平面常高于舌段动脉支，因此在下叶切除时，背段动脉常需单独处理。总之，由于左肺动脉分支变异较多，手术时一定要先游离、暴露出一定的长度，再认清该动脉是否通向需要切除的肺叶，确认无误后再结扎、切断。

右肺动脉较长，在右上肺静脉上后方横行进入右肺门，随即向下弯行入肺裂，于肺裂下部分再分成几支基底段动脉支，进入右下叶基底段内。右肺动脉的分支变异较少。第 1 分支为前干，可为单支或双支，进入右上肺尖段及前段，于横裂根部右肺动脉发出后升支动脉进入右上叶后段，因该支发出后向上行走，故称为升支，有时升支可能自背段动脉发出（约 10%），术中要看清。右上肺动脉的解剖显露须切断右上肺静脉之后才清楚，术中往往先处理右上肺静脉，后处理右上肺动脉。中叶动脉和下叶背段动脉发出平面大致相同，几乎呈对应关系，因此作肺下叶切除时须先单独处理背段动脉，以保全中叶动脉。中叶动脉可以是单支，也可以是双支。

肺静脉系统由末梢小静脉支汇集成为肺段静脉，再由肺段静脉汇集成为肺叶静脉，然后汇集为两侧上、下肺静脉。左上肺静脉长 1.0 ~ 1.5 cm，右上肺静脉长约 1.0 cm。两侧肺静脉均由肺门处进入心包，在心包内尚有少许行程，再注入左心房。各肺静脉走行、部位及分支均较恒定，两侧上、下肺静脉几乎均由三支汇合而成，处理肺上静脉时最好在分支平面结扎、切断比较安全，一旦意外出血，可先局部压迫，然后切开心包，于心包内解剖肺静脉控制出血。

（四）肺血管的心包内解剖

在心包内动脉的一圈大部分有浆膜壁层心包覆盖，因此手术中这些纤维组织层必须切断以后血管才能游离。上、下肺静脉经过心包时有浆膜层包绕，通常后 1/3 圈不是游离状态的，心包内处理上、下肺静脉同样要先剪开这一层。上、下肺静脉分别注入左心房，而左侧肺静脉变异较多。通常有 1/4 人群汇成一个共同静脉干入左心房，在做左侧肺叶切除需心包内处理血管时要加以注意。

（五）肺的淋巴与神经分布

肺的淋巴分深、浅两组。分别汇合成淋巴管，最后回流至支气管肺门淋巴结。

肺的神经来自肺丛。该丛由迷走神经和来自胸 1 ~ 5 交感神经节发出的神经纤维组成。迷走神经的传入纤维形成呼吸反射弧的传入部分，传出纤维管理支气管平滑肌的收缩和腺体的分泌。交感神经的传出纤维管理支气管的扩张。

第二节　食管

食管为消化道的入口，主要功能是作为吞咽食物至胃的通道，同时在食管的上端和下端有括约肌功能，分别防止误吸及胃食管反流。

一、食管的走行

食管位于后纵隔内，始于第 6 颈椎水平，上起咽部，下端相当于第 10 胸椎处穿过膈肌，止于胃贲门。成人食管长约 25 cm，如加上门齿到咽的距离 15 ~ 16 cm，全程长 40 ~ 41 cm，并随身高的不同略有改变。

临床上把食管划分为三段，食管有三个生理性狭窄，三个自然弯曲，有三处部位易发生憩室。

（一）分段

早年按照食管上下位置，以主动脉弓上缘和下肺静脉下缘平面为界分为上段、中段和下段。因临床检查很难确定下肺静脉的下缘，因此食管中，下段的划分常存在困难，且这两个部位的肿瘤切除在手术难度上和手术方式上均有不同，近年有人提出修改食管的分段标准，即食管自入口（环状软骨下缘）至胸骨柄上缘为颈段，其下为胸段，胸段食管又分为上、中、下三段，胸骨柄上缘平面至气管分叉（隆嵴）平面为胸上段，气管分叉至贲门口平面的中点以上为胸中段，以下为胸下段(包括腹段食管)。从实用性上，新标准更趋向合理性。

（二）生理性狭窄

第 1 个狭窄是咽与食管相接处，是由环咽肌围绕造成的。管腔直径约 1.4 cm，距门齿约 15 cm，是食管的最窄处。第 2 个狭窄是由左主支气管和主动脉弓跨过食管的前壁和左外侧壁的压迹造成。管腔直径 1.5 ~ 1.7 cm，距门齿约 22.5 cm。第 3 个狭窄位膈肌食管裂孔处，是由胃食管括约肌功能造成的，该处管腔经测量为 1.6 ~ 1.9 cm，距门齿约 40 cm。

（三）生理性弯曲

食管全程有 3 个自然弯曲，有 3 次偏离中线。起始端以下略偏左，在颈根部第 2 胸椎附近稍偏右，自第 5 胸椎以下又偏左，穿过膈肌食管裂孔与贲门相连，了解、掌握食管的走行有助于指导食管手术的径路（图 1–3）。

由于解剖上的原因临床上有三个部位易发生憩室：咽与食管的交界处，膈上食管下段及食管中段的支气管旁。

二、食管的毗邻关系

（一）颈段食管

前方为气管，后方为覆盖于颈长肌的椎前颈筋膜。气管与食管的两侧沟内有左、右喉返神经。两侧有颈血管鞘相邻，内含颈动、静脉和迷走神经。并有相应的甲状腺及甲状腺下动脉，在颈部食管游离时应避免损伤动脉鞘及迷走神经的喉返支。

（二）胸段食管

位于胸腔内后纵隔。在第 5 胸椎水平以上前方有气管，在气管分叉平面食管的右侧有奇静脉弓，左侧有主动脉弓底部和降主动脉。由此向下，食管位于心包及左心房的后方。气管分叉以下食管位于脊柱

前，食管、脊柱之间含有奇静脉、胸导管、肋间血管及降主动脉。腹段食管穿过隔裂孔位于主动脉的前方，长 2 ~ 4 cm，在腹腔内时，有腹膜（胃膈韧带）及筋膜覆盖，位于肝左叶的食管沟后方。前、后迷走神经干分别紧贴食管的前、后方。腹段食管的后部与膈肌脚、脾缘相邻，形成扁平细长的盲孔，是发生膈下感染不易充分引流的部位。

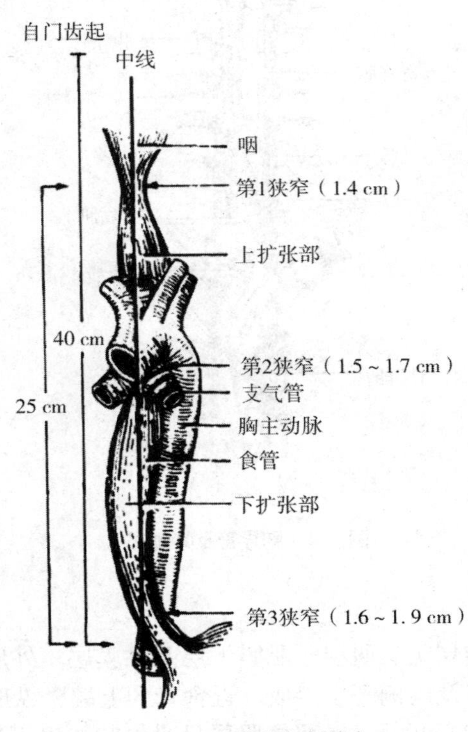

图 1–3　食管的解剖特点

三、食管的血液供应

（一）食管动脉

颈段来自甲状腺下动脉的分支，胸段主要来自支气管动脉及降主动脉的分支，腹段来自胃左动脉分支。各动脉间虽有吻合支，但不丰富，故在做手术时不宜过多地游离食管。

（二）食管静脉

与食管动脉伴行，上段注入甲状腺下静脉，中段主要流入奇静脉、半奇静脉，下段与胃底静脉相吻合。此部为门脉及体循环静脉的主要交通支，门静脉高压患者食管静脉扩张，破裂时可造成大出血。

四、食管的淋巴引流及神经分布

食管上端的淋巴管注入气管淋巴结和颈深淋巴结。食管中段的淋巴管注入气管、支气管淋巴结以及沿食管和主动脉周围排列的纵隔淋巴结。食管下段的淋巴管汇入沿胃小弯排列的胃上淋巴结，一部分食管淋巴结可直接入胸导管。

胸导管长约 40 cm，起于乳糜池，沿腹主动脉右后方向上，经主动脉裂孔进入胸腔，位于胸椎右前方，奇静脉与胸主动咏之间，至第 5 胸椎平面，在胸主动脉平面跨过脊柱左前方，继续上行，沿左锁骨下动脉内侧至颈部转向左下，注入左颈内静脉或左静脉角。胸导管接受膈肌以下所有器官和组织的淋巴液。左上肢、头颈的左半，胸壁、大部纵隔器官、左肺及左膈的淋巴也流入胸导管，胸部其余淋巴汇入右淋巴导管（图 1–4）。

食管的神经支配无外科重要意义，当施行食管切除时，喉返神经以下的迷走神经一般随同食管一并切除。

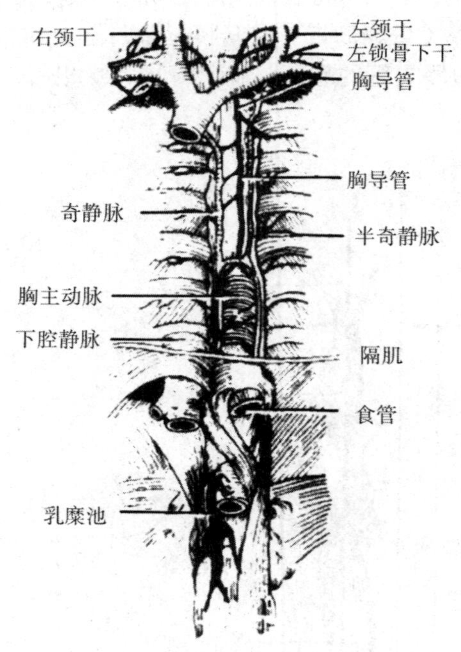

图 1-4　胸导管及其毗邻

五、食管的结构

食管结构分 4 层：外层（纤维层）、肌层、黏膜下层及黏膜层。外层亦称纤维层，包括致密结缔组织的外膜。肌层由较厚的外层纵层及内侧环层组成。近食管的上端，纵形肌纤维在后方呈 V 形分开形成一薄弱处，咽部憩室即源于此。食管的上 1/4 部位肌层呈横纹状，以下渐为平滑肌替代，下 1/2 全部为平滑肌。食管下端环形肌较厚，但并无解剖上的括约肌。黏膜下层比较疏松，在吞咽时使黏膜层易于伸展，黏膜下层有食管腺，通过腺管开口于食管腔。黏膜层为浅灰红色的坚韧层，为非角化复层鳞状上皮。

六、食管与胃结合部

这个部位像咽、食管连接部一样，在非进食状态下时处于关闭状态。它的唯一生理功能是保证食物由食管到胃的单向流动，防止胃内容物反流入食管。从解剖结构上，食管胃结合部自上而下可分为膈上段的壶腹区、食管下端狭窄高压区、前庭（腹内段）及贲门。对贲门的抗反流作用具有生理作用的解剖因素有：①食管裂孔周围的膈肌角纤维吸气收缩时对食管下端有一种钳夹样作用；②食管下端增厚的肌纤维和来自胃底的内层斜形肌纤维相结合、交错，形成一种皱襞样的活瓣结构；③下段食管和胃底之间所形成的锐角，即 His 角，正常为 70° ~ 110°；④膈食管膜以及在横膈处食管裂孔的膈食管膜结构；⑤食管下端的生理高压区，1.47 ~ 2.45 kPa（15 ~ 25 cmH_2O）；⑥吸气时腹段食管的正压作用。

第三节　纵隔

纵隔位于左右胸膜之间各器官与组织的综合体，左右胸膜腔以此作为分界。前至胸骨，后达脊柱，上方为胸廓入口，下为膈肌。两侧为左、右纵隔胸膜。

一、纵隔的分区

纵隔的分区有多种划分，有三区分区法、九区划分法和四区划分法。目前常用的是采用四区分区法。此法以胸骨柄下缘与第 4 胸椎间隙连线为界分为上下两区；然后再以心包为界将下纵隔分成前、中、后三区（图 1–5）。

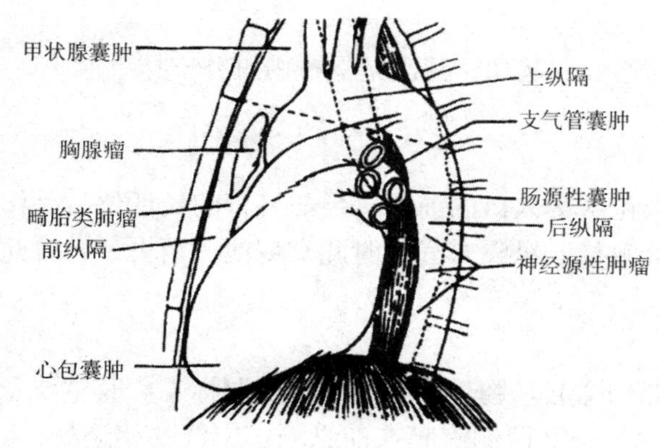

图 1-5　纵隔的分区及纵隔肿瘤的好发部位

根据疾病发生部位的统计结果与纵隔的划分区域有一定的发病规律，从而对疾病的鉴别诊断有很大帮助（表 1-2）。

表 1-2　纵隔分区解剖及好发肿瘤

器官与组织内容	好发的纵隔肿瘤
上纵隔	
自前向后有：胸腺、上腔静脉、主动脉弓及其分支、气管、支气管动脉、胸导管、副半奇静脉、迷走神经、喉返神经、膈神经、淋巴结、食管及交感神经节等	胸腺瘤、淋巴瘤、胸内甲状腺、甲状旁腺腺瘤
下纵隔	
前纵隔：胸腺、脂肪、淋巴和疏松结缔组织	胸腺瘤、生殖细胞肿瘤淋巴管瘤、脂肪瘤
中纵隔：心包和心脏、主动脉、气管分叉及主支气管、淋巴结等	心包囊肿、支气管囊肿、淋巴瘤
后纵隔：食管、降主动脉、胸导管、交感神经和周围神经	神经源性肿瘤、肠系膜性囊肿

二、纵隔的淋巴分布及引流

纵隔的淋巴结比较丰富，其引流方向由下向上，由外向内。一般分 7 组：气管旁、奇静脉或主动脉弓上、下肺门，气管隆嵴下、食管旁、汇总区及肺下韧带。肺的淋巴引流到相应的汇总区，进一步流向纵隔。经研究发现右肺的淋巴引流主要流向同侧上纵隔，对侧不常见；而左侧的肺淋巴引流既流向同侧，也流向对侧，左下肺叶的淋巴引流甚至更多流向对侧上纵隔，这在肿瘤淋巴转移时有意义。

三、纵隔的应用解剖要点

纵隔上方与颈部深筋膜下间隙相连，纵隔下方通过膈肌裂孔与腹膜后间隙相接。因此，在颈部深筋膜下间隙的渗血、感染，可延及纵隔。而纵隔的炎症、渗血也可延及胸膜后间隙。手术或外伤所致纵隔气肿，也可以蔓延到颈部和面部。

第四节　胸廓、胸膜及膈肌

一、胸廓

（一）形态特点

胸廓位于颈、腹部之间，由 12 块胸椎、12 对肋骨和 1 块胸骨加上之间的连接组织构成两个横切面向上成肾形的腔。上下各两个口。上方为入口，由胸骨柄、第 1 肋骨及第 1 胸椎形成，比较狭小，和颈部相连。下方为出口，由剑突、第 7 肋至第 10 肋融合在一起的肋软骨、第 11 肋前部、第 12 肋骨及 12 胸椎体构成，比较宽大，借助膈肌而和腹腔相隔。胸廓内面衬有壁层胸膜。

（二）功能

胸廓的功能主要是担负肺通气的运动，其次是保护内脏并支撑上肢。

（三）表面解剖标志

1. 胸骨柄切迹

胸骨上方的自然凹陷处。位胸廓入口的前面，颈部气管的最低位，是作低位气管切开的位置。检查气管有无偏移可用手指在此处触诊。纵隔有气肿时此窝变浅、消失，有时此窝变浅，可能为上纵隔肿瘤前推所致。

2. 胸骨角

为胸骨柄与胸骨体连接处的隆起。胸骨角是临床的主要标志。其主要意义有：①第 2 肋骨附着处，是体表计算肋骨序数的标志之一；②两侧胸膜在前纵隔正中线的相遇处；③胸骨角和第 4、5 胸椎椎间盘位于同一平面。此平面有主动脉弓的下缘和气管的分叉部，又是上、下纵隔的分界处。

3. 肩胛骨

肩胛骨内上角，肩峰及下角均易摸到，可作为标志。肩胛冈对第 3 胸椎水平；肩胛骨内上角对第 2 胸椎；上肢自然下垂时，肩胛骨下角位第 7 肋间隙，相当第 8 椎体平面。

（四）胸壁垂直线

为了对胸壁疾病检查或对胸部 X 片病灶部位判断，利用肋骨和胸骨的解剖标志，在胸壁上划分出以下垂直线，以便定位（图 1–6）。

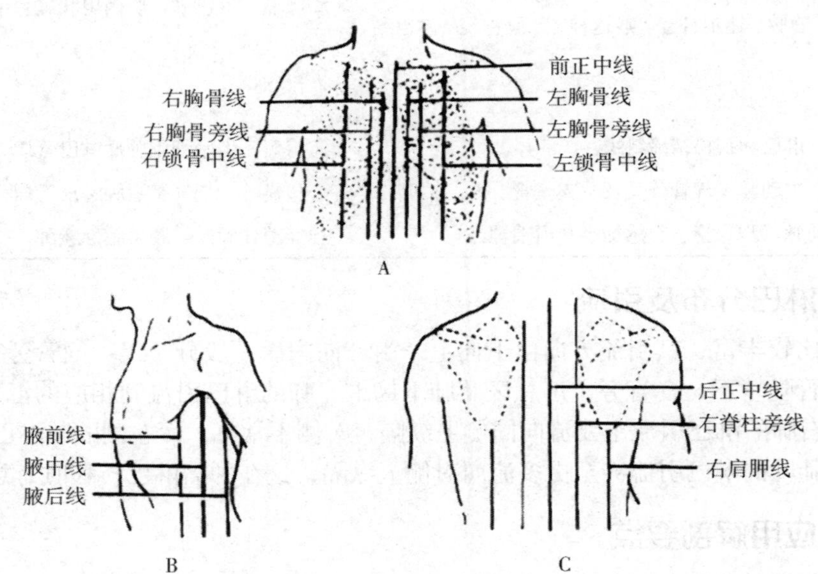

图 1–6 胸部各垂直线

A. 前面；B. 侧面；C. 后面

（五）胸壁的主要结构

其包括骨骼支架、肌肉、神经、血管及胸膜。

1. 胸壁的骨性支架

其包括胸椎、胸骨及肋骨。

（1）胸骨：为长形的扁平骨，位于前胸正中线。长度为 15 ~ 20 cm，由分别骨化的软骨前体而形成三部分：胸骨柄、胸骨体及剑突。胸骨柄上缘形成胸骨上切迹，下缘与胸骨体相连，相连处凸起形成胸骨角是主要的体表标志。此处骨质薄弱，胸骨骨折多发生在此处。胸骨体是胸骨的主要部分，下端和剑突相连。剑突形状不一，有的下端呈分叉状。

（2）肋骨：共 12 对，偶可见颈肋和腰肋。第 1 肋骨最短，第 7 肋骨最长，胸部手术中，从切口向上不易摸到第 1 肋，故常以第 2 肋为起点向下数。肋骨呈弓状弯曲，分头，颈、结节、角及体部，在其

下缘内面有肋骨沟，以第 3 ~ 9 肋明显，肋间血管和神经沿此沟前行（图 1–7）。

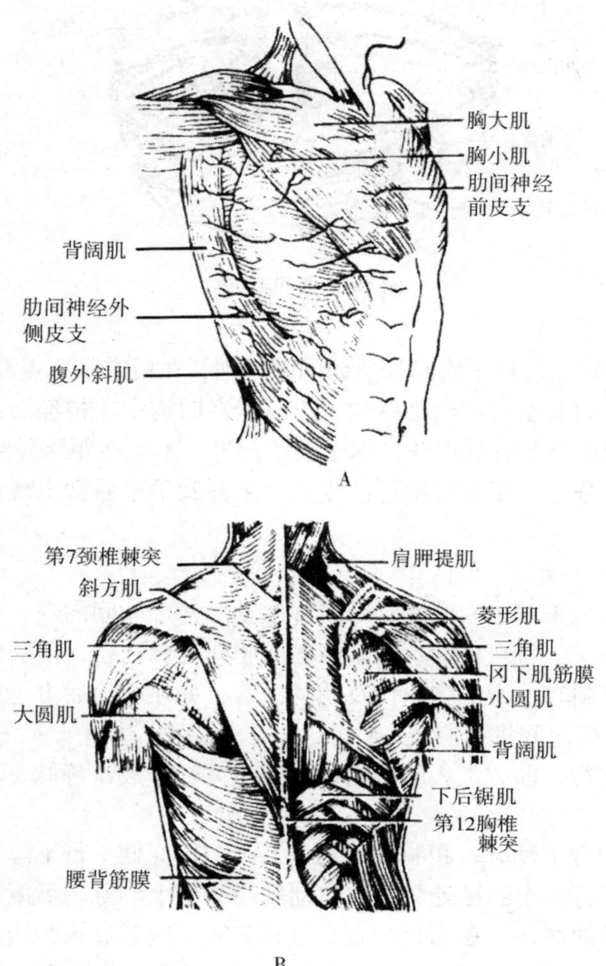

图 1–7　胸壁的肌肉

A. 侧面；B. 后面

2. 胸壁肌肉及筋膜

（1）胸壁的肌肉：覆盖在胸前外侧壁的肌肉有胸大肌、胸小肌；侧方有前锯肌；背侧有斜方肌、背阔肌、菱形肌、大圆肌、小圆肌、下后锯肌及骶棘肌等。以上肌肉主要作用是固定和运动颈、臂和躯干，有时亦辅助呼吸。胸部手术需切断某些肌肉，缝合时一定要对合整齐，术后尽早活动锻炼，争取更好地恢复功能。

胸大肌血运丰富，而背阔肌体积又较大，临床上常利用此肌修补胸壁的缺损，充填脓腔。

（2）胸壁的筋膜：胸壁的筋膜分深、浅两层。浅层位于皮下，深层覆盖在胸肌及胸背肌的表面，并伸入到各块肌肉内形成每块肌肉的鞘，并和颈深筋膜、腹部筋膜相连。故当外伤致张力性气胸严重时可引起颈部、腹部和会阴部皮下气肿。

3. 肋间隙

肋间隙为胸外科常见手术的必经之路，每对肋间隙中含有肋间肌及神经、血管（图 1–8）。

肋间肌分两层：①肋间外肌位于外层，纤维方向斜向前下方，其作用是提肋助吸气，当切除肋骨剥离骨膜时，应遵循肋间外肌的方向，剥离上缘是由后向前，而剥离下缘时需由前向后，否则会感到困难，而且易伤及肋间血管、神经；②肋间内肌位于内层。肌纤维方向和肋间外肌相交叉，肋间神经和血管走行于该肌之间，其作用是助呼气；③胸横肌与肋间内肌、腹横肌属同一层次，位于胸壁的前面，其作用是收缩时可协助呼气。

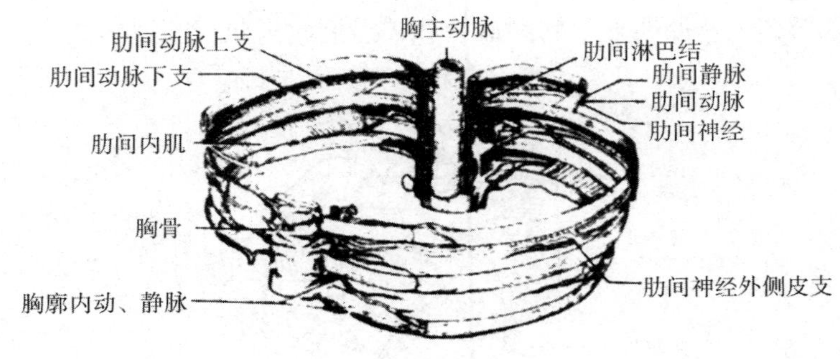

图 1-8　肋间隙结构

4. 肋间神经

为胸神经前支，穿出椎间孔后行于胸膜和后肋间隙之间，在后方一般走在二肋之间，位于动脉上方，至肋角处进入肋沟，至肋角向前侧转位到动脉的下方，走在肋沟中。神经沿途分出肌支供邻近的肌肉，达腋中线处分出外侧皮支到前侧及背部皮肤，本于继续前进，末支在距胸骨缘约 1.0 cm 处穿过肋间内肌和肋间外韧带成为前皮支，分布于正中线附近的皮肤，故开胸手术后常出现伤口前下方皮肤麻木，其原因在于此。

5. 肋间血管

（1）肋间动脉分前后两个来源，后肋间动脉自降主动脉每个肋间向左、右分别发出一支，沿肋下向前行，在腋中线前又分为两支，与来自胸廓内动脉的前肋间动脉吻合，前肋间动脉在每一肋间隙的上、下各有一支。因此在胸腔穿刺时，为了防止伤及肋间血管，如在肋角后方进针应在下位肋的上缘，在肋间隙前面进针应在上、下肋骨之间进行。

（2）肋间静脉同动脉伴行，前方汇入胸廓内静脉，后方汇合成奇静脉（右）及半奇静脉（左），然后注入下腔静脉。

（3）胸廓内动脉起自锁骨下动脉，距胸骨外缘 1.5 ~ 2.0 cm 处平行下降，位于肋软骨后肋间内肌及胸横肌之间，有两条静脉伴行，至肋弓处分为膈肌动脉与腹壁上动脉。做漏斗胸胸骨板翻转手术时，最好保留此动脉，以维持胸骨的血运，在胸骨旁做心包穿刺时，应紧靠胸骨边缘进针，以免损伤此血管。由于第 2、3 肋间隙较宽，临床需要做胸廓内动脉结扎时，多选择此平面结扎较方便。当用游离空肠代食管时，可考虑用此动脉和肠系膜血管吻合。

二、胸膜

（一）解剖特点

胸膜是一层薄的浆膜，有互相移行的内、外两层，内层包绕在肺的表面称脏胸膜，外层位于胸壁的内面称壁胸膜。两层间构成一潜在的腔隙称胸膜腔，平时仅为一薄层浆液所分开。壁胸膜和胸壁骨及肌肉之间尚有一层疏松的蜂窝组织和胸廓内筋膜，胸膜外的手术沿此层进行。

（二）胸膜的功能

胸膜具有分泌和吸收的功能，二者互为影响。胸膜每日可分泌 600 ~ 1 000 mL 液体，同等量的液体又被胸膜淋巴系统所吸收，红细胞亦可能被正常胸膜吸收。毛细血管静水压和胸膜腔负压均可影响胸膜的分泌和吸收功能。

三、膈肌

（一）解剖特点

膈肌呈穹隆状，界于胸、腹腔之间，两侧膈肌不在同一平面上，通常右侧高于左侧约 4.0 cm。膈的周围为肌形纤维，周围的肌纤维向中央集中移行为中心腱。膈肌肌肉起源于三部分，即胸骨部分、肋骨部分和腰椎部分。膈肌在发育过程中，各起始部之间常形成三角形的腔隙。在膈的腰部与肋部之间称腰肋三角，膈的胸骨部与肋骨之间称胸肋三角。此三角区内有腹壁上血管通过。在胸骨的后方两个外肌

束之间有一不尽明显的裂孔称正中三角。所有三角皆为解剖上的薄弱处，膈疝可发生于此，其中的左侧腰肋三角为膈疝的好发部位，占 70% ~ 80%。从腰肋三角处发生的膈疝称为胸腹裂孔疝或椎体旁疝（Bochdalek 孔疝）；从胸肋三角处发生的膈疝称为胸骨旁疝（Morgagni 孔疝）。

来自腰椎部分的膈肌以左、右角的形式起自上第 2 ~ 3 腰椎两侧及腰大肌上端的内侧弓状韧带和腰方肌上段端的外侧弓状韧带，在第 12 胸椎至第 1 腰椎处，左右两脚会合而成一深长的裂孔，即主动脉裂孔，内有主动脉和胸导管通过。当右侧角上升时，肌纤维形成一个逐渐的向前弯曲度和左角的部分肌束围成一孔，即食管裂孔，内有食管和伴行的迷走神经通过。从此孔发生的疝称食管裂孔疝。位于膈肌腱之右份；第 8 胸椎平面有一腔静脉裂孔，内有下腔静脉和右膈神经通过（图 1–9）。

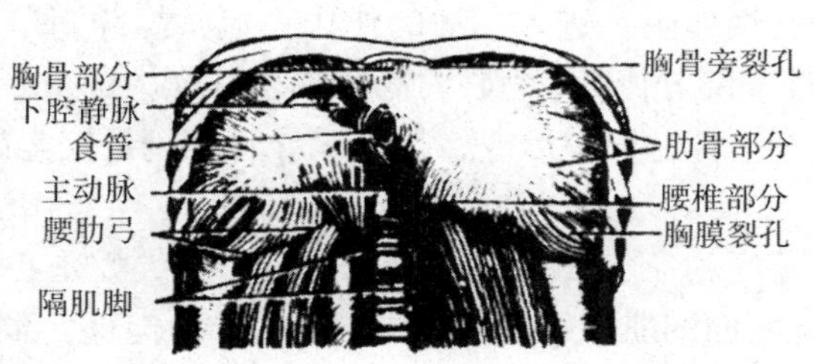

图 1–9　膈肌裂孔及膈疝的发生部位

膈的运动及感觉神经来自颈丛（颈 3、4、5）。左、右膈神经在心包左右两侧，经肺门前方下行到达膈肌，分成 3 支进入膈肌支配膈肌运动。正常平静呼吸时，膈肌上下移动 1 ~ 2.5 cm，膈肌总面积 250 ~ 270 cm^2，每下降 1.0 cm 可增加胸廓容积 250 ~ 270 mL。

（二）膈肌的功能

膈肌除了分膈胸、腹腔以外，尚有下列功能：①协助肺通气，参与外呼吸过程；②有利于下腔静脉血液的回流：当膈肌收缩时，腹腔内压力升高，胸腔内压更低，增大了两部分的压力差；③膈肌食管裂孔膈肌脚纤维参与形成食管下端高压区的抗反流作用；④收缩时帮助增加腹压，有利于某些动作的完成，如喷嚏、咳嗽、咯痰、排便及分娩等。

第五节　心脏

一、心脏的解剖

（一）形态及位置

心脏位于胸腔内，居两肺之间、膈之上，其前面邻接胸骨和肋软骨，后面主要与食管相接触。心脏的 2/3 在正中线左侧，1/3 在正中线右侧。心脏外形如锥体形，基底部与大血管相连，顶部为心尖部。心房位于心室之上方，并向前呈三角形突出，突出部分分别为左右心耳。

心脏大小约相当于自身的拳头，重 260 g 左右。国外有学者报道心脏重量与身高相关。正常成人心脏大小与年龄、性别、体重、体力活动有关。

心脏外形分为尖、底及前后两面。心底朝向右后上方，心尖向左前下方，于左侧第五肋间隙，锁骨中线稍内侧可触及心尖冲动。在心底部有大血管出入，对心脏可起固定作用。这些大血管的位置关系是：肺动脉在前，主动脉在后，右侧为上腔静脉，右后下方为下腔静脉，左后下方连接两对肺静脉。胸骨及肋软骨的后面称为胸肋面。后面平坦，附于膈上称为膈面。

心脏表面有一环形的冠状沟，冠状动脉沿此沟行走。将心脏分为上下两部分。上部分较小为心房，下部较大为心室。心室前、后两面也各有一条纵行的浅沟，均起始于冠状沟而止于心尖部，称为前室间沟、后室间沟，分别有前降支和后降支在此行走，前后室间沟为左、右心室在心表面的分界线。

（二）心脏各腔

心脏是一个中空的肌性器官，它由四腔构成，即右房、右室、左房、左室。心的左右被中隔分开，位于两心房之间的隔称为房间隔，两心室之间的隔称室间隔。正常时左右心房、心室之间互不相通。心房与心室间有房室口相通，分别为右房室口和左房室口。每一个房室口上附有瓣膜装置，右侧有三叶，称三尖瓣口；而左侧只有两叶，称为二尖瓣口。瓣叶组织内无心肌细胞，均由致密的纤维结缔组织构成，半透明且富有弹性。

1. 右房

房壁较薄，表面光滑。腔内面有 4 个重要标志，即上腔静脉入口、下腔静脉入口、冠状静脉窦口、卵圆窝。

上腔静脉口位于右房的上壁，下腔静脉口和冠状窦口位于其下壁。下腔静脉口边缘上存在一半月皱襞，在胎生阶段有引导下腔静脉经卵圆孔进入左房的作用。冠状静脉窦口位于下腔静脉口的内上方与三尖瓣口之间，其边缘也常由半月瓣部分掩盖，为心大静脉的延续膨大部分。卵圆窝位于房间隔下 1/3 偏后，为一卵圆形凹陷，在胚胎房间隔发育过程中形成，是临床导管穿刺最安全的地方。

2. 右室

略呈锥体形，尖端向下，基底为三尖瓣口和肺动脉瓣口。三尖瓣是心内膜构成的皱襞，它的游离缘垂入右室，并与腱索相连。右室腔面的肌束纵横交错并隆起，称为肉柱。部分肌束发达，增粗，明显突起，称为乳头肌。乳头肌的数量基本与瓣膜数量相等，右心室有 3 个（左心室 2 个）。乳头肌尖端移行为纤维性的腱索，分别与相邻的两瓣膜连接。当心室收缩时，瓣膜受压而关闭，由于腱索的牵引作用，可以有效地阻止血液向心房逆流。

右室左上方为右室流出道，又称肺动脉圆锥或漏斗部。流出道向左上延续为肺动脉，该动脉口的周边附有 3 个半月形瓣膜，称肺动脉瓣。

3. 左房

左房位于肺动脉及主动脉的后方。房壁内面光滑，两侧壁上各有 1 个肺静脉口。

4. 左室

左室亦呈锥形，尖向左下，底部有两个通口，右前方为主动脉口，瓣口边缘有 3 个半月形瓣膜，称主动脉瓣。半月瓣与主动脉壁之间形成窦，称主动脉窦（又称 Valsalva 窦）。于主动脉窦的中 1/3 处近动脉瓣游离缘水平有冠状动脉的开口。根据左右冠状动脉开口的位置，又将主动脉窦分别称为左冠状动脉窦（简称左窦）、右冠状动脉窦（右窦）和无冠状动脉窦（无窦）。室的左后方为左房室口，又称二尖瓣口，该瓣膜由前瓣和后瓣构成。此瓣口较右房室口小、2 ~ 3 指尖大，瓣口面积为 4 ~ 6 cm。左室壁较右室壁厚，其厚度约为右室的 3 倍。心室腔内肉柱发育良好，乳头肌和腱索亦比右室发达。

（三）心壁的构造

心壁分三层：心内膜、心肌层及心外膜，其中心肌层最厚，有强大的收缩功能。

（1）心内膜：心内膜是光滑的薄膜，被覆于心房、心室的内面，与血管的内膜相连续，由一层扁平上皮和少量结缔组织构成。心内膜在房室口和动脉口处分别折叠成瓣膜。

（2）心肌层：心肌层由心肌纤维构成，分为心房肌与心室肌。心房与心室的肌层互不连续，二者之间由位于房室口周围的纤维环相隔开，故心房肌与心室肌不会同时收缩。心室肌比心房肌厚，左心室肌又比右心室肌厚。

（3）心外膜：心外膜即心包的脏层，是一层光滑的膜，内含血管、淋巴及脂肪等。

（四）心脏的传导系统

心脏有节律地搏动，一方面受自主神经控制，另一方面具有自己的调节系统，即心脏传导系统。传导系统包括窦房结、结间束、房室结、希氏束（分左束支、右束支）和蒲肯野纤维（Purkinje）等。

窦房结是心脏的正常起搏点，位于上腔静脉和右心房交接处的心外膜深处，其大小 15 mm × 5 mm × 2 mm，多数呈细小的纺锤形。由结上发出纤维（结间束）分布到心房肌，并且与房室结相联系。

房室结位于冠状窦口与三尖瓣口之间的心房间隔内膜下，体积略小于窦房结，大小 7.5 mm × 3.7 mm × 1 mm，呈扁长形，其后缘与心房肌细胞相连接，前缘形成房室束。从此结发出纤维构成希氏束进入室间隔，并在室间隔顶部分成左束支和右束支，两束支在行走过程中反复分支为浦肯野纤维，弥漫

分布至心室肌的其他部位。

组织学显示结纤维含有少量的肌原纤维，比心肌细胞窄小。浦肯野纤维主要位于心内膜下层，其构造与心肌相似，细胞粗大，肌浆丰富，但横纹不明显。

（五）心脏的血管

心脏的血管包括动脉和静脉，其中营养心脏本身的动脉为左、右冠状动脉。

1. 冠状动脉

冠状动脉包括左、右冠状动脉，二者均为升主动脉的分支。

（1）左冠状动脉：从左主动脉窦发出后，经左心耳和肺动脉起始部之间向左前方走行，开始为一短的主干，随后立即分为两支。一支为左旋支，沿冠状沟向左向后走行；另一支为前降支，沿前室间沟下降直达心尖，多数可经过心尖终末于膈面的下 1/3 或中 1/3。左旋支及其分支主要分布并供血于左室前壁、侧壁、后壁、下壁及左心房。如果左旋支接近或超过房室交点并分出后降支时，亦可有分支供血到后室间隔和右心室后壁。前降支分支主要分布并供血于左室前壁、右室前壁和室间隔前面部分。

（2）右冠状动脉：从右心耳与肺动脉根部之间沿冠状沟向右后方走行，跨越右室侧面转入后室间沟（后纵沟）直到心尖。沿途发出分支主要分布供血于右心室前壁、侧壁、后壁及室间隔后面和右房（包括窦房结）。

窦房结动脉大多数来自右冠状动脉的第一个分支，少数来自左右冠状动脉分支的双重血液供应。

从冠状动脉侧支循环的研究报道中可见，侧支循环包括：冠状动脉系统与心腔相通；左、右冠状动脉之间的侧支吻合，如前降支通过 Vieussens 环与右冠状动脉吻合；前后降支之间的吻合；前降支与旋支吻合；以及冠状动脉与心外动脉吻合等。当冠状动脉发生阻塞时，副冠状动脉和侧支循环则具有重要的代偿作用。

2. 静脉

心的主要静脉与动脉伴行，大部分汇入位于冠状沟后部的冠状窦内，冠状窦开口于右心房，还有少数静脉直接注入右心房。

（六）心脏的神经支配

心脏受交感和副交感神经支配，交感神经纤维主要分布于窦房结、心房、房室结及各传导组织和心室部分。副交感神经纤维分布于房室结以上的传导系统，一般不支配心室。交感神经可使心率加快，心肌收缩力增强；副交感神经使心率变慢，房室传导延缓，正常时两者处于相互平衡状态。

（七）心包

心包为一锥形的纤维浆膜囊，包裹在心脏和大血管根部的外面，起防止心腔过度扩大的作用。心包分为纤维层和浆膜层，纤维层位于心包的外面，由坚韧的结缔组织构成。浆膜层是心包的内层，可以分为脏层和壁层。脏层附于心肌层的表面，也就是所谓的心外膜，壁层为心包的内面。脏壁两层之间为宽阔的心包腔。正常时，心包腔内含有少量浆液，10 ~ 20 mL，淡黄色清亮，起润滑作用。

（八）与心脏相连的大血管解剖

与心脏相连的大血管有主动脉、肺动脉及上、下腔静脉和肺静脉。下面重点介绍主动脉和肺动脉。

1. 主动脉及其主要分支

主动脉由左室发出，先向上向右，再转向后左，绕左肺根部上方沿脊柱左侧下降，于第 12 胸椎水平时，穿过膈肌主动脉裂孔进入腹腔，于第 4 腰椎水平时分为左右髂总动脉。主动脉分 3 段，即升主动脉、主动脉弓和降主动脉。降主动脉又分胸主动脉和腹主动脉。

升主动脉长约 5 cm，于左室起始部略显膨大，内面含主动脉窦，是冠状动脉的开口之处。该动脉的左前方是肺动脉，右侧是上腔静脉，后方为右肺血管及右支气管。

主动脉弓位于第 2 胸肋关节后方，是升主动脉的延续，呈弓状弯向左下方至第 4 胸椎水平。主动脉弓顶部有三大分支发出，从右向左为无名动脉、左颈总动脉及左锁骨下动脉。动脉弓的前方为胸骨柄及胸腺，后方是气管与支气管分叉。

降主动脉于第 4 胸椎处向下延续，以膈肌为界分为上下两段：膈肌以上部分称胸主动脉；膈肌以下部分称腹主动脉。

腹主动脉的主要分支为脏、壁两支。壁支主要是 4 对腰动脉；脏支有成对的和不成对的两种。不成对的主要有腹腔动脉，位于第 12 胸椎水平；肠系膜上动脉，相当于第 1 腰椎高度；肠系膜下动脉，相当于第 3 腰椎高度。成对的主要有肾上腺动脉，起始点与肠系膜较一致，分为左右两支；肾动脉较粗大，于肠系膜上动脉起点稍下方发出；精索动脉细长，于肾动脉起点稍下方发出。

2. 肺动脉

肺动脉起始于右心室动脉圆锥，位于主动脉前方，随后弯向左后方，于主动脉弓下方分为左、右肺动脉入肺门到肺内。右肺动脉较左肺动脉为长，于肺门附近分成两支，一支入右肺上叶，另一支又一分为二，一支到右肺中叶，一支到右肺下叶。左肺动脉在入肺门时分为两支：一支入左肺上叶；一支入左肺下叶。

在肺动脉左右支分叉处，有一纤维索与主动脉弓相连，即动脉韧带，为胎生时动脉导管的位置。此导管可在婴儿出生后 1 年内闭锁，如果长期不能封闭，则为动脉导管未闭。

3. 肺静脉开口

位于左房后壁两侧，左、右成对，各有两个肺静脉开口。

主、肺动脉结构特点：主动脉和肺动脉主干均属近心大动脉，中膜以弹性纤维为主，管壁较坚韧而富有弹性，因而又称为弹性动脉。其结构分 3 层，即内膜、中膜和外膜。

内膜由一层扁平的内皮细胞和一薄层疏松结缔组织以及内弹性膜构成。

中膜最厚，由 50 ~ 60 层弹性纤维构成，弹性纤维之间含有少量平滑肌细胞和胶原纤维。

外膜由外弹性膜分隔，较中膜薄，为疏松结缔组织，其间含有滋养小血管、淋巴管和神经。

二、心血管系统的主要生理功能

（一）血液循环

血液由心脏射出，经动脉、毛细血管和静脉，再返回心脏，周而复始地流动，称血液循环。在循环过程中，心脏为动力，血管为管道，血管内皮细胞则为血液和组织间的屏障。心脏有节律地收缩与舒张运动，称心搏。心脏收缩 – 舒张一次所需要的时间称为心动周期，正常成人，心动周期大约为 0.8 s，其中收缩期约为 0.3 s，舒张期约为 0.5 s。整个血管系统依照循环途径可分为大循环和小循环。

大循环又称体循环，含有氧和营养物质的血液随着心室的收缩从左室流入主动脉，沿主动脉的各级分支到达全身的毛细血管，在毛细血管内血流与组织之间进行物质交换，把氧气和营养物质释放给组织，再把组织中的二氧化碳和代谢废物收回血液中，使动脉血变成静脉血，并沿各级静脉反流回右心房。血液在循环中，不断地将多余的水分及尿素等代谢物输送到肾脏，排出体外。

小循环又称肺循环，由大循环回心的静脉血，从右心房流入右心室，经肺动脉到达左右两肺，并沿肺动脉在肺内的各级分支进入肺泡毛细血管网，进行气体交换，释放出二氧化碳，吸进氧气，使静脉血转换成动脉血，再经一系列静脉血管汇入肺静脉出肺，流入左心房，继而再一次体循环开始。

（二）内分泌功能

心脏不仅具有兴奋功能与收缩功能，还具有内分泌功能。自 1984 年加拿大、美国和日本的科学家从大鼠和人的心房中提取、纯化出一组活性多肽以来，医学界对心脏功能有了新的认识。心脏能分泌多种肽类物质，包括心钠素（ANF）、血管紧张素、前列腺素、抗心律失常肽、内源性洋地黄素、心肌生长因子、降钙素基因相关肽（CGRP）等，具有激素样的强大生物活性，它们不仅可以影响和调节心脏的活动，同时还可以循环激素的形式，作用于远隔器官，调节血管运动和全身水、电解质平衡。

1. 心钠素

心钠素又称心房肽或称心房钠尿肽（ANP）。它是由心房合成、贮存、分泌的一种多肽类激素，其主要生理功能如下。

（1）对肾脏的作用：心钠素具有显著的利钠、利尿效应，是目前已知的最强的利钠、利尿剂。心钠素利钠、利尿的可能机制有三：一是通过增加肾小球的滤过率来实现其利尿作用；二是抑制肾素 – 血管

紧张素－醛固酮系统的作用。心钠素能使肾素、血管紧张素和醛固酮的分泌减少；其三是抑制抗利尿激素的合成与释放，从而减少肾小管对水分的重吸收。

（2）对心血管系统的作用：最近的研究表明，心钠素具有舒张血管、降低血压、调节心脏功能和改善，心律失常等作用。舒张血管机制可能是：心钠素能对抗血管紧张素Ⅱ、去甲肾上腺素以及组胺和 5- 羟色胺所引起的缩血管效应，从而较强地舒血管；降低血压机制可能是：心钠素的舒血管作用引起外周阻力下降，而且心钠素的利钠、利尿作用减少了血容量，从而引起回心血量减少、心搏出量减少。

2. 心脏的肾素－血管紧张素系统

近年来，肾素和血管紧张素原分子生物学研究有了较大进展，发现在心脏内有一个独立于肾脏的肾素－血管紧张素系统（RAS）。

RAS 的生理作用主要表现在以下几个方面：一是引起冠状血管的收缩以调节冠状循环；二是促进心内交感神经末梢释放儿茶酚胺，增强心肌收缩能力；三是促进心肌细胞蛋白质的合成，刺激心肌细胞生长，引致心肌肥厚。它在病理生理学中的意义是加重和诱发心肌缺血或灌注损伤，诱发心肌缺血所引起的室性心律失常。

3. 降钙素基因相关肽（CGRP）

CGRP 对心脏的效应，一般认为表现为正性变时、变力作用，其作用原理可能系反射性交感神经兴奋所致。CGRP 促进缺血心肌的功能恢复，改善休克所引起的心功能下降。CGRP 对血管的效应，表现为强烈的舒血管作用，尤其对微血管的作用显著，伴有明显的血压下降。

4. 血管内皮分泌功能

传统上认为血管内皮细胞是血管壁的一种保护层，近年来发现血管内皮是一个代谢极其活跃的组织，还被认为是一个内分泌器官。它可分泌多种因子，如血小板衍化生长因子（PDGF）、前列腺环素（PGI_2）、内皮素（endothelin，ET）、蛋白聚糖（PGs）、纤溶酶原激活物（plasminogen activator，PA）和纤溶酶原激活物抑制物（PAI）等。

PDGF 主要来源于血小板，当血管受损时被激活的内皮细胞、平滑肌细胞和成纤维细胞、巨噬细胞均可合成、释放 PDGF。PDGF 的靶细胞主要是中胚层来源的平滑肌细胞，PDGF 有促平滑肌细胞分裂、增殖以及趋化作用，与动脉粥样硬化的形成关系密切。

PGI2 具有强大的舒张血管和抗血小板凝集的功能。

ET 是一种由 21 个氨基酸所组成的多肽，是由内皮细胞在缺氧状态下所分泌，具有强大的血管收缩作用。血浆内皮素水平异常升高，可以作为危重疾病时循环和呼吸衰竭的一个重要指征。

PGs：维持血管壁结构的完整性，有多种类型，其中最受关注的一种为硫酸乙酰肝素蛋白聚糖（heparan sulfate proteoglycan，HSPG）。该物质与血小板表面都带有很强的负电荷，可阻止血小板黏附于内皮细胞，而具有抗凝作用。近来有人经过体外实验证明 HSPG 还可以抑制单核巨噬细胞受体活性，减少脂质蓄积，因而具有抗动脉粥样硬化的作用。

PA 和 PAI：内源性的 PA 是一重要的生理性纤溶酶原激活物，可启动纤溶机制，使血液中的血栓或纤维蛋白凝块溶解。而 PAI 是一种血浆蛋白酶抑制剂（促凝物质），正常时两种活性物质之间的平衡保持着血液的正常功能状态。

此外，血管平滑肌可以合成、分泌肾素和血管紧张素，调节局部血管的紧张性和血流。血液中的红细胞、白细胞、单核细胞、淋巴细胞等均可以产生多种细胞因子。如红细胞可产生高血压因子、利钠因子和抑钠素等血管活性物质。还有白细胞介素、吞噬素、5-HT、组胺、血小板活化因子、干扰素等。它们不仅可以调节免疫和机体防御功能，亦可影响和调节血管的平滑肌细胞及凝血功能。

总之，整个心血管系统都具有分泌功能，它们在维持内环境的稳定和自身防病机制上均发挥各自不同的重要作用。同时，随着循环内分泌学的深入发展，将会为心血管疾病的防治带来更加广阔的前景。

第二章　心胸外科常用辅助检查

第一节　胸部 X 线检查

胸部 X 线检查是胸部疾病不可缺少的检查和诊断方法，包括透视、摄片、支气管造影、上消化道造影及心血管造影等。近年来由于普遍应用 CT 和 MRI，使胸部 X 线断层摄影逐渐减少，但在肺和纵隔的检查特别是肺门区以及肺的局灶性或弥漫性病变的检查中，仍然发挥重要的作用。

一、胸部 X 线表现

（一）正位投照

摄片条件是患者取标准直立后前位，深吸气屏住时摄片。优质胸片标准为：①胸部端正，包括全部肺野、胸廓、肋膈角、横膈肌、颈下部；②肺野必须清亮，对比鲜明，可清晰显示肺纹理的细微结构；③能见到较清晰的 1 ~ 4 胸椎，其下部胸椎隐约见到整体轮廓；④两侧胸锁关节到中线距离相等，其间隙宽度也应一致，两肩胛骨不应与上肺野重叠；⑤骨性胸廓影与周围软组织能分清，四角软组织应变黑。胸廓软组织与骨骼在胸片上形成的影像，易致误诊。

（二）软组织

在后前立位胸片上可以看到的软组织影自上而下有胸锁乳突肌、锁骨上皮肤皱褶、伴随的阴影、胸大肌、乳房及乳头。

（三）骨骼

构成胸廓的骨骼有肩胛骨、胸椎、锁骨、胸骨和肋骨。其中肋骨有许多先天性变异，如肋骨分叉、肋骨联合、颈肋等。

（四）肺门阴影肺门点位置

（1）肺门影位置以肺门点为标志，肺门点是上下肺静脉干与下肺动脉的交界点。右侧肺门点与水平叶裂相对应，相当于腋中线的第 5、6 肋骨水平面。97% 的左侧肺门点比右侧高。

（2）肺门高度比率：从肺门最高点与胸椎平行面垂直线至膈肌，至两侧肺门点各引一条交叉线与其垂直，即得出肺尖至肺门与肺门至膈肌的距离比率。正常右侧为 1.13，左侧为 0.84。正常右肺门影位于右胸腔偏下部，左肺门则位于左胸腔偏上部。如卧位、胸廓畸形，此比值则不适用。

（3）肺门组成及大小：两肺门一般对称，位于纵隔两旁。左肺门常被心影遮盖难以辨认。两肺门显示清楚时，外形如“八”字状。

（五）肺野

1. 肺野的划分

通常将肺分为九区，第 2 肋骨前端下缘以上称为上肺野，由此至第 4 肋骨前端下缘为中肺野，以下部分为下肺野。此外，再将肺野纵行分为三带（即外、中、内三带），共分为九个区。

2. 肺野透亮度

正常人两肺野透亮度相同，也可因胸廓软组织不对称（如乳房、胸大肌等）而有差异。

3. 肺血管（肺纹理）

从外围向肺门检查肺野，外侧肺野较为清晰，不会忽略较细的血管纹理和病灶。肺上部血管较下部同级分支血管精细，两侧肺相应部位的血管数目及大小相同。肺纹理自肺门向外周发散，其管径由粗到细，直达中外带交界处。有关肺血管数可通过测量来计算。

4. 叶间裂

约 45% 的正常人可见右侧水平叶间隙，水平叶裂与肺门点相对应，向外与腋中线第 6 肋骨相交。

5. 前锯肌

附于肋骨上，偶尔在胸片上显影，多位于两侧胸壁外侧，一般不投影到胸内，甚似胸膜。

6. 侧胸壁脂肪影

沿侧胸壁的条状密度增高影，为肥胖者的正常表现。

7. 下肺动脉干

肺门阴影主要由下肺动脉干和肺静脉近端构成。

（六）气管

1. 气管宽度

气管阴影为一透亮柱，长 10 ~ 13 cm，宽度上下大致一致，为 1.5 ~ 2.2 cm。

2. 气管位置

正常人气管多居中，下 1/3 段轻度向右偏移。观察气管位置体位必须对称。在标准胸片正位上，锁骨内端与邻近椎体或椎弓根相邻接。

（七）胸椎旁线

胸椎旁线系纵隔胸膜（肺与纵隔交界面）矢状面投照形成，左侧较右侧多见。有时左侧纵隔胸膜起始点较高，表现为经主动脉结向上延伸的致密阴影，如对左肺尖内侧软组织内的这种正常解剖结构认识不足，常可误以为是早期病变。

（八）横膈

1. 膈及穹隆平面

正常呈抛物线弧状，与后肋骨排列大致平行。呼吸时横膈运动自如，肺纹理分布正常。正常人约 90% 右侧横膈高于左侧 1 ~ 2 cm，约 10% 的人两膈肌高度相等。有时膈肌在中前方局限性膨出，显示不出双重膈影是一种正常变异，系膈肌部分肌束短且张力不均匀所致。

2. 肋膈角

膈面外侧缘切线与胸壁内侧缘切线的夹角称为肋膈角，横膈穹隆高度正常者，其肋膈角清晰锐利，正常平均为 30°，最大不超过 50°。

3. 心膈角

心膈角指膈面内侧缘切线与心包外缘切线的夹角，正常时右侧呈锐角，左侧呈钝角，心膈角处常可见一比心影密度要低，比肺密度要高的淡薄阴影，系正常脂肪垫，呈片状或三角形，有时右心膈角处亦可见到，勿误认为病变。

4. 横膈清晰度

正常横膈轮廓锐利，为肺与胸膜、膈肌或肝的分界面。有时于深吸气时，附着于肋骨端的膈肌被牵拉，使膈面呈锯齿状的轮廓，勿认为膈肌粘连。

二、胸部 X 线读片方法

（一）读片顺序

胸片检阅顺序，因个人习惯和熟练程度各异，不强求特定的规律。一般习惯首先辨明姓名和日期，将全张照片做总的检阅，注意有无明显异常的阴影，然后检视肺部，从肺尖顺着每个肋间隙向下至肺底，再顺着每根肋骨向上至肺尖，两侧对比仔细观察。然后再检查心脏和大血管的中央阴影，特别注意有无增大、变形和移位等征象。再观察纵隔、横膈、肋膈角和心膈角。最后检查胸廓的骨骼和软组织以及颈部的情况。阅片时强调认真、全面、有顺序，结合临床及其他资料，综合分析，以做出正确的结论。

（二）病变的分析方法

1. 定位

阅读胸片发现阴影时，首先要判断它的解剖部位——肺内或肺外？在肺内应确定在肺的何叶何段；确定属于肺泡、间质、支气管、血管和淋巴病变，在肺外应分析在胸腔何部。位于中央的要确定病变与纵隔的关系以及在纵隔的哪一部位，与心脏大血管的关系。位于肺底的病变要确定与横膈的关系，位于膈上和膈下，或是横膈本身的病变。

2. 定性

确定为肺内异常阴影后，应进行下列分析：

（1）病灶形态：肺部炎性病变显示为片状模糊阴影，结核病灶呈浸润状，肿瘤性病变呈块状致密阴影。

（2）病灶位置和分布：上肺病变以结核病可能性大；下肺病变多为支气管肺炎和支气管扩张症；位于肺叶后段病变以结核病或炎性病变可能性大；前段病变多考虑肿瘤性病变；粟粒性病变均匀满布于双侧肺野者（从肺尖到肺底），多为结核病；如在两肺的内中带较多，而肺尖和肺外带较少，要考虑其他性质的粟粒性病变，如血吸虫病、某些职业病（矽肺、铁末沉着症等）、转移性肿瘤、含铁血黄素沉着症等。

（3）病灶的密度：空洞病灶显示密度减低或透亮阴影，肿瘤或炎性实变或肺不张则显示密度增高的致密阴影。

（4）病灶的外形和边缘：炎性和结核浸润病灶外形多不整齐，边缘多模糊不清。肿瘤性病变特别是良性肿瘤外形整齐，边缘光滑。急性或活动性病灶边缘都较为模糊，慢性或较稳定或已硬结的病灶，边缘多较光滑，外形也较整齐。

（5）病灶发展情况：动态观察病灶的变化可作为诊断的依据。如病灶经内科治疗后逐渐缩小或完全消散，多为炎性和结核病变；相反如逐渐增大，则多为肿瘤，特别是恶性肿瘤。

（6）病灶周围组织或结构的改变：结核病周围常有卫星病灶，而肿瘤常无。一侧肺透亮度减低或不透光，同时有胸膜收缩、肋间隙变窄、横膈上升、心和纵隔向病侧移位，对侧肺有代偿性肺气肿的表现，提示病侧肺有萎缩性改变，如肺不张。肺内看到块状阴影，同侧的膈肌上升（膈神经麻痹），肺门和纵隔有肿大淋巴结，几乎可以肯定为恶性肿瘤。

（7）病灶大小和范围：结核球的直径常不超过 3 cm，而肿瘤可很大，甚至占据一侧胸腔。

3. 病变在定位定性后

需结合临床、化验以及其他资料进行分析。在读片分析过程中，应充分注意到矛盾的普遍性及特殊性，必要时提出几个诊断意见，经进一步检查及讨论后再行诊断，必能提高 X 线的诊断正确率。

第二节　胸部 CT 检查

电子计算机体层术（CT）用于临床后，扩大了影像学检查范围，目前已发展到了大容积多层螺旋扫描、每 0.5 s 旋转 360°、实时图像重建技术以及在轴、冠、矢状位上获得各向同性分辨率的图像，并从单纯形态学图像发展到功能性检查（CT 内镜仿真成像 CTVE 技术）。更因多层面 CT 技术的应用，进一步提高了图像的质量，适合于三维立体重建。

一、胸部正常 CT 解剖

（1）在 CT 纵隔窗像应着重观察几个平面：胸骨切迹层面、胸锁关节平面（主动脉弓上平面或无名动脉平面）、主动脉弓平面、主动脉窗平面、左肺动脉层面、右肺动脉层面、主动脉根部层面、心室层面、膈角后层面等。

（2）在纵隔窗层面还应注意观察下面特殊解剖结构，纵隔淋巴结、气管（形态、气管后隐窝、右气

管旁带）、食管（奇静脉－食管隐窝）、胸腺、奇静脉系统、胸导管、脊椎旁线及下肺韧带等。

（3）肺窗可清楚地显示支气管与肺门的解剖结构，薄层扫描可提高肺段、亚段支气管显示率。在肺窗应着重观察下面几个层面：双侧主支气管分叉平面、右上叶支气管平面、右中间支气管层面、右中叶支气管层面、右下叶支气管层面、右上叶支气管层面、左下叶支气管层面、亚段支气管层面。其次应观察肺叶和肺段。在高分辨 CT 上还可观察到次级肺小叶的小叶间隔、小叶核心及小叶实质等解剖结构。

（4）脏层胸膜紧紧包裹肺并向叶间延伸至主裂和水平叶裂，此外有时还可观察到异叶裂与副叶裂等变异叶裂。

（5）在胸部 CT 上，组成胸壁的肌肉、骨骼、脂肪等结构更加明显，应仔细观察，避免错判。必要时进行增强 CT 检查以鉴别。

（6）横膈腹侧面有气体和脂肪时，CT 上可观察到前膈肌、膈肌角、膈肌裂孔及弓状韧带。

二、胸部基本病变的 CT 表现

CT 可用组织对 X 线的吸收程度说明其密度高低，提示了病变的性质。实际工作中用 CT 值说明密度，单位为 Hu。不同组织的 CT 值不同：骨（+100 ~+1 000 Hu），软组织（+50 Hu），液体（±10 Hu），脂肪（–20 ~ 140 Hu），空气（–300 ~ –1 000 Hu）。

（一）肺基本病变

肺实变、肺肿块、肺纤维化、肺空洞、肺空腔、空洞（腔）内含物、肺钙化、肺间质病变、肺气肿等。

（二）胸腔基本病变

胸腔积液、胸膜增厚粘连钙化、胸膜结节或肿块、气胸和液气胸等。

（三）纵隔内病变

在 CT 图像上依据密度差异通常可见到 4 种不同密度病变：脂肪组织肿块、囊性肿块、实性肿块、血管性肿块。

三、CT 对胸部疾病的诊断价值

（一）肺病变

（1）能清楚地显示隐蔽于肺尖区、心后区、脊椎旁沟、奇静脉—食管隐窝、后肋膈区、中间支气管叶段周围等部位的结节和肿块病灶，并能显示病灶全貌，对于较小的病变（直径 < 3 mm）明显优于普通 X 线检查。

（2）薄层 CT 与高分辨 CT 扫描，对肺弥漫性小结节病变、支气管扩张及肺间质纤维化具有重要的诊断价值。多层面 CT 或多探头 CT（MDCT）可行肺的三维立体重建。

（二）纵隔疾病

（1）显示纵隔淋巴结及其他病灶，可准确显示病变解剖部位及邻近结构的关系，做出定性诊断。

（2）食管病变的诊断主要依靠钡餐检查，CT 仅用于确定肿瘤向食管壁外生长的大小和范围，以及邻近结构受累情况。另外，可早期发现纵隔淋巴结转移，有利于肿瘤分期。

（三）胸膜疾病

CT 对胸膜病变敏感性、准确性较高。能明确胸膜腔积液、增厚、粘连以及肿瘤性病变，还能显示胸壁及其与周围组织的受累关系。CT 对确定来自膈肌、膈上和膈下病变有重要意义，多数病变可明确诊断。

（四）CT 引导下穿刺活检

选择病灶最大层面作为穿刺层面，测出病灶中心与表面皮肤的距离及其与垂直面的交角，确定穿刺点与进针方向，进针后再行 CT 核实。取材后应再行扫描观察有无气胸和肺出血。

四、胸部 CT 诊断的局限性

（1）对较小病灶（直径 < 5 mm）不能真实反映病变特征，容易漏诊和误诊。

（2）对密度相差较大的相邻结构边缘失真或变形，对诊断有一定影响。

（3）对气管、支气管、食管等黏膜病变敏感性较低，对轻度支气管狭窄诊断的敏感性不及支气管造影。

（4）对纵隔型肺癌，特别是右上纵隔型肺癌往往易误诊为纵隔肿瘤，原因是右上纵隔较左侧血管多而脂肪少的缘故。

（5）对肺部肿块的定性诊断、良恶性的判断尚有一定难度，不能仅仅依靠 CT，应结合临床及其他结果综合判断。

CT 已在很多方面取代了某些常规诊断方法，如一些部位的 X 线平片及断层，CT 在发现病变、定位与定性方面均优于传统 X 线检查。胸片由于受各种组织重叠的影响，对于较隐蔽的部位，如肺尖、心后区、纵隔、横膈及大血管附近的病变常不易发现。而在胸片已确诊的一些病变当中，CT 可进一步明确病变的范围，从而确定手术方式。

目前的 CT 有低剂量 CT、高分辨 CT、CT 三维重建、CT 仿真内镜技术、CT 血管造影技术和 PET/CT、每种技术都有一定的适用范围。

第三节 胸部 MRI 检查

MRI 技术在胸部的应用较前大为改进，在某些方面特别是肺门和纵隔结构的检查，其价值已超过 CT。

一、MRI 的简要原理

（1）目前磁共振成像主要是指氢质子共振。在主磁场外垂直地施加一个与氢质子振动频率一致的射频脉冲，引起质子的共振并迁到高能态。停止射频脉冲后，将吸收的能量释放出来，产生磁共振信号，质子恢复到原来的平衡状态，这种过程叫弛豫。分为横向弛豫（T_2）和纵向弛豫（T_1）两种。

（2）决定 MRI 图像的对比度是 T_1、T_2 弛豫时间。信号强度低呈黑色短，信号强度高呈白色。而 T_2 则与之相反。此外血液的流速（快者为黑色，慢者为白色）以及顺磁性物质（铁等）均影响磁共振信号。

（3）通过改变施加脉冲序列可以获得偏重于及偏重于质子密度加权像的图像。

二、MRI 在胸部疾病诊断中的应用

在 MRI 临床检查中，一般采用 T_1 加权像显示解剖最好，如纵隔内脂肪、血管、胸壁肌肉等解剖结构具有不同的信号，易于显示病变。T_2 加权像对发现肺内较小病变并显示病灶的组织结构以及鉴别肿瘤与液体等方面效果较好。在 MRI 图像上胸部形态特征与 CT 所见相同，但其信号特点必须掌握。

（一）气管、支气管

在 T_1、T_2 加权像上，气体无信号呈黑色。气管、支气管壁在像上为中等信号，在 T_2 加权像上黏膜呈高信号，平滑肌及软骨环仍为低信号。血管腔内也无信号，有时与支气管无法鉴别。

（二）肺实质

肺内的气体、构成肺纹理的血管和支气管均呈黑色，故不能在图像上显示。

（三）肺门

肺门中的血管与支气管均呈黑色低信号，淋巴结为中等信号，极易区别，此外还有高信号的脂肪组织极易与肺门的解剖结构区别。

（四）纵隔

纵隔脂肪在 T_1 加权像上为高信号，在 T_2 加权像上略有降低呈灰白色，而气管、支气管及大血管为黑色无信号组织，其他如淋巴结呈中等信号，提供了良好对比，对诊断纵隔疾病十分有利。

（五）胸壁、横膈

胸壁肌肉、软组织为中等偏低信号；肋骨皮质为黑色，髓腔部分因有脂肪而信号高。横膈主要为肌肉信号。

三、MRI 对胸部疾病的诊断价值

（一）肺实质病变（含肺炎、肺结核）

肺实质病变，在 MRI 的 T_1 加权像上是一个中等信号强度，在 T_2 时其信号强度略有增高。与周围的低信号对比明显，但对于较小斑点、片状病灶显示稍差。

（二）肺恶性病变

MRI 能清楚显示紧靠纵隔、肺门区的中央型肺癌，并通过脂肪间隙分辨癌肿是侵犯还是紧邻。对癌性肺不张，像肿块信号高于肺不张信号。对残留癌肿、复发与放疗后纤维化的鉴别，更优于 CT。肺野内周围性肺癌在 T_1 像上呈肌肉信号，T_2 像上略比肌肉信号高。肺转移瘤在 T_1 上略高于肌肉信号，若出现坏死、囊性变则强度减低，在 T_2 上强度增高。

（三）纵隔病变

MRI 能清楚地分辨纵隔的实性或囊性肿瘤，如囊性肿块内含黏液、蛋白含量高或实性肿块内含脂肪时，T_1 像上可呈短 T_1 高信号。此外，还可分辨淋巴瘤和放射性纤维化，在 T_2 加权像上，较高信号强度为肿瘤残留或复发，低信号区往往是放射性纤维化。在淋巴瘤的随访中，MRI 优于 CT。在判断后纵隔神经源性肿瘤是否有椎管内侵犯的诊断方面，其有较大的帮助，可明确病变的范围。

（四）纵隔肺门淋巴结肿大

凡淋巴结短径 > 1.0 cm 均可称为淋巴结肿大。在 T_1 像上淋巴结较肌肉信号略高，在 T_2 像上信号强度有所增强，程度与病因有关。一般炎症较肿瘤所致的信号强度增高更明显。

（五）胸膜疾病

MRI 可显示各种类型的胸腔积液，在 T_1WI 图像上，为长 T_1 低信号，T_2 上则显示高信号，同时根据信号的强弱分辨出漏出液、渗出液或出血。对胸膜间皮瘤，T_1WI 上呈中等信号强度，T_2WI 上强度略增高。对肿瘤是否侵犯心包、纵隔，MRI 比 CT 更为敏感。

第四节　胸部正电子扫描

正电子发射计算机断层显像（PET）是利用进入人体并参加体内生物活动的示踪剂，由它发射出的射线进行成像而应用于医学临床。示踪剂为能发射正电子的核素。正电子属于反物质，射出后与自由电子结合湮灭，转换为一对光子，PET 探测到光子而成像，癌细胞的 DNA 合成、蛋白质合成中，氨基酸利用和糖酵解明显多于正常细胞。因此肿瘤病灶比周围正常组织摄取更多的代谢示踪剂，PET 将这种摄取率差异转变为图像差异，从而用于早期诊断恶性肿瘤。诊断肺癌的代谢示踪剂主要有 ^{18}氟脱氧葡萄糖（FDG）。FDG 类似葡萄糖，可为肿瘤细胞所摄取，但摄取后滞留在肿瘤细胞内不参与进一步的代谢。

PET 显像有助于肺癌的定性诊断和分期诊断。PET 显像测量肿瘤摄取示踪剂的浓度，即标准化摄取值（SUV），SUV 值越高，恶性肿瘤的可能性越大。目前，将 SUV 标定为 2.5，良性病变的 SUV 值一般低于 2.5，超过 2.5 多考虑恶性病变。将 CT 影像与 PET 影像融合，即所谓的 PET–CT，将解剖结构与代谢生理联合起来，有助于同时分析解剖和代谢显像，可准确地估计病变部位、大小和性质。

一、PET 的临床应用

PET 能够提示肺内可疑病变的性质，估计原发病变的生物活性，发现肺癌的胸内转移，包括纵隔淋巴结转移，发现胸外转移病变，评价治疗反应及判断有无复发。

（一）早期肺癌

PET 显像适宜诊断肺内小结节。一般认为 PET 诊断恶性病变的敏感性为 92%，特异性为 90%。其阴性预测值在95%以上，是比较优秀的定性诊断方法。但是，病灶越小，假阴性的概率越高。此外，支气管肺泡癌对FDG的摄取率比其他类型的肺癌低得多，更容易出现假阴性。而表现为肺内孤立磨玻璃样病灶更多的是肺泡癌或腺癌，可以说，PET对此类病灶的诊断无能为力，甚至可能误诊。因此，当肺内小结节PET显像检查呈阴性时，要结合CT扫描进行综合判断分析，同时用影像学进行追踪随访。如果小结节增大或随访中PET显像转为阳性，就应考虑恶性。

（二）晚期肺癌

肺癌的PET显像还可用于估计预后。SUV高于7较低于7者，生存率明显减低。PET发现肺癌骨转移的正确性约为96%，常规核素骨显像假阳性率较高，诊断正确性约为66%。对于脑转移，PET显像的诊断率不如CT或MRI，因为正常脑组织与脑转移性肿瘤对示踪剂的摄取率几乎一样。

（三）肺癌纵隔淋巴结转移

纵隔淋巴结的PET显像有助于肺癌分期，这对于临床医师将采取何种治疗方法提供较大的帮助。一般而言，临床上将纵隔淋巴结直径超过1 cm者，多考虑为转移性淋巴结。但若纵隔淋巴结较小，要正确判断有无癌肿转移，无论CT或PET均较困难。如果纵隔淋巴结PET检查阴性，可直接剖胸探查，无须做纵隔镜检查。如果纵隔淋巴结PET检查阳性，应进一步经纵隔镜活检淋巴结，获取淋巴结的病理诊断。PET对纵隔淋巴结的判断优于CT，但仍存在假阳性或假阴性，其敏感性或特异性不如纵隔镜活检，因此目前PET还不能取代CT和纵隔镜检查。

（四）良性病变

一些良性病变，如急性炎症、活动性结核病等也可出现FDG高摄取，炎症病灶对FDG的浓聚程度与炎症的活跃程度有关，急性炎症的活跃程度高于慢性炎症。活动性结核常表现为高摄取；隐球菌及炎性假瘤病灶含有代谢旺盛的活性细胞时，平滑肌瘤细胞增生活跃，均可能出现FDG高摄取，这些与恶性肿瘤的鉴别有一定困难，应引起临床医生注意。

二、PET-CT

1999年PET-CT首次报道，至今已在全世界广泛开展。PET-CT有助于病变的精确定位，可以帮助医师更好地解释、评估PET图像，区分是生理性摄取还是肿瘤引起的摄取，可避免FDG阴性摄取的肿瘤漏检。它作为一种新的诊断手段正在接受实践的检验。敏感性、特异性优于单独的PET和CT，也优于PET和CT分别采集，共同阅片FDG PET比CT更敏感，CT增加了FDG PET特异性；CT造影剂显示血管结构，尤其是与肿物关系；FDG PET可以确定淋巴结的性质；肺癌、结直肠癌、淋巴瘤、胸膜间皮瘤、黑色素瘤应用经验较多。

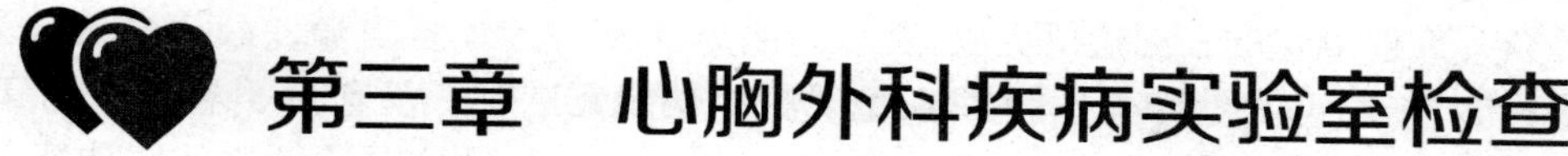

第三章　心胸外科疾病实验室检查

第一节　甲状腺功能检查

一、基本生理学

甲状腺的主要功能是将无机碘化物合成为有机结合碘，即甲状腺激素。由食物中摄取的无机碘化物经消化道吸收进入血液，迅速被甲状腺摄取并将之浓缩，以后借助过氧化酶的作用由无机碘化物释出高活性游离碘，继之经碘化酶作用，又迅速与酪氨酸结合成一碘酪氨酸（T_1）和二碘酪氨酸（T_2）。1个分子的 T_1 和1个分子的 T_2 耦联成三碘甲状腺原氨酸（T_3），2个分子的 T_2 耦联成四碘甲状腺原氨酸（T_4）。T_3 和 T_4 都是甲状腺激素，并与甲状腺球蛋白密切结合，储存在甲状腺滤泡内胶体内。甲状腺球蛋白的分子较大，相对分子质量约为680 000，不能穿透毛细血管壁，必须再经蛋白水解酶作用，甲状腺激素与甲状腺球蛋白解离，才能释放入血液内。血液中的甲状腺激素99.5%以上与血清蛋白结合（TBG），其中90%为 T_4，10%为 T_3。T_3 的含量虽然较 T_4 为少，但是 T_3 与蛋白结合松散，易于分离，活性较强并迅速，故其生理作用较 T_4 高出4 ~ 5倍。

甲状腺激素对于能量代谢和物质代谢都有显著的影响，它能加速所有细胞的氧化率，全面增高人体的代谢，同时促进蛋白质、脂肪和糖的分解作用。给予人体甲状腺激素则尿氮排出量增高，肝内糖原降低，脂肪储备减少，同时氧耗量和热量排出量增加。此外，严重影响体内水代谢，促使尿排出量增多。甲状腺功能减退时，可致机体代谢全面降低，体内水潴留，临床上可出现黏液性水肿。

根据甲状腺滤泡壁细胞的形态和滤泡内胶体含量的多少，可以显示甲状腺激素合成及分泌的活动情况。甲状腺激素活动亢进时，滤泡壁细胞呈柱状，滤泡内胶体减少；活动减退时，滤泡壁细胞变扁平，滤泡内胶体增多。甲状腺激素的合成和分泌等过程受下丘脑通过垂体前叶分泌的促甲状腺激素（TSH）的控制和调节。促甲状腺激素不仅加速甲状腺激素的分泌（滤泡内胶体减少），而且能增进滤泡壁细胞摄取血液中的无机碘，促使摄取的无机碘转变为有机碘，增加甲状腺激素的生物合成（滤泡细胞呈柱状）。促甲状腺激素的分泌受血液中甲状腺激素浓度的影响，当甲状腺激素分泌过多，或给予大量甲状腺激素时，则能抑制促甲状腺激素的分泌。反之，手术切除甲状腺以后，或甲状腺激素生物合成发生障碍时（如给予抗甲状腺药物），均能引起促甲状腺激素分泌增加。这种反馈作用维持着下丘脑－垂体前叶－甲状腺之间生理上的动态平衡。

二、甲状腺激素

甲状腺分泌的激素，主要包括3，5，3'，5'–四碘甲状腺原氨酸（T_4 或甲状腺素）及3，5，3'–三碘甲状腺原氨酸（T_3）两种，T_3 经 T_4 脱碘后生成。血中 T_3、T_4 有两种形式，一种是结合型 T_3 和 T_4；一种是游离型的 T_3（FT_3）和 T_4（FT_4）。游离型与结合型之和为血清总 T_3（TT_3）和总 T_4（TT_4）。结合型 T_3 和 T_4 只有转变成游离型的 T_3（FT_3）及 T_4（FT_4）后才能进入细胞发挥作用。所以，测定 FT_3、FT_4 比测定 TT_3（血清总 T_3）和 TT_4（血清总 T_4）意义更大。少量 T_4 经内环脱碘生成3，3'，5'–三碘甲状腺原氨酸（反 T_3，rT_3），反 T_3 在血中含量甚少，生物活性也很低。促甲状腺素由垂体分泌，主要促进甲状腺细胞的增生及甲状腺激素（T_3 与 T_4）的合成和释放。

当血中甲状腺激素结合球蛋白（TBG）含量正常时，T_3 和 T_4 的浓度能反映甲状腺的功能状态。甲状腺功能亢进时两者均升高，甲状腺功能减低时两者均降低。FT_3 和 FT_4 测定不受血中甲状腺素结合球蛋白影响，故比 TT_3、TT_4 测定的临床价值更大。

某些情况下 T_3 与 T_4 可发生分离，例如 T_3 型甲状腺功能亢进时，仅有 T_3 升高，T_4 可正常；在甲状腺功能亢进早期或复发初期，在 T_4 尚未升高之前 T_3 可以增高；T_3 测定是诊断甲状腺功能亢进症的敏感指标，是诊断 T_3 型甲状腺功能亢进症的特异性检测指标。

三、甲状腺激素含量变化的临床意义

（一）甲状腺激素

1. 甲状腺素增高（T_3，T_4）

甲状腺素增高见于弥漫性或结节性毒性甲状腺肿伴功能亢进，亚急性甲状腺炎，局限性垂体小腺瘤及急性肝炎、妊娠、新生儿或应用雌激素、碘化物治疗等。

2. 甲状腺素降低

甲状腺功能减低症、垂体前叶功能减低症等。

（二）垂体促甲状腺激素（TSH）

1. 垂体促甲状激素（TSH）增高

原发性甲状腺功能减低症，单纯性甲状腺肿，垂体前叶功能亢进症或局限性垂体腺瘤等。亚急性甲状腺炎或慢性淋巴细胞性甲状腺炎时 TSH 也可升高。

2. 垂体促甲状激素降低

见于垂体前叶功能减低，继发性甲状腺功能减低症及甲状腺功能亢进。

（三）反三碘甲状腺原氨酸（rT_3）

（1）甲状腺功能亢进时 rT_3 升高，比 T_3、T_4 灵敏。

（2）甲状腺功能减低时 rT_3 浓度降低，对轻型或亚临床型甲状腺功能减低症的诊断准确性优于 T_3、T_4。

（3）在抗甲状腺药物治疗过程中，rT_3 及 T_4 均低于正常时表示药物过量。甲状腺功能减低症用甲状腺激素替代治疗时，若 rT_3、T_3 正常提示用药量恰当，若两者均升高而 T_4 正常或偏高，则提示用药量过大。

（四）抗甲状腺抗体

主要适用诊断桥本病和判断甲状腺功能亢进（简称甲亢）患者有无抗甲状腺抗体。有抗甲状腺抗体者在行甲状腺次全切除后，易发生甲状腺功能减退。

四、甲状腺吸 ^{131}I 率试验

正常人甲状腺吸 ^{131}I 试验的曲线高峰在 24 h，最高吸碘率 $< 65\%$。甲状腺炎引起的继发性甲亢吸碘率减低。弥漫性甲状腺肿伴甲亢患者高峰前移，吸碘率增高。由于缺碘而致的甲状腺肿吸碘率也会增高，必须加做甲状腺激素抑制试验。

五、甲状腺激素抑制试验

第 2 次最高吸碘率 $< 25\%$ 或比第 1 次吸碘率降低 50% 以上，提示甲状腺素抑制试验阳性。此试验用于鉴别单纯甲状腺肿和弥漫性甲状腺肿伴有甲亢的患者，后者不被抑制，吸碘率下降 $< 50\%$。

六、影响甲状腺激素水平的其他因素

许多药物可以影响甲状腺功能，如糖皮质激素可抑制 TSH，并降低 TT_4 和 FT_4。盐酸胺碘酮可以通过干扰 T_4 的代谢而诱发甲状腺功能减退或亢进。

七、评论

甲状腺功能检查和甲状腺激素水平测定结果分析，是内分泌科医师和普通外科医师的基本功，对这些检查结果的判断和分析，没有哪个科的医师比他们更熟悉、更准确了。对于胸外科医师来说，胸骨后甲状腺肿是胸外科手术的适应证，处理胸骨后甲状腺肿前，需要进行术前各种检查，明确患者是否存在甲亢。因此，胸外科医师也必须具备像普通外科医师一样的基本功，熟悉和掌握甲状腺功能检测的结果，进行充分的术前准备，减少或降低术后并发症的发生率。

第二节　内分泌功能检查

一、内分泌功能检查对胸外科医师的重要性

在内分泌疾病的诊治过程中，常发现胸腔占位性病变，这些胸腔内占位性病变也有分泌某些激素的功能，这些被称为异位内分泌激素的疾病。最常见的有胸腔内异位分泌 ACTH 的肿瘤，如胸腺类癌、支气管类癌，纵隔有分泌功能的嗜铬细胞瘤。与中轴系统的内分泌疾病不同，这些异位有内分泌功能的疾病基本上对药物治疗不敏感。只有手术切除胸内异位肿瘤后，激素水平才能下降，恢复到正常范围。

二、常用的内分泌检查测定值见（表 3–1）

表 3–1　常用的内分泌检查测定值

基础代谢率	–0.10 ~ + 0.10（–10% ~ + 10%）
尿 17–KS	男性 34.7 ~ 69.49 μ mol/24 h（10 ~ 20 mg/24 h）
	女性 17.5 ~ 52.5 μ mol/24 h（5 ~ 15 mg/24 h）
尿 17–OH	男性 13.8 ~ 41.4 μ mol/24 h（5 ~ 15 mg/24 h）
	女性 11 ~ 27.6 μ mol/24 h（4 ~ 10 mg/24 h）
血浆 17–OH	男性 193 ~ 524 nmol/L（7 ~ 19 μ g/dL）
	女性 248 ~ 580 nmol/L（9 ~ 21 μ g/dL）
尿 17–KGS	男性（52.1 ± 24.3）μ mol/24 h［（15 ± 7）mg/24 h］
	女性（45.1 ± 20.8）μ mol/24 h［（13 ± 6）mg/24 h］
尿游离皮质醇	28 ~ 276 nmol/24 h（10 ~ 100 μ g/24 h）
尿儿茶酚胺定性试验	阴性
血浆游离儿茶酚胺	多巴胺 < 888 pmol/L（136 pg/mL）
	去甲肾上腺素 615 ~ 3 240 pmol/L（104 ~ 548 pg/mL）
	肾上腺素 < 480 pmol/L（88 pg/mL）
尿儿茶酚胺	以去甲肾上腺素为标准 < 1.06 μ mol/24 h（180 μ g/24 h）
	以肾上腺素为标准 < 0.27 μ mol/24 h（50 μ g/24 h）
尿儿茶酚胺代谢产物（VMA）	5.05 ~ 25.25 μ mol/24 h（1 ~ 5 mg/24 h）
尿醛固酮（普通饮食）	< 27.44 nmol/24 h（10 μ g/24 h）
血浆总皮质醇	上午 8 时（442 ± 276）nmol/L［（16 ± 10）μ g/dL］
	下午 4 时（221 ± 116）nmol/L［（8 ± 6）μ g/dL］
血浆醛固酮	卧位（早 6 点）27.7 ~ 138.5 pmol/L（1 ~ 5 ng/dL）
	卧位（中午 12 点）0 ~ 69.3 pmol/L（0 ~ 2.5 ng/dL）
	立位（上午 8 点）138.5 ~ 415 pmol/L（5 ~ 15 ng/dL）

续 表

基础代谢率	-0.10 ~ + 0.10（-10% ~ + 10%）
甲状腺吸 ^{131} 碘率	3 h 0.057 ~ 0.245（5.7% ~ 24.5%）
	24 h 0.151 ~ 0.471（15.1% ~ 47.1%），出现高峰
血浆 ACTH（上午 8 时）	1.10 ~ 11.0 pmol/L（5 ~ 50 pg/mL）
葡萄糖耐量试验（口服法）	空腹血糖之 6.72 mmol/L（120 mg/dL）
	服糖后 0.5 ~ 1 h 升至高峰 7.84 ~ 8.96 mmol/L（140 ~ 160 mg/dL）
	服糖后 2 h 血糖恢复空腹水平
	尿糖均为阴性
ACTH 兴奋试验（8 h 静脉注射法）	尿 17-OH 增加 22.08 ~ 44.16 μ mol（8 ~ 16 mg）
	尿 17-KS 增加 13.88 ~ 27.70 μ mol（4 ~ 8 mg）
	血内嗜酸性粒细胞较注射前减少 0.80 ~ 0.90（80% ~ 90%）
地塞米松抑制试验（小剂量法）	尿 17-OH 降低至对照值的 0.50（50%）以下
血生长激素	成人 5 μ g/L（5 ng/mL）
	儿童 20 μ g/L（20 ng/mL）
血抗利尿激素（放免法）	1.0 ~ 1.5 ng/L（1.0 ~ 1.5 pg/mL）
血睾丸酮	男性（20.0 ± 5.5）nmol/L［（570 ± 156）ng/dL］
	女性（2.1 ± 0.8）nmol/L［（59 ± 22）ng/dL］
血浆雌二醇	0.28 ~ 3.67 nmol/L（75 ~ 1 000 pg/mL）
血浆黄体酮	1.59 ~ 63.6 pmol/L（0.5 ~ 20 pg/mL）

第三节　肺功能检查

一、基本概念

肺功能测定是胸外科患者术前常规检查之一，它有助于选择肺部手术方式，估计肺切除范围以及肺切除术的可行性，对肺切除手术的风险做出客观的评价。

二、肺功能测定适应证

1. 确定肺损害程度，估计肺功能不全程度。
2. 帮助选择手术适应证，确定手术范围。
3. 帮助选择麻醉方式。
4. 估测余肺功能，评价手术效果。
5. 指导术后肺生理功能的维护，减少术后并发症。
6. 鉴定劳动能力。

三、肺功能测定禁忌证

1. 肺功能测定高热耗氧量大。
2. 呼吸道分泌物过多及剧咳。
3. 2 周内有大咯血史。
4. 严重缺氧有发绀。
5. 全身情况极差或衰竭。
6. 有重要脏器功能衰竭。

7. 支气管胸膜瘘或气胸。

四、常用肺通气功能检查

（一）肺容量

1. 肺活量（VC）

肺活量指最大深吸气后做最大呼气所能呼出的气量。正常男性 3 500 mL，女性 2 500 mL。临床常用实际值占预计值的百分数表示，正常值应＞80%。临床意义：作为反映肺组织、呼吸器官病理改变或呼吸肌力量强弱的指标。

2. 功能残气量（FRC）与残气量（RV）

平静呼气末残留在肺内的气量称为功能残气量，正常男性为 1 500 mL，女性为 1 000 mL。最大深呼气后肺内残留的气量称为残气量。正常残气量个体差异大，衡量残气的多少以它与肺总量的百分比表示，即：残气／肺总量 ×100%，青年人为 25% ～ 30%，中年与老年人一般为 35% ～ 40%。临床意义：结合肺功能其他指标可用于诊断肺气肿。

3. 肺总量（TLC）

肺总量指最大深吸气肺内所含的气量，等于肺活量加残气量。正常男性平均为 5 000 mL，女性为 3 500 mL。临床意义：与肺活量相同。

（二）肺通气功能

1. 每分钟静息通气量（VC）

每分钟静息通气量指在静息状态下，每分钟吸入或呼出的气量，等于潮气量乘以呼吸频率。正常男性为 6.6 L/min，女性为 5.0 L/min。临床意义：超过 10 L/min 为通气过度，可导致呼吸性碱中毒；低于 3 L/min 为通气不足，可导致呼吸性酸中毒和低氧血症。

2. 最大自主通气量（MVV）

最大自主通气量指 1 min 以最大幅度和最快的速度呼吸所能吸入或呼出的气量。正常成人男性为（104 ± 2.3）L/min，女性为（82.5 ± 2.15）L/min，临床上通常用实际值占预计值的百分比表示。临床意义：反映了气道的动态功能，当大气道有病变时，MVV 明显减少。当小气道有病变时，MVV 可以减低，但不甚敏感。MVV 反映了呼吸动力学的综合情况，临床上常将其作为外科手术的可靠指标；最大通气量和它的预计值之比的百分数，可以考核肺气肿的程度。

3. 用力呼气肺活量（FEV）

用力呼气肺活量指在深吸气后以最大速度、最大用力呼出的全部气量，可以计算出第 1 秒、第 2 秒、第 3 秒呼出气量，并分别计算其占用力呼气肺活量的百分比，其正常平均值：第 1 秒为 83%，第 2 秒为 96%，第 3 秒为 99%。临床意义：①是测定通气功能简便易行且价值又高的方法之一，支气管阻塞性疾病或肺气肿患者可以减退且较灵敏；②可以区分是限制性或是阻塞性通气障碍；③重症患者不能接受最大通气量的测定时，可做此检查推算最大通气量，预计最大通气量 = 0.302 × 第 1 秒用力肺活量士 10.85；④一秒率为用力呼气量的百分数，一秒量则为第 1 秒用力呼气量，二者均对慢性阻塞性肺病有诊断价值；⑤ FEV_1 大于正常值，表示存在限制性通气障碍，见于胸壁畸形、胸膜肥厚、肺纤维化等。在吸入支气管扩张药后重新测定用力肺活量，如其改善 20% 以上或 FEV% ≥ 15%，可判断气道阻塞为可逆性，提示该药物有效。

4. 最大呼气中期流速（FMF）

将用力呼气肺活量曲线分为四等份，取中间两个四分之一的量，计算与相应呼出时间的关系即为最大呼气中期流速。FMF 正常平均值男性为 3.37 L/s，女性为 2.28 L/s。临床意义：FEV、MVV 意义相同，且 FMF 能够排除主观因素的影响，比较准确地反映了气道阻塞程度，较其他测定更敏感，它主要反映小气道阻塞程度。

5. 气数指数

气数指数指最大自主通气量百分率与肺活量百分率之比，正常值为 0.8 ～ 1.2，平均为 1.0。临床意义：气速指数 < 0.8，提示阻塞性通气功能障碍；气速指数 > 1.2，提示为限制性通气障碍。混合性通气障碍，气数指数也可能在正常范围内。

6. 通气储量百分比（VR%）

为检查通气储备功能，临床上用 VR% 表示。VR% =［（最大通气量 - 每分通气量）/ 最大通气量］× 100%。正常值应 > 95%。< 80% 时，心肺和其他手术要慎重考虑，< 60% 则禁忌胸外科手术。

五、肺功能考核

按肺通气功能测定结果和功能障碍的临床表现，确定肺功能程度。

临床上评价通气功能是否正常和其损害程度时，可根据最大通气量进行分级。

正常：大于预计值的 80%。

轻度减损：占预计值的 79% ~ 65%。

中度减损：占预计值的 64% ~ 50%。

重度减损：占预计值的 49% ~ 35%。

极度减损：占预计值的 35% 以下。

六、术前肺功能评价

患者是否能耐受开胸大手术，除肺功能检查外还需考虑其他临床情况（如心脏病、肝肾功能、有无高血压和糖尿病、动脉硬化合并脑功能不全以及患者的年龄、体重等因素），才能做出合理客观的评价。

（一）手术一般危险性

患者术后呼吸道并发症的主要原因是咳嗽能力差或咳嗽无力，导致呼吸道分泌物潴留。肺功能差影响术后排痰。一般手术患者，术前应检查肺活量、用力呼气容积、最大呼气流速和最大自主通气量。最大呼气流速减小的患者，很容易发生术后并发症，当 MVV 低于 50 L/min 时，应尽量避免做大手术。

MVV 是评价患者能否耐受大手术的重要指标之一，也是评价手术可能性的筛选检查方法。MVV < 33% 预计值，患者术后清除呼吸道分泌物的能力明显下降，有时需用鼻导管吸痰或气管内插管吸痰，严重时需气管切开。不管什么原因，只要 MVV 降低，一定要警惕术后肺部并发症的发生。

一秒用力呼气容积（FEV_1）/ 用力肺活量比值（FVC%）< 50% 时，术后并发症的危险性增加。因此，FEV_1/FVC% 被认为是预示潜在术后发生呼吸功能衰竭的筛选指标，因此具有重要价值。

（二）肺部手术的危险性

对患有呼吸系统疾病的患者而言，单纯剖胸手术就有很大危险性，因为术后肺功能必定受到不利影响。如肺功能检查提示患者接受胸部以外大手术有危险时，则更不宜行胸部大手术或肺切除手术，否则术后就有发生呼吸衰竭甚至死亡的危险。对一般肺疾病患者要进行一侧全肺切除术或肺叶切除术或肺楔形切除术时，要了解被切除的肺对肺通气功能的影响，必要时或有条件时，可以通过支气管肺量计进行分侧肺功能检查。对于常规肺功能检测已接近手术危险临界的患者，尤其应重视分侧肺功能测定。

在这种情况下，可根据以下步骤进行肺功能评价：FEV_1 < 50% 或 FEV_1 < 2 L；MVV < 50%，需要进行分侧肺功能测定。分侧肺功能测定结果对于能否适宜手术的标准如下：

1. 阻断一侧肺动脉主干并运动时，肺动脉平均压 < 4.67 kPa（35 mmHg）。
2. 阻断一侧肺动脉主干并运动时，氧分压 > 6 kPa（45 mmHg）。
3. 根据肺扫描结果计算术后 FEV_1 预计值 > 0.8 L。

上述三项中具备两项者，认为能够安全耐受手术。

七、评论

1. 肺功能测定是胸外科住院患者一项必备的检查项目，它对于预测患者能否耐受开胸手术、肺切除手术以及术后肺部并发症发生的可能性有重要的作用。对于具有同样肺功能的患者，除考虑肺部之外

的因素，肥胖、身高低于 160 cm、营养状况差、吸烟等也影响术后肺功能，其手术风险较高。术前证实已存在有 COPD 患者，手术风险亦增加。存在肺部基础病变的患者，除肺通气功能测定外，还需要进行动脉血气分析或肺动脉压力测定等其他手段进一步评估。

2. 分侧肺功能测定较为复杂，要求设备及仪器较高，临床上一般还达不到普遍应用的条件。对此，可以利用肺段法大致估计术后的肺功能。方法为计算术后剩余肺段的百分比，术前值乘以这个百分比值即为术后肺功能，具体可以利用公式：术后 FEV_1 预计值 = 术前 $FEV_1 \times$（$1 \sim 5 \times 0.052\ 6$）计算，S 为切除的肺段数。若术后 FEV_1 预计值 < 0.8 L 为手术禁忌。当病变的肺段通气血流比不匹配，如术前存在局部肺大疱且体积较大，或病变局部阻塞支气管，其远端肺组织无通气时，行病变切除后远期肺功能可能有明显改善。

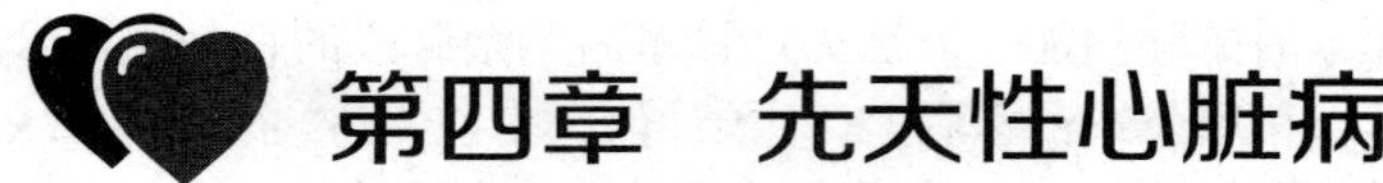

第四章　先天性心脏病

第一节　右心室流出道及肺动脉狭窄

一、概述

右心室流出道及肺动脉狭窄是常见的心脏畸形之一，占先天性心脏病的 12% ~ 18%。右心室流出道及肺动脉狭窄可单独存在，也可合并室间隔缺损、房间隔缺损、卵圆孔未闭，甚至其他更复杂的心脏畸形。狭窄的部位包括从右心室到肺之间的解剖梗阻，可发生在肺动脉瓣、右心室漏斗部、肺动脉主干及其分支。有时上述两种或三种狭窄合并存在，造成肺少血和右心室射血阻力升高，严重者可导致右心功能不全。

二、流行病学

右心室流出道及肺动脉狭窄通常是在儿童期得到诊断和治疗，但有些严重的右心室流出道及肺动脉狭窄患者可以生存到成年期，偶尔会在成年后才首次诊断出来。单纯的肺动脉瓣狭窄大约占有先天性心脏病的 10%。发病女性稍多于男性。

除非在新生儿期出现重度狭窄，大部分的右心室流出道及肺动脉狭窄患儿能够存活下来。轻度右心室流出道及肺动脉狭窄的患者，长期生存与正常人群有差异，轻度右心室流出道及肺动脉狭窄不会逐渐加重，相反，肺动脉瓣开口常随着身体生长而增大，然而，重度右心室流出道及肺动脉狭窄如不处理，梗阻会逐渐加重；严重的右心室流出道及肺动脉狭窄患者，有 60% 的患者在明确诊断 10 年内需要干预治疗。

三、病理解剖与病理生理

（一）肺动脉瓣狭窄

单纯肺动脉瓣狭窄大约占所有先天性心脏病的 10%。常见的病理改变是 3 个半月瓣在交界部分融合，收窄瓣口，中央形成圆顶穹隆状结构，向肺动脉突出。由于血流的“喷射效应”，狭窄后的肺动脉扩张，扩张范围可达左肺动脉。肺动脉前壁变薄，张力减低，用手指可触及由血流喷射所产生的收缩期震颤。

另一种病理改变是肺动脉瓣环及瓣膜发育不良。瓣膜形状不规则，瓣叶明显增厚，瓣膜活动度减低。瓣叶由黏液样组织组成，延展至血管壁。瓣环通常很小，肺动脉主干也发育不良，没有狭窄后肺动脉扩张。大约 2/3 的先天性侏儒痴呆综合征患者会出现这类肺动脉瓣狭窄。

严重的肺动脉瓣狭窄会引起瓣下的右心室肥厚，造成漏斗部狭窄，加重右心室流出道梗阻。右心室因梗阻显著扩大，严重者呈球形，右心房也明显扩大。严重的肺动脉瓣狭窄，导致右心室腔的顺应性下降，如果合并有卵圆孔未闭、房间隔缺损或者室间隔缺损，可能引起双向分流或右向左分流，出现发绀。

（二）右心室流出道狭窄

由于漏斗部肌壁增厚，形成管状狭窄。狭窄部的形态和位置与室上嵴及其连续的壁束和隔束的异常有关，整个漏斗部形成一条狭长的通道。狭窄部位可仅局限于漏斗部的入口处。往往肺动脉瓣环和瓣膜正常，没有明显的狭窄后肺动脉扩张。右心室壁明显增厚，右心房也可扩大。

双腔右心室是一种非常罕见的畸形，发生于漏斗部的下部，右心室流出道的纤维肌束收缩变窄，形成纤维肌肉隔膜，将右心室分成两个大小不等的心腔；上方为稍有扩大而壁薄的漏斗部，下方为肥大的右心室。隔膜的开口径大小决定了右心室流出道梗阻的程度。

（三）肺动脉瓣上狭窄

肺动脉瓣上狭窄是指肺动脉干，左、右肺动脉及更远端分支的梗阻，狭窄可为一处，但更常见的是多处狭窄。如果肺动脉瓣上狭窄局限，常伴有狭窄后扩张；但如果狭窄段长或肺血管弥漫性发育不良，则不会发生狭窄后扩张。

肺动脉瓣上狭窄常合并各类先天性和获得性疾病，包括风疹、先天性肝内胆管发育不良征（Alagille Syndrome）、皮肤松弛症、先天性侏儒痴呆综合征（Noonan Syndrome）、先天性结缔组织发育不全综合征（Ehlers-Danlos Syndrome）和威廉斯综合征（Williams Syndrome）等。

四、临床表现

右心室流出道及肺动脉狭窄的临床表现与狭窄的程度有关，狭窄越重，症状越明显，也越严重。

（一）症状

轻度狭窄患者没有症状或症状轻微。中度狭窄患者的常见症状有活动耐力差、易疲劳，劳累后心悸、气促等。婴幼儿期可有呼吸困难、乏力、喂养困难，其症状可随年龄增长而加重。个别患者因右向左分流，也可出现发绀。晚期可出现右侧心力衰竭症状，如静脉充盈、外周水肿和发绀等。在极少数情况下，患者可出现劳力型心绞痛、晕厥或猝死。

（二）体征

体征一般发育尚可，严重狭窄者发育较差。胸骨左缘心前区可扪及抬举样搏动，提示有重度的右心室流出道及肺动脉狭窄。若为肺动脉瓣狭窄，在胸骨左缘第 2 肋间可扪及明显的收缩期震颤，小儿或胸壁较薄的成年人尤其明显，是提示瓣膜狭窄的重要体征之一。在胸骨左缘第 2 肋间闻及粗糙的收缩期喷射样杂音，随吸气增强，向左锁骨下区和左腋部传导。随着瓣膜狭窄加重，喷射样杂音强度增加，持续时间延长，高峰延迟。肺动脉瓣区第二心音减弱或消失。收缩期杂音和第二心音减弱或消失，是肺动脉瓣狭窄的重要体征。

若为右心室流出道狭窄，收缩期震颤及杂音常以胸骨左缘第 4 肋间最明显，听不到肺动脉瓣的开瓣音。

若为肺动脉瓣上狭窄，可听诊到连续、柔和的杂音。

如通过未闭的卵圆孔、房间隔缺损、室间隔缺损产生右向左分流，可出现发绀。

五、辅助检查

（一）心电图检查

心电图上右心室肥厚的程度与右心室流出道及肺动脉狭窄的严重程度直接相关。轻度狭窄者，约 50% 的心电图正常或只有轻微的电轴右偏。中度狭窄，可观察到电轴右偏，Rv，振幅增高。重度狭窄者，电轴极度右偏，Rv，振幅 > 20 mm，可出现右心室心肌劳损和肺型 P 波。

（二）胸部 X 线检查

正位 X 线胸片显示心脏轻度或中度增大，肺血管纹理稀少，肺野清晰。如 X 线胸片提示右心缘增大，提示右心房也扩大。有心力衰竭的婴儿，因右心房扩大，心影可呈球形。侧位片可见增大的右心室与前胸壁接触面增加。即使只有轻度的肺动脉瓣狭窄，窄后扩张也会导致主肺动脉、左右肺动脉影明显凸出。右心室流出道狭窄时，由于右心室肥大，心尖上翘。心腰低平或凹陷。

（三）超声心动图

超声心动图可明确诊断，应用二维及多普勒技术可全面评估右心室流出道及肺动脉的情况。通过二维成像，可以观察到增厚呈穹隆状的肺动脉瓣，反射增强，开放受限；右心室前壁及室间隔增厚，右心室流出道变窄，肺动脉呈狭窄后扩张。可测量右心室大小和收缩功能、右心房大小和肺动脉直径。

右心室流出道狭窄时，可见右心室流出道内流速明显升高，形成收缩期射流，多普勒超声可估测流出道的压差和口径。

肺动脉狭窄时，肺动脉瓣口处流速升高，形成收缩期射流，射血时间延长，多普勒检查可估测肺动脉瓣的跨瓣压差、瓣口面积，确定病变的位置和严重程度。

（四）心导管检查和肺动脉造影

本病大多数可经临床检查和超声心动图明确诊断，心导管检查和造影不常规进行。如果临床检查和心脏超声结果明显不符，进行心导管检查可以明确诊断。

1. 右心导管检查

正常人右心室收缩压与肺动脉干的收缩压一般均相等。如有压力阶差，一般不超过 10 mmHg；凡右心室压力显著升高，肺动脉压力降低或正常，右心室与主肺动脉压力阶差超过 10 mmHg 以上者，即可诊断为肺动脉瓣狭窄。根据右心室压力升高和瓣口狭窄的程度，分为轻度、中度、重度和极重度 4 种（表 4–1）。

将心导管从肺动脉逐渐拉回到右心室，瓣膜狭窄者可显示明显压力阶差和压力曲线的改变，收缩压突然升高，波形呈高而尖的心室波，而舒张压降低；如从肺动脉至右心室连续测压，出现移行区，提示右心室漏斗部有肌性狭窄存在。

2. 心血管造影

右心室造影可显示右心室漏斗部狭窄的部位和程度，瓣口狭窄的程度、主肺动脉及其分支狭窄的程度和位置。如为肺动脉瓣狭窄，造影显示主肺动脉明显扩张，造影剂较淡，从狭窄的肺动脉口喷出较浓的造影剂。如为右心室流出道狭窄，可见造影剂滞留在右心室内。如有主肺动脉或其分支狭窄，可见狭窄前后扩张的肺动脉，另外，心导管造影检查还可了解是否存在合并畸形。

表 4-1　右心室压力和瓣口狭窄程度

瓣口狭窄程度	压力 (mmHg)			瓣口直径 (mm)
	收缩压	平均压	压力阶差	
轻	< 60	<25	<40	> 15
中	61 ~ 120	26 ~ 45	40 ~ 100	1 ~ 15
重	121 ~ 180	46 ~ 65	> 100	5 ~ 10
极重	> 180	> 65	> 100	< 5

六、鉴别诊断

（一）房间隔缺损

房间隔缺损患者由于右心系统血容量增多，右心室前负荷增加，右心室收缩射血时易产生肺动脉瓣相对性狭窄。听诊时在胸骨左缘第 2 肋间可闻及柔和的收缩期杂音，超声心动图可探及肺动脉瓣血流加速，有时误诊为肺动脉瓣狭窄。依据听诊时肺动脉瓣第二心音亢进，有时分裂，X 线胸片显示肺血增多等不难鉴别。但应注意房间隔缺损合并肺动脉瓣狭窄。

（二）室间隔缺损

小的室间隔缺损患者可无症状，体格检查闻及胸骨左缘第 3、4 肋间收缩期杂音，高位室间隔缺损的杂音部位可位于左侧第 2 肋间，有时易与肺动脉瓣狭窄混淆。但室间隔缺损往往肺动脉瓣第二心音亢进，杂音粗糙，X 线胸片显示肺血增多，双心室增大，超声心动图可见明显的跨室间隔血流，不难鉴别。

（三）法洛四联症

有时法洛四联症患者的心脏听诊，X 线胸片等与肺动脉口狭窄者极为相似，均可闻及胸骨左缘第 2 肋间收缩期杂音，第二心音减弱，X 线胸片显示肺血减少及右心室扩大。但法洛四联症患者多有蹲踞现象及发绀，X 线胸片显示上纵隔增宽，超声心动图可见室间隔缺损及主动脉骑跨现象。

（四）三尖瓣下移畸形

严重三尖瓣下移畸形患者表现为发绀，右心扩大及肺血相对减少，有时易与严重肺动脉瓣狭窄合并右侧心力衰竭混淆。但三尖瓣下移畸形患者肺动脉瓣区无收缩期杂音，右心室无肥大，而以右心房扩大为主，多有右束支传导阻滞。超声及心导管检查可测知三尖瓣及肺动脉瓣情况及右心室 – 肺动脉有无压

力阶差，两者不难鉴别。

（五）主动脉窦瘤突入右心室流出道

未破裂而突入右心室流出道的主动脉窦瘤有时可致右心室流出道梗阻，临床表现与单纯右心室流出道狭窄相似，但主动脉窦瘤（多见于成年人）既往无心脏杂音。合并室间隔缺损者，心脏杂音性质与部位与单纯右心室流出道狭窄者不同。超声心动图可观察到主动脉窦扩大，窦壁破坏及向右心室流出道突出的囊袋，与单纯右心室流出道肌性狭窄不同。有时需术中探查才能鉴别。

（六）特发性肺动脉扩张症误诊为肺动脉瓣狭窄

特发性肺动脉扩张症是指肺动脉在正常动脉压力下而发生原因不明的扩张，临床表现多无症状，肺动脉瓣听诊区可闻及收缩期杂音，偶可闻及喀喇音，有时误诊为肺动脉瓣狭窄。前者右心室多无肥大，有时肺动脉瓣第二心音略亢进，无右心室－肺动脉压力阶差，可资鉴别。

七、治疗

（一）介入治疗

传统上，右心室流出道及肺动脉狭窄均由外科手术治疗。1982 年，有报道对肺动脉瓣狭窄进行经皮穿刺球囊导管瓣膜成形术。目前，对于单纯的肺动脉瓣狭窄，经皮球囊瓣膜成形术已成为儿童、青少年及成年人患者的首选治疗方法。任何患者跨肺动脉瓣压力阶差 > 50 mmHg，都应考虑经皮球囊瓣膜成形术。

目前，也有报道使用肺血管球囊成形术，并置入可扩展的金属支架，来治疗肺动脉瓣上狭窄。金属支架可以克服阻力成功置入，但随患者年龄增长，如何再次扩张支架，仍然很成问题。

（二）手术治疗

手术一般在体外循环下进行。单纯肺动脉瓣狭窄，可直视下进行瓣膜交界切开。右心室流出道狭窄，则需要切开右心室流出道，切除肥厚心肌和隔膜，疏通右心室流出道，必要时心包补片加宽。若为右室流出道狭窄合并肺动脉瓣环发育不良及主肺动脉狭窄，则须将心室切口内上延伸，经肺动脉瓣环达主肺动脉远端，再用自体心包加宽修补，扩大后的肺动脉瓣环直径参考标准为：1 岁以内瓣环直径为 8 ~ 10 mm；1 ~ 10 岁瓣环直径为 11 ~ 13 mm；11 ~ 14 岁瓣环直径为 14 ~ 16 mm；15 岁以上瓣环直径为 17 ~ 20 mm。

对于主肺动脉及其分支的狭窄，可沿血管长轴切开管壁，用补片加宽狭窄的管径。右肺动脉加宽时，可横断主动脉以方便显露。

其他合并畸形，在术中予以处理。

八、并发症及防治

（一）残余梗阻

1. 原因

残余梗阻由右心室流出道肥厚肌束切除不彻底或右心室流出道及肺动脉瓣环未用补片加宽或加宽不够等造成。

2. 对策

若术后肺动脉瓣跨瓣压差 > 50 mmHg 或右心室收缩压力 > 75 mmHg，应再次手术加宽肺动脉瓣环及右心室流出道。若残余梗阻合并肺动脉瓣及三尖瓣关闭不全，则易发生右侧心力衰竭，必须处理。

（二）术后低心排血量综合征

1. 原因

术后低心排血量综合征由狭窄解除不彻底，或右心室流出道补片过宽影响右心室收缩功能所致，也可由严重肺动脉口狭窄致严重右心室肥厚及心肌纤维化引起。术前心功能差者术后更易发生低心排。

2. 对策

应给予正性肌力药物及扩血管药物。存在较重残余梗阻或补片过宽，导致心功能难以改善者，应考虑再次手术矫正。

九、疗效评价

婴幼儿和成年人经皮穿刺球囊扩张瓣膜成形术的主要死亡率以及外科手术死亡率均趋向于零。

右心室流出道及肺动脉狭窄术后，症状可减轻或完全缓解。年龄较大的患者，手术后症状也有明显改善，心功能有所提高。大多数患者扩大的右心室可恢复正常，三尖瓣关闭不全消失或减轻，右心室收缩压下降至正常范围。

经皮穿刺球囊扩张瓣膜成形术后，少数病例的压力阶差仍 > 50 mmHg，需要外科行跨瓣环补片扩大手术。对于残余右心室流出道狭窄，如右心室压高，压力阶差 > 50 mmHg，也须进行再次手术，加宽流出道。

第二节　法洛四联症

一、概述

法洛四联症（Tetralogy of Fallot，TOF）是最常见的发绀型先天性心脏病，其发病率占各类先天性心脏病的 10% ~ 15%。典型的 TOF 有 4 个特点，包括右心室流出道梗阻（漏斗狭窄）、室间隔缺损、主动脉骑跨（右旋）和右心室肥大，但也可合并房间隔缺损等其他畸形。TOF 的基本病理是右心室漏斗部发育不良，而导致室间隔漏斗部前向左转，引起对位不良。这种对位不良决定了右心室流出道梗阻的程度。绝大多数 TOF 患儿需要外科手术治疗。随着体外循环、心肌保护和手术技术的进步和完善，各大医学中心临床结果提示手术并发症和死亡率很低，远期效果良好。

早在 1672 年，Stensen 就首次描述了该病。1888 年，Fallot 第一次精确地描述该病的临床表现及完整的病理特征，后人以他的名字命名该病。

尽管 TOF 早就可以得到临床诊断，但直到 20 世纪 40 年代，仍没有什么好的治疗方法。心脏内科医生 Taussig 与外科医生 Blalock 合作，在 1944 年 Blalock 为一个 TOF 婴儿做手术，首创了锁骨下动脉和肺动脉之间的 BT 分流手术。这项开创性的外科技术为新生儿心脏手术开启了一个新的时代。其后逐渐出现了从降主动脉到左肺动脉的 Potts 分流、从上腔静脉到右肺动脉的 Glenn 分流，以及从升主动脉到右肺动脉的 Waterston 分流。

Scott 于 1954 年首次进行了 TOF 心脏直视手术。不到半年，Lillehei 使用控制性交叉循环，第一次成功进行了 TOF 根治手术。第二年，Gibbons 的体外循环的到来，确立了心脏手术的另一个历史时代。从那时起，外科技术与心肌保护取得许多进展，TOF 治疗也取得了巨大进步。

二、流行病学

（一）发病率

每 10 000 出生婴儿中，有 3 ~ 6 个 TOF 发生，属于最常见的发绀型先天性心脏病。在其他哺乳类动物，如马和大鼠中，也可观察到 TOF。虽然在大多数情况下，TOF 呈散发性和非家族性，但 TOF 患病父母的后代，其发病率可达 1% ~ 5%，并且男性比女性更易罹患该病。TOF 常合并心脏外畸形，如唇裂和腭裂、尿道下裂，以及骨骼及颅面畸形。最近的遗传研究表明，一些 TOF 患者可能有 22q11.2 微缺失和其他亚微观转录的改变。

（二）病因学

虽然遗传研究表明有多因素在起作用，大多数的先天性心脏病病因并不清楚。TOF 的产前高危因素包括孕产妇风疹（或其他病毒性疾病）、营养不良、酗酒、年龄超过 40 岁和糖尿病。唐氏综合征患儿更易罹患 TOF。

（三）自然病史

不是所有 TOF 婴幼儿都需要早期手术，但如果不进行手术治疗，TOF 的自然病程预后不良。病情的

进展取决于右心室流出道梗阻的严重程度。

如不进行手术，TOF 的死亡率逐渐增加，从 2 岁时的 30% 到 6 岁时的 50%。出生后第一年的死亡率最高，然后在 10 岁前保持恒定。可活到 10 岁的 TOF 患者不超过 20%，可活到 20 岁的 TOF 患者少于 10%。能活到 30 岁的患者大多数会出现充血性心力衰竭。也有个别患者因其畸形造成的血流动力学影响很小，其寿命与正常人相似。

据预测，TOF 合并肺动脉闭锁的患者，预后最差，只有 50% 的机会可活到 1 岁，8% 的机会活到 10 岁。如果不进行治疗，TOF 还面临额外的风险，包括栓塞造成卒中、肺栓塞和亚急性细菌性心内膜炎。

三、病理解剖

法洛四联症（TOF）的患者可出现范围广泛的解剖畸形。法洛四联症最初描述的 4 种畸形包括：①肺动脉狭窄；②室间隔缺损；③主动脉右旋造成的骑跨；④右心室肥厚。目前，学术界公认的 TOF 的最重要特征是：①漏斗部或瓣膜狭窄引起的右心室流出道梗阻（RVO-TO）；②室间隔缺损为非限制性，并且对位不良。

（一）右心室流出道梗阻

临床上大多数的 TOF 患者，由于右心室血流排空受阻，右心室的收缩压会不断增高。漏斗部室间隔的前移和旋转决定了右心室梗阻的部位和严重程度。如果梗阻相邻肺动脉瓣，病变会更重。

（二）肺动脉及其分支

肺动脉的大小和分布差异很大，可能闭锁或发育不良。左肺动脉缺如比较少见。有些病例存在不同程度的外周肺动脉狭窄，进一步限制了肺血流量。

肺动脉闭锁造成右心室与主肺动脉没有血流沟通。在这种情况下，肺血流依赖于未闭的动脉导管或来自支气管动脉的侧支循环。如果右心室流出道梗阻轻微，大的左向右分流或大的主肺侧支会使肺血流量过大，造成肺血管病变。在 75% 左右的 TOF 患儿中，存在不同程度的肺动脉瓣狭窄。狭窄通常是由于瓣叶僵硬，而不只是交界融合所造成的。绝大部分 TOF 患者的肺动脉瓣环都有狭窄。

（三）主动脉

主动脉向右移位和根部的异常旋转导致主动脉骑跨，即主动脉有不同的程度起源自右心室。在某些患者，超过 50% 的主动脉可能源自右心室，可能因此出现右位主动脉弓，导致主动脉弓分支异常起源。

（四）合并畸形

合并畸形很常见。合并房间隔缺损的 TOF 也称所谓的法洛五联症。其他合并畸形包括：动脉导管未闭、房室间隔缺损、肌性室间隔缺损、肺静脉异位引流、冠状动脉畸形、肺动脉瓣缺如、主肺动脉窗以及主动脉瓣关闭不全等。

冠状动脉的解剖也可能是不正常的。其中一种情况是，左前降支（LAD）发自右冠状动脉近端，在肺动脉瓣环下方，横跨右心室流出道。TOF 病例中，这种 LAD 异常大约占 9%，这种异常增加了跨肺动脉瓣环补片的风险，有时需要使用外管道。室缺修补时，异常 LAD 容易受损。有时，右冠状动脉起源于左冠状动脉。

四、病理生理

TOF 的血流动力学取决于右心室流出道梗阻的严重程度。一般情况下，由于存在非限制性的室间隔缺损，左、右心室的压力相等。如果梗阻非常严重，心内分流是从右到左，肺血流量也会显著减少，在这种情况下，肺血流量主要依赖于未闭的动脉导管或支气管侧支血管。

五、临床表现

（一）症状

临床表现与解剖畸形的严重程度有直接的关系，大多数 TOF 婴幼儿会有喂养困难，发育受限。合并肺动脉闭锁的婴儿，如果没有大的主肺侧支，随着动脉导管的闭合，会出现重度发绀。也有些患儿因为有足够的肺血流量，不会出现发绀；只有当他们的肺血流量不能满足生长发育的需要时，才出现症状。

刚出生时，一些 TOF 婴儿并不显示发绀的迹象，但之后在哭泣或喂养过程中，他们可能出现皮肤发绀，甚至缺氧发作。在较大的 TOF 儿童中，最有特征性的增加肺血流量的方式是蹲踞。蹲踞具有诊断意义，在 TOF 患儿中有高度特异性，增加周围血管阻力，从而减少跨室间隔缺损的右向左分流量。随着年龄增长，劳累性呼吸困难进行性加重。较大的儿童中，侧支血管可能破裂导致咯血。严重发绀患者，可因红细胞增加，血黏稠度高，血流变慢而引起脑血栓，若为细菌性血栓，则易形成脑脓肿。

会加重 TOF 患儿发绀的因素有：酸中毒、压力、感染、姿势、活动、肾上腺素受体激动药、脱水、动脉导管闭合。

TOF 主要的分流是经室间隔缺损，血流从右到左进入左心室，产生发绀和血细胞比容升高。轻度肺动脉狭窄可能会出现双向分流。一些患者，漏斗部的狭窄极轻，其主要的分流是从左到右，这种现象称为粉红色 TOF。虽然这类患者可能不会出现发绀，但往往会有体循环中的氧饱和度下降。

（二）体征

大多数患儿比同龄儿童瘦小，通常出生后就有嘴唇和甲床发绀；3 ~ 6 个月以后，手指和足趾出现杵状。

通常在左前胸可扪及震颤。肺动脉瓣区和胸骨左边可听到粗糙的收缩喷射性杂音。如右心室流出道梗阻严重（肺动脉闭锁），杂音可能听不到。主动脉瓣区第二心音通常是响亮的单音。在缺氧发作时，心脏杂音可能会消失，提示右心室流出道和肺动脉收缩变窄。如存在大的主肺侧支，可听诊到连续杂音。

六、辅助检查

（一）实验室检查

红细胞计数、血红蛋白及血细胞比容均升高，与发绀的程度成正比。通常，动脉血氧饱和度降低，多数在 65% ~ 70%。由于凝血因子减少与血小板计数低，严重发绀的患者都有出血倾向。全血纤维蛋白原减少，导致凝血酶原时间和凝血时间延长。

（二）X 线胸片

最初 X 线胸片可能无异常；逐渐会出现明显的肺血管纹理减少，肺动脉影缩小，右心室增大，心尖上翘，呈现经典的“靴形心”。

（三）心电图

心电图显示右心室扩大引起的电轴右偏，常有右心房肥大，不完全右束支传导阻滞约占 20%。如果心电图没有提示右心室肥厚，则 TOF 的诊断可能有误。

（四）超声心动图

超声心动图显示主动脉骑跨于室间隔之上，内径增宽。右心室内径增大，流出道狭窄。左心室内径缩小。多普勒彩色血流显像可见右心室直接将血液注入骑跨的主动脉。目前，彩色多普勒超声心动图可以准确诊断动脉导管未闭、肌性室间隔缺损或房间隔缺损，还可以较为准确地提示冠状动脉的解剖，轻松观察瓣膜病变。在许多医疗机构，TOF 手术前仅用超声心动图来做诊断。

如果存在多发室间隔缺损、冠状动脉异常或远端肺动脉图像不清楚，则需要进一步检查。

（五）磁共振成像

磁共振成像（MRI）可以提供主动脉、右心室流出道、室间隔缺损、右心室肥厚和肺动脉及其分支发育情况的清晰图像。磁共振成像可以测量心腔内压力、压差和血流量。磁共振成像的缺点包括：较长的成像时间，患儿需要镇静以防止运动伪影。此外，在磁共振隧道成像时，无法观察到患儿的病情变化。

（六）心导管检查

不是所有 TOF 患者均需要进行心导管检查。如果超声心动图对心脏畸形描述不清晰，或肺动脉及其分支情况不明，或怀疑有肺动脉高压导致的肺血管病变，心导管检查则非常有帮助。

心导管检查通过血管造影，了解心室、肺动脉的大小。心导管可以获得各个心腔和血管的压力和氧饱和度资料，发现任何可能的分流。如之前做过分流手术，在根治手术前要进行造影。心导管造影还可

以确定冠状动脉异常。

七、诊断及鉴别诊断

（一）诊断

TOF 有典型的临床特征，可以很快做出初步的临床诊断。如出生后早期出现发绀，呼吸困难，活动耐力差，喜蹲踞，胸骨左缘收缩期杂音及肺动脉第二心音减弱，红细胞计数、血红蛋白、血细胞比容升高，动脉血氧饱和度减低，X 线胸片示肺血减少，靴形心，心电图示右心室肥大等，即可做出诊断。确诊依据超声心动图、心导管及心血管造影检查。

（二）鉴别诊断

主要依靠超声心动图、心导管和心血管造影检查，对其他的发绀型心脏畸形进行鉴别。

1. 大动脉转位

完全性大血管错位时，肺动脉发自左心室，而主动脉发自右心室，常伴有心房或心室间隔缺损或动脉导管未闭，心脏常显著增大，X 线片示肺部充血。如同时有肺动脉瓣口狭窄则鉴别诊断将甚困难。

2. 三尖瓣闭锁

三尖瓣闭锁时三尖瓣口完全不通，右心房的血液通过未闭卵圆孔或心房间隔缺损进入左心房，经二尖瓣入左心室，再经心室间隔缺损或未闭动脉导管到肺循环，X 线检查可见右心室部位不明显，肺野清晰。有特征性心电图，电轴左偏 –30° 以上，左心室肥厚。选择性右心房造影可确立诊断。

3. 三尖瓣下移畸形

三尖瓣下移畸形时，三尖瓣的隔瓣叶和后瓣叶下移至心室，右心房增大，右心室相对较小，常伴有心房间隔缺损而造成右至左分流。心前区常可听到 4 个心音；X 线示心影增大，常呈球形，右心房可甚大；心电图示右心房肥大和右束支传导阻滞；选择性右心房造影显示增大的右心房和畸形的三尖瓣，可以确立诊断。

4. 右心室双出口伴肺动脉狭窄

本病临床症状与 TOF 极相似，但本病一般无蹲踞现象，X 线检查显示心影增大，心血管造影可确诊，右心室双出口与法洛四联症主要鉴别点为主动脉瓣与二尖瓣前叶无解剖连接。

5. 肺动脉口狭窄

合并心房间隔缺损本病发绀出现较晚，有时在数年后，蹲踞不常见。胸骨左缘第 2 肋间的喷射性收缩期杂音时限较长，伴明显震颤，P2 分裂，X 线检查除显示右心室增大外，右心房也明显增大，肺动脉段凸出，无右位主动脉弓，肺血正常或减少，心电图右心室劳损的表现较明显，可见高大 P 波。选择性心血管造影，发现肺动脉口狭窄属瓣膜型，右至左分流水平在心房部位，可以确立诊断。

6. 艾森门格综合征

室间隔缺损、房间隔缺损、主肺动脉窗或动脉导管未闭的患者发生严重肺动脉高压时，使左至右分流转变为右至左分流，形成艾森门格综合征。本综合征发绀出现晚；肺动脉瓣区有收缩喷射音和收缩期吹风样杂音，第二心音亢进并可分裂，可有吹风样舒张期杂音；X 线检查可见肺动脉总干弧明显凸出，肺门血管影粗大而肺野血管影细小；右心导管检查发现肺动脉显著高压等，可鉴别。

八、治疗

（一）药物治疗

手术是法洛四联症（TOF）发绀型患者最有效的治疗。药物治疗主要是为手术做准备。大多数婴儿有足够高的氧饱和度，通常可进行择期手术。新生儿急性缺氧发作时，除了吸氧和静脉注射吗啡之外，将他们放成胸膝体位，可能是有用的。重度缺氧发作时，可静脉注射普萘洛尔，减轻右心室流出道漏斗部的肌肉痉挛，增加肺血流量。逐渐加重的低氧血症和缺氧发作是 TOF 早期手术的指征。无症状的 TOF 患儿不需要任何特殊药物治疗。

（二）外科治疗

TOF 的早期手术的风险因素包括以下内容：低出生体重儿、肺动脉闭锁、合并复杂畸形、以前多次手术、肺动脉瓣缺如综合征、低龄、高龄、严重肺动脉瓣环发育不良、肺动脉及其分支发育不良、右心室/左心室收缩压比值高、多发性室间隔缺损、合并其他心脏畸形等。

1. 姑息手术

姑息手术的目标是不依赖动脉导管，增加肺血流量，使肺动脉生长，为手术根治创造机会。有时，婴儿肺动脉闭锁或LAD冠状动脉横跨右心室流出道，无法建立跨肺动脉瓣环的右心室－肺动脉通道，而可能需要放置外管道。

虽然可以使用人工管道，肺动脉极其细小的婴幼儿或许不适合在婴儿期一期根治。这些婴儿需要的是姑息而不是根治手术。姑息手术有各种类型，但目前首选的是Blalock Taussig分流术。

Potts分流术会引起肺血流量不断增加，而且在根治手术时，拆除分流难度大，现已放弃。Waterston分流术有时还用，但也存在肺动脉血流过大的问题。这种分流方法还会造成右肺动脉狭窄，通常根治手术时，需要进行右肺动脉成形。由于会造成之后的根治手术困难，Glenn分流术也已经不再使用。

鉴于上述各种分流术存在的问题，改良Blalock Taussig分流术，即在锁骨下动脉和肺动脉之间使用Core–Tex人工血管连接，是目前首选的方法。Blalock Taussig分流术具有以下优点：①保留了锁骨下动脉；②双侧均适合使用；③明显减轻发绀；④根治手术易于控制和关闭分流管道；⑤良好的通畅率；⑥降低医源性体肺动脉损伤的发生率。

根据各家报道，改良Blalock Taussig分流术的死亡率＜1%，然而，改良Blalock Taussig分流术也有一些并发症，包括术侧手臂发育不良、指端坏疽、膈神经损伤和肺动脉狭窄。

姑息分流术的效果，会因患者手术年龄和分流手术类型而不同。

其他类型的姑息手术，目前已经很少使用。这其中包括非体外循环下右心室流出道补片扩大术。这种手术可能会损害肺动脉瓣，造成心包重度粘连，肺动脉血流量过多会导致充血性心力衰竭，因此，这种手术仅限于TOF婴儿合并肺动脉闭锁和（或）肺动脉发育不全的治疗。

在新生儿危重患者中，如果存在多个医疗问题，可通过导管球囊进行肺动脉瓣切开，以增加血氧饱和度，从而避免急诊姑息手术。但是，在新生儿中，这种操作有引起肺动脉穿孔的风险。最近一项研究表明，在有症状的新生儿TOF患者中，进行分流手术或根治手术，其死亡率和结果相近。

2. 根治手术

一期根治是TOF最理想的治疗方式，通常在体外循环下进行。手术的目的是修补室间隔缺损，切除漏斗部狭窄区的肌束，消除右心室流出道梗阻。在体外循环转机前，以往手术放置的主－肺分流管要先游离出来并拆除。之后，患者在体外循环下接受手术，其他的合并畸形如房间隔缺损或卵圆孔未闭，也同期修补关闭。

3. 手术选择

TOF是一种进展性的心脏畸形，大多数患儿需要外科手术治疗。外科根治最佳的手术年龄仍存在争议，但多数学者主张早期根治手术，理由是：①能促进肺动脉和肺实质的发育；②避免了体肺分流术给左心室带来的容量负担，保护了左心室功能；③避免了体肺分流不当造成肺血管病的危险；④心内畸形早期得到矫治，避免了右心室肥厚，避免了肺动脉血栓形成、脑脓肿、脑血栓及心内膜炎等并发症；⑤避免了右室内纤维组织增生，术后严重心律失常发生率明显降低；⑥促进心脏以外器官发育；⑦避免二次手术的危险，减轻家属心理和经济负担。

现在大多数的外科医生建议TOF一期根治，目前结果很好。新生儿TOF应用前列腺素维持动脉导管开放，发绀可以得到控制，大大减少了TOF的紧急手术。对危重发绀缺氧婴儿，外科医生现在有足够的时间来评估患者的解剖并进行一期根治手术，而不必采用主动脉－肺动脉分流术。

TOF一期根治，避免了长时间的右心室流出道梗阻和继发的右心室肥厚、长期的发绀和侧支血管形成。一期法洛四联症TOF根治的风险因素包括：冠状动脉异常、极低体重儿、肺动脉细小、多发性室间隔缺损、合并多种心内畸形。

4. 术后处理

所有婴幼儿心内直视手术后都转入儿童重症监护病房。术后必须密切观察血流动力学指标，等心脏

和呼吸功能稳定后再去除气管插管和呼吸机。需要保持适当的心排血量和心房起搏，来维持体循环的末梢灌注。患者应每天称重，来指导出入液体量。心脏传导阻滞患者应该安置临时的房室起搏器。如果5 ~ 6 d后还不能恢复正常传导，患者可能需要置入永久心脏起搏器。

九、疗效评价

（一）手术结果

TOF外科矫治的结果良好，并发症和死亡率都很低。到目前为止，经心室切口和经心房切口进行畸形矫治的两种手术方法，没有发现有手术死亡率的差异。

偶尔术后有些患者的右心室/左心室压力比明显升高，原因有多种，包括室间隔残余分流、残余右心室流出道狭窄等。这些患者往往病情恶化，必须尽快通过超声心动图检查找出原因，并通过再次手术来纠正右心室高压的病因。研究表明，术中保持肺动脉瓣环的完整性，可减少再手术率。

随着技术的进步，新近报道显示，婴儿早期一期根治的效果良好。总体而言，不论是一期矫治或是主-肺分流术后的二期根治，大多数研究系列报道的死亡率为1% ~ 5%。同样，婴幼儿接受姑息分流手术的死亡率也很低，为0.5% ~ 3%，术后20年的生存率为90% ~ 95%。

低温、心脏停搏液、深低温停循环等心肌保护技术的进步，使更小的婴儿得到更精确的解剖矫治，手术效果优良。不过，1岁前接受根治手术的婴儿，与1岁以上的患者相比，其手术风险会增加。

（二）再手术

文献表明，约5%的患者需要再次手术。早期再手术的指征包括室缺残余分流或残余右心室流出道梗阻。

TOF患者对室缺残余分流的耐受能力很差，因为这些患者不能耐受急性增加的容量负荷。TOF矫治术后，小的室缺残余分流比较常见，通常没有临床意义。大的室缺残余分流，或者右心室流出道狭窄压差 > 60 mmHg，都要考虑紧急再手术。再手术的风险不大，但结果可显著改善。右心室流出道再梗阻，可能是由于肌肉纤维化或肥大引起。有时，肺动脉瓣反流会加大，并伴有右侧心力衰竭。出现这种情况，通常需要进行肺动脉瓣置换。生物瓣比机械瓣不容易产生血栓，因此是肺动脉瓣置换的首选。

（三）并发症

早期的术后并发症包括心脏传导阻滞与室缺残余分流。室性心律失常较为常见，也是术后晚期死亡的最常见原因。据报道，在TOF矫治术后10年内的患者中，因室性心律失常猝死的占0.5%。在早期手术的患者中，心律失常发生率 < 1%。同大多数的心脏术后患者一样，心内膜炎的风险是终身的，但比没有根治的TOF患者要小得多。

（四）预后

在现阶段，通过心脏手术，单纯的法洛四联症（TOF）儿童远期生存率很高，具有优良的生活质量。长期结果数据表明，虽然有些人运动能力稍差，但大多数的生存者纽约心脏协会心功能分类为Ⅰ级。有报道称，患者晚期的室性心律失常猝死率为1% ~ 5%，原因不明。对于TOF矫治术后的患者，长期进行心脏监测是必要的。

（五）未来和争议

目前，有些TOF患者已经在第一次手术后生活了15 ~ 20年。这些患者所遇到的主要问题是肺动脉瓣反流不断加重，其中一些需要进行肺动脉瓣置换术。接受了肺动脉瓣生物瓣置换的患者，只有时间才知道这些瓣膜能持续多长时间。不过，目睹过去10年来经皮穿刺技术与组织工程的巨大进步，外科手术所起的作用可能会下降。

第三节 肺动脉闭锁

肺动脉闭锁有两种类型，一种是室间隔完整的肺动脉闭锁，另一种是伴有室间隔缺损的肺动脉闭锁。

一、室间隔完整的肺动脉闭锁

（一）概述

室间隔完整的肺动脉闭锁是较少见的发绀型先天性心脏病，占先天性心脏病的 1% ~ 3%，占新生儿发绀型先天性心脏病的 25%。未经治疗 50% 死于新生儿期，85% 死于 6 个月，仅 2.5% 能活至 3 岁。室间隔完整的肺动脉闭锁是指肺动脉瓣闭锁同时伴有不同程度的右心室、三尖瓣发育不良，而室间隔完整的先天性心脏畸形。

肺动脉瓣叶在发育时无法相互分离的胚胎学机制尚不清楚。流经三尖瓣和右心室的血流明显减少可能是导致肺动脉闭锁合并三尖瓣和右心室发育不良的原因。

（二）病理解剖

本病并非单纯的肺动脉病变，病理变化涉及右心室、三尖瓣及冠脉血管。室间隔完整的肺动脉闭锁很少伴有主 – 肺动脉大侧支血管形成。

1. 肺动脉闭锁

肺动脉瓣呈隔膜样闭锁，瓣叶融合为拱顶状，漏斗部或肺动脉干闭锁少见。肺动脉瓣环和肺动脉干多近正常，亦可严重发育不良。

2. 右心室及三尖瓣

Bull 和 de Leval 将本病分为 3 型：Ⅰ型，右心室的流入部、小梁部和漏斗部均存在；Ⅱ型，漏斗部缺如，流入部、小梁部存在；Ⅲ型，只有流入部分，其余两部分均缺如。三尖瓣几乎都有不同程度的发育不良，从三尖瓣重度狭窄到三尖瓣环扩张，亦可呈 Ebstein 畸形样改变。通常可通过三尖瓣瓣环的直径来判断右心室的发育程度，借以指导选择手术方式。

3. 冠状动脉循环

约 10% 室间隔完整的肺动脉闭锁患儿有 1 支或几支主要冠状动脉狭窄或闭锁。在狭窄或闭锁段远侧的冠状动脉通常经过右心室与冠状动脉床之间的心肌窦状隙交通来获取血供。这种冠状动脉畸形最常见于三尖瓣关闭正常而右心室腔小的患儿，冠状动脉循环依赖于右心室高压的逆行灌注，又称右心室依赖型冠状动脉循环。

（三）病理生理

由于心房水平存在右向左分流，故出生时即发绀，而且仅在动脉导管开放时患儿才能生存。患儿生后肺血流量和动脉血氧饱和度完全取决于动脉导管的直径。血流进入存在盲端的右心室后可自三尖瓣反流入右心房，或在心肌收缩时通过心肌窦状隙或交通支进入冠状动脉循环。动脉导管出生后收缩或功能性关闭将引起肺血进一步减少，加重低氧血症和代谢性酸中毒，甚至死亡；而心房水平右向左分流不足（仅为卵圆孔未闭），右心房高压可导致体循环瘀血和低心排血量。对于存在右心室依赖型冠状动脉循环的患儿，一旦右心室压力因流出道梗阻解除而降低时，冠状动脉灌注不足，将导致严重心肌缺血而死亡。

（四）临床表现

出生后随着动脉导管的逐渐闭合，发绀和气促进行性加重。生长发育障碍，常有活动后心悸气促，蹲踞少见。如有主 – 肺动脉大侧支血管形成，则发绀较轻而易患呼吸道感染，甚至充血性心力衰竭。三尖瓣关闭不全时可伴有右侧心力衰竭的表现。听诊可闻及动脉导管的杂音及三尖瓣反流的收缩期杂音，杂音强度与动脉导管的血流和三尖瓣反流的大小有关。

（五）辅助检查

1. 胸部 X 线

无明显三尖瓣反流时心影大小正常，如有三尖瓣重度关闭不全时，则心影呈进行性增大。双侧肺血不同程度减少，肺动脉段平直或凹陷，主动脉结增宽。

2. 心电图

右心房扩大，P 波高尖，右心室发育不良，左心室电势占优。

3. 超声心动图

超声心动图可显示右心室流出道缺如，主肺动脉与漏斗部分离，此为首要诊断特征。其不仅能显示肺动脉瓣或漏斗部闭锁以及右心室和三尖瓣的形态学，也能显示右心室腔的组成和大小、室壁厚度，三尖瓣的形态、启闭功能及瓣环大小，未闭动脉导管形态及左心室腔的大小及功能。并可测得房间隔缺损大小以及肺动脉干及其分支的发育程度。在某些病例，超声心动图可提示冠状动脉瘘的存在。

4. 心导管和心血管造影

心导管和心血管造影主要用于确认有无冠脉畸形。心血管造影可显示冠状动脉狭窄或闭锁段以及心肌接受唯一右心室来源血供的区域，即依赖右心室的冠状动脉血管。同时其还可显示右心室腔大小、三尖瓣的发育以及右心室漏斗部盲端，亦可显示肺动脉干盲端及左、右肺动脉状况，从而测量漏斗部至肺动脉盲端间的分隔距离，明确是单纯瓣膜闭锁还是同时涉及漏斗部闭锁。

（六）诊断及鉴别诊断

1. 诊断

患儿出生时发育正常，但第 1 天即有发绀。随着动脉导管的闭合，发绀加重并伴呼吸窘迫，出现难治性代谢性酸中毒，心前区杂音不明显或有连续性杂音。胸部 X 线片示肺野缺血，心影不大，临床应首先考虑本病。明确诊断主要依靠多普勒超声心动图及心导管和心血管造影。诊断中应明确动脉导管的粗细、左右心室压力、未闭卵圆孔和房间隔缺损大小、三尖瓣瓣环直径及瓣膜形态、开口大小、反流程度、右心室腔容量、右心室三部分的发育情况、右心室心肌窦状间隙及其左右冠状动脉交通支部位、冠状动脉分布和有无狭窄等。

2. 鉴别诊断

室间隔完整的肺动脉闭锁的鉴别诊断要点包括：新生儿发绀、轻柔的收缩期杂音或连续性杂音、肺纹理减少等。鉴别诊断主要应与其他发绀型先天性心脏病相鉴别，如重度肺动脉瓣狭窄、法洛四联症、肺动脉闭锁合并室间隔缺损、三尖瓣下移畸形、三尖瓣闭锁、单心室、完全性大动脉转位、永存动脉干等。

（七）治疗

1. 手术适应证

室间隔完整的肺动脉闭锁的诊断本身即为手术指征，但目前尚无适合所有病例并获得一致认同的治疗策略，个体化的治疗经验相对有限。一期手术的处理原则主要有 3 个基本方式：单独解除右心室流出道梗阻；解除右心室流出道梗阻伴体 – 肺动脉分流；单独行体 – 肺动脉分流。一期治疗方案必须平衡手术风险与长期功能结果。一期治疗的基本目标是在最大限度减少死亡的同时使最终双心室修补的可能性最大化。

（1）新生儿阶段应立即行体 – 肺动脉分流术或肺动脉瓣切开术，但两者通常需同时进行。

（2）如果存在右心室依赖型冠状动脉循环，则不宜行右心室流出道成形术或肺动脉瓣切开术，以免右心室压力下降造成心肌坏死，体 – 肺动脉分流术是唯一的选择。

（3）三尖瓣的大小（以 Z 值表示）与右心室的发育程度接近正相关。可将三尖瓣的发育情况作为选择手术方式的依据之一。

①轻度右心室发育不良：三尖瓣的 Z 值在 0 ~ –2。治疗目的是促进右心室发育及行最低程度的治疗干预。初期治疗包括右心室减压和建立右心室 – 肺动脉连续性，房间隔缺损必须保持开放以保证早朝房内右向左减压。其中，约 50% 的病例由于术后低氧而须另行体 – 肺动脉分流术。

②中度右心室发育不良：三尖瓣的 Z 值在 –2 ~ –3，具有双心室矫治的可能，宜行右心室流出道重建术伴体 – 肺动脉分流术。此术式保留了右心室发育潜能使后续双心室矫治成为可能。

③重度右心室发育不良：三尖瓣的 Z 值 ≤ –3，宜单独行体 – 肺动脉分流术。三尖瓣的 Z 值在 –3 ~ –4，二期可行一个半心室矫治或一又四分之一心室矫治。三尖瓣的 Z 值 < –4，单心室修复则是唯一的选择。

2. 术前准备

第一时间静脉输注前列腺素 E_1 以保持动脉导管开放。纠正代谢性酸中毒，如有灌注不足，则须正性肌力药物支持。对重症的呼吸窘迫患儿，可在镇静、肌松下用低浓度氧进行机械通气。

3. 手术方法

(1)一期手术：术式的选择：右心室腔发育稍差但接近正常，仅为肺动脉瓣膜闭锁，可单行肺动脉瓣切开术；右心室的3个部分存在或仅漏斗部消失者，宜在体外循环下行右心室流出道重建术，同时行改良体－肺动脉分流术（因右心室顺应性差，单纯行右心室流出道重建术死亡率高）；右心室的漏斗部和小梁部均不存在，仅做体－肺动脉分流术；对于依赖右心室的冠状动脉异常者，仅能做体－肺动脉分流术。

(2)二期手术：目前对室间隔完整的肺动脉闭锁的治疗概念是分二期手术。二期手术的原则是经一期术后如右心室发育良好则二期行双心室修复术或称解剖矫治术，即关闭未闭卵圆孔或房间隔缺损，解除右心室流出道残余梗阻。

①双心室修复术：姑息术后密切随访超声观察右心室发育和三尖瓣环大小，如发育已明显改善则再行心导管检查。二期双心室修复的年龄以12～18个月为宜。二期解剖矫治的手术指征：经一期术后右心室发育不良已转为轻至中度；右心室腔发育指数RVI≥11；三尖瓣周径（TVC%）和三尖瓣直径（TVD%）已达正常的95%以上；心房水平从重度转为轻度右向左或双向分流；三尖瓣反流从重度转为轻度。

②一个半心室修复术：如用球囊导管堵闭房间隔缺损及体－肺分流管后，虽然右心室流出道是通畅的，但患儿不能忍受，右心房压＞2.67 kPa（20 mmHg），心排血量明显下降，则可考虑行本术式。手术包括：去除体－肺动脉分流，闭合房间隔缺损，保留右心室－肺动脉通道及行双向Glenn术。

③ 1¼半心室修复术：右心室发育差，不能耐受一个半心室修复术，需保留房间隔缺损。

④分期单心室修复术：体－肺动脉分流术后6个月行双向Clenn术，2～4岁行全腔静脉肺动脉连接术。

（八）并发症及防治

右心室流出道重建和体－肺分流术后右心室顺应性差，需心肺支持治疗。当存在肺动脉瓣反流和三尖瓣反流时，体－肺分流的血流在舒张期反流至右心室和右心房，引起循环分流，出现低心排血量表现，此时常需增加肺循环阻力并减低体循环阻力或手术干预减少体－肺分流。低心排血量的另一个原因是冠状动脉供血不足，因有依赖右心室的冠状动脉循环存在，有时术前用心血管造影也很难确诊，此时可再结扎右心室流出道，以提高右心室压力，再现冠状血流。体－肺分流术后出现肺血仍不足，在排除吻合口狭窄外，应保持动脉导管开放。

（九）疗效评价

室间隔完整的肺动脉闭锁的右心发育程度不一，术后生存率高低相差较大。有随访研究指出，右心室发育不良、冠状动脉异位、低出生体重、三尖瓣的反流程度及右心室扩大或肥厚是影响术后远期疗效的重要因素；右心室依赖性冠状动脉循环为严重并发畸形，是婴幼儿早期生存重要的危险因素。

二、肺动脉闭锁合并室间隔缺损

（一）概述

通常将肺动脉闭锁合并室间隔缺损归入法洛四联症的最严重型，但它们的治疗和结果却明显不同。这种畸形的基本特征是肺动脉闭锁且在右心室和肺循环之间没有直接的管腔连续。这些患者存在固有肺动脉发育不良闭锁和多发的主－肺动脉侧支血管形成。这种畸形的心内形态和法洛四联症非常相似，两者的区别在于右心室和肺动脉之间完全缺乏连续性，且肺动脉血供只能完全依靠心外途径。本病又称假性永存动脉干、法洛四联症合并肺动脉闭锁。本病约占先天性心脏病的2%，部分患儿伴有锥－干－面部综合征。

在胚胎发育过程中，右侧和左侧第6对背侧主动脉弓和来自原始前肠的肺芽动脉丛融合失败且和主动脉存在持续的连接，从而导致肺动脉闭锁和主－肺动脉侧支血管形成。这种畸形常与染色体22q11缺失相关。

（二）病理解剖

肺动脉闭锁合并室间隔缺损的病理解剖特征是肺动脉不同部位发育不良与闭锁，肺实质内的肺动脉分布不均及肺动脉血供来源的无规律性。大型膜周或对位不良型室间隔缺损位于主动脉瓣下，右心室肥厚，

主动脉右旋。根据固有肺动脉的发育情况及肺血来源，分为3种类型：①Ⅰ型：有固有肺动脉，导管依赖型，无主－肺动脉大侧支血管形成；②Ⅱ型：有固有肺动脉及主－肺动脉大侧支血管形成；③Ⅲ型：无固有肺动脉，主－肺动脉大侧支血管为唯一肺血来源。

（三）病理生理

肺动脉必须有心外的体动脉支供血方能生存，最常见源自动脉导管和降主动脉，但约有10%来自冠状动脉，尤以左冠状动脉为多见。更为复杂的是体动脉支一根或数根供应一个或几个肺叶（段），由于过度灌注而发生肺动脉高压，其中部分体动脉支与肺动脉连接处有明显狭窄，从而避免了发生肺血管梗阻性病变。但供应肺的动脉侧支过分狭窄，则限制了肺血管和肺实质的发育。

（四）临床表现

青紫的严重程度取决于心外体动脉支供应肺动脉血流的多少，以及肺血管在肺实质内的分布。临床表现类似重症法洛四联症，呈青紫气促，活动受限。少数患儿体动脉分支粗大，与肺动脉连接处无狭窄，则症状上表现为轻度青紫或无青紫。有的甚至出现充血性心力衰竭和肺血管梗阻性病变。

（五）辅助检查

1. 脉搏氧饱和度测定

侧支形成过度和处于发生充血性心力衰竭危险的患儿的静息脉搏氧饱和度通常高于90%。如肺血流不足，则低于75%～80%。

2. 胸部X线

正位心影似靴状，主动脉弓常在右侧。肺血流过量则表现为肺血多，如果发生充血性心力衰竭，心影则相应扩大，反之则表现为肺血少，心影正常或偏小。由于不同肺段的血供或过量或不足，故也会表现出明显的肺灌注区域性差异。

3. 心电图

出生时心电图正常，随年龄增长呈现出右心室的异常肥厚，肺血多时则有双心室肥厚和左心房肥大。

4. 超声心动图

确定心内解剖，明确右心室流出道、肺动脉瓣、肺动脉干及中央共汇是否存在。导管依赖性的瓣膜性或肺动脉干闭锁，其共汇及分支发育良好，可仅依靠超声心动图确定诊断，但在确定侧支和外周肺动脉解剖方面存在限制。

5. 心导管检查

确定主肺动脉侧支的解剖；通过逆行肺静脉楔入血管造影确定固有肺动脉的解剖，可见“海鸥”征；确定肺的20个肺段每一段的血供，即肺段是由固有肺动脉的分支供应，还是由侧支血管供应，或是否存在双重血供；确定固有肺动脉与侧支血管是否存在交通及其部位；明确侧支血管与其他纵隔结构（尤其是气管和食管）的解剖关系；根据侧支远端压力评估肺血管病变。

（六）诊断及鉴别诊断

1. 诊断

通过超声心动图、选择性升主动脉造影、逆行肺静脉楔入血管造影可明确体动脉支的来源、走向、数量及肺动脉各支分布。如果为单根体动脉支供应肺动脉，须估计其分流量和肺动脉阻力。如果为多根体动脉支供应，则肺血流动力学测定困难，其结果必然影响疗效。

2. 鉴别诊断

严重青紫者须与法洛四联症、大动脉转位、三尖瓣闭锁、右心室双出口或单心室伴严重的肺动脉狭窄或闭锁及梗阻性完全性肺静脉异位连接相鉴别；青紫不重或肺血过多的心力衰竭者须与室间隔缺损、房室间隔缺损、动脉导管未闭、右心室双出口或单心室而无肺动脉狭窄、永存动脉干及无梗阻的完全性肺静脉异位连接相鉴别。

（七）治疗

1. 药物与介入治疗

（1）前列腺素E_1：导管依赖性的婴儿须输注前列腺素E_1来维持导管开放，直到通过其他有效方式获得肺血。

（2）心导管介入治疗：

①弹簧圈堵塞具有双重血供肺段的侧支血管；

②利用球囊扩张导管扩开多发的外周狭窄或置入支架。

2. 手术治疗

（1）手术适应证。

①有固有肺动脉，导管依赖型，无主－肺动脉大侧支血管形成（Ⅰ型）。此型患者的心包内肺动脉及其共汇一般发育良好，主肺动脉缺如者在根治时需置入人工管道，而主肺动脉发育良好时可行 REV 或类似于法洛四联症根治术中的右心室流出道重建。当 McGoon 比值 > 1.2 或 Nakata 指数 ≥ 150 mm^2/m^2 时可考虑行根治术；当无条件行根治手术时，可考虑右心室流出道重建或体－肺动脉分流术。

②有固有肺动脉及主－肺动脉大侧支血管形成（Ⅱ型）。此型的外科治疗目前主要有 3 种观点：a. Reddy 等主张一期经正中切口行单源化手术，尽可能多地恢复肺段正常生理功能，并争取同期关闭 VSD；b. dUdekem 和 Brizard 等认为单源化术后的主－肺动脉大侧支血管甚至固有肺动脉均会出现不同程度的狭窄，导致远期效果不佳，进而认为主－肺动脉大侧支血管不宜融合，而应行右心室流出道重建或体－肺动脉分流术，促进固有肺动脉发育，达到条件后再行根治术；c. 介于两者之间，主－肺动脉大侧支血管与固有肺动脉有交通者可将其通过手术或介入关闭，单独供血的主－肺动脉大侧支血管应行单源化手术。此型患者应通过计算“新的肺动脉指数”（需将侧支直径考虑在计算范围之内）来判断可否行根治术，对不满足根治条件者应行右心室流出道重建或体肺动脉分流术和（或）同期单源化手术。

③无固有肺动脉，主－肺动脉大侧支血管为唯一肺血来源（Ⅲ型）。此型外科治疗目前的主要观点：a. 一期经正中切口行单源化手术；b. 尽可能多地恢复肺段正常生理功能；c. 尽量避免人工材料（右心室肺动脉管道除外）；d. 尽早手术；e. 术中对新肺动脉进行流量测试。亦有学者倾向于行分期单源化手术，是否能够关闭室缺取决于“新的肺动脉指数”。

（2）手术方法：

①体－肺动脉分流术：可分为：a. 中心分流，有多种方式：Waterston 分流术、Potts 分流术、Melboume 分流术等；b. Blalock–Taussig（B–T）分流术：目前多采用改良 B–T 分流术。

②右心室流出道重建术：以管道、补片等方式重建右心室与肺动脉连接，既能作为姑息手术也能作为根治术的一部分，当行姑息手术时，应注意重建后通道应小于正常值，以限制肺血流。姑息手术可使这些患者肺动脉指数明显增加，但在根治术时，仍可能需要用自体心包扩大肺动脉分支。

③单源化手术：即将主－肺动脉大侧支血管连接于固有中央肺动脉（Ⅱ型）或人工管道重建的中央肺动脉（Ⅲ型）的一种手术方式。此手术变化较大，没有固定术式。单源化的原则：a. 尽可能行自体组织间的吻合，避免使用人工材料；b. 最大限度地广泛游离和延长主－肺动脉大侧支血管以及设计合理的侧支重建路线；c. 尽可能在非体外循环下进行大侧支单源化连接，同时将小侧支结扎，随着侧支的结扎，当氧饱和度下降至最低限时，建立体外循环，体外循环开始前必须控制所有侧支，随后将剩余的主动脉－肺动脉大侧支血管单源化。对于全肺动脉指数 > 200 mm^2/m^2 者可关闭室缺，而对于低于 200 mm^2/m^2 者可通过建立肺循环旁路（肺动脉－左心房）测定肺动脉压力以判定可否关闭室缺，即当体外循环流量达到 2.5 L/（min · m^2）时，平均肺动脉压力 < 3.33 kPa（25 mmHg），可关闭室间隔缺损，否则开放室间隔缺损。根治术毕必须保持右心室和左心室收缩峰压的比值低于 80%。比值 > 80% 时，必须在关胸前再次打开室间隔缺损。术后心导管检查可显示右心室流出道重建术或外周肺动脉树的梗阻部位，以便通过进一步手术加以改善，或者更常见的是直接使用导管介入技术加以矫正。

（八）并发症及防治

1. 残余梗阻

各吻合口血流通畅与否，通过二维超声心动图或肺灌注扫描了解有关肺灌注、肺段发育。

2. 右心功能不全

右心功能不全可继发于肺动脉发育不良，末梢血管狭窄或肺动脉梗阻性病变，肺内血管畸形，手术

困难，药物治疗不奏效，预后差。

3. 肺功能障碍

肺功能障碍通常是肺血管树解剖畸形，发育不良，血供异常，导致相应肺段、肺泡发育异常，肺功能异常所致。其治疗困难，即使手术有时亦不能彻底解决，难以达到理想或接近生理的血供。

（九）疗效评价

本病预后较差，根治术后早期死亡率差异较大。根治术早期或晚期死亡的主要原因是继发于肺动脉发育不良，末梢血管狭窄或肺动脉梗阻病变，引起右心室高压、右心室衰竭而死亡。

第四节　动脉导管未闭

一、概述

动脉导管未闭（patent ductus arteriosus，PDA）是一种常见的先天性心血管畸形，在先天性心脏病中其相对构成比为 5% ~ 20%。动脉导管是连接肺动脉和降主动脉的血管管道，胎儿期肺尚无呼吸作用，故大部分血液不进入肺内，由肺动脉经动脉导管转入主动脉。其主要功能是将含有氧气和养料的右心室血转运至主动脉，以满足胎儿代谢的需要。出生后随肺部呼吸功能的发展和肺血管的扩张，动脉导管失去其作用而逐渐闭塞。出生后若导管依然开放，即为动脉导管未闭。

动脉导管未闭女性发病多于男性，两者之比为 2 ∶ 1，且多见于儿童和青年。妊娠初期感染病毒的母亲，其子女易患肺动脉口狭窄和动脉导管未闭；柯萨奇 B 病毒感染的孕妇易产下动脉导管未闭或心室间隔缺损的婴儿。早产尤其体重低于 2 500 g 的婴儿患动脉导管未闭和心室间隔缺损的较多，与没有足够的发育时间有关。高原地区氧分压低，患动脉导管未闭和心房间隔缺损的婴儿较多。

近来由于分子生物学的发展，发现越来越多的先天性心脏病有共同基因的缺失。动脉导管未闭呈多基因规律，子女再显风险率为 3.4% ~ 4.3%，同胞为 2.6% ~ 3.5%。一致性病损占 50%。

二、病理解剖

一般动脉导管未闭位于降主动脉近端距左锁骨下动脉起始部 2 ~ 10 mm 处，与肺总动脉干左肺动脉根相通。其上缘与降主动脉交接呈 40° 锐角，下缘则交接呈 110° ~ 160° 钝角。导管的长度一般为 5 ~ 10 mm，直径则由数毫米至 1 ~ 2 cm。其主动脉端开口往往大于肺动脉端开口。其形状各异，大致可分为 5 型。①管形：外形如圆管或圆柱，最为常见；②漏斗形：导管的主动脉侧往往粗大，而肺动脉侧则较狭细，因而呈漏斗状，也较多见；③窗形：管腔较粗大但缺乏长度，酷似主肺动脉吻合口，较少见；④哑铃形：导管中段细；主、肺动脉两侧扩大，外形像哑铃，很少见；⑤动脉瘤形：导管本身呈瘤状膨大，壁薄而脆，张力高，容易破裂，极少见。

持续性未闭动脉导管，在组织学既与两侧的大动脉不同，亦与胎儿期的动脉导管有所不同。其内膜相对较厚，有一未断裂弹力纤维层，与中层分隔。在中层黏性物质中平滑肌呈螺旋形排列，其间尚有不等量弹性物质，形成薄层，因而其管壁接近主动脉化。此外成年人的导管，尤其在主动脉端开口附近和近端肺动脉可有粥样硬化病变，甚至钙化斑块。长期的血流冲击，加腔内压力增高可使导管扩大，管壁变薄，形成动脉瘤。

三、病理生理

（一）左向右分流

在无并发症的动脉导管未闭，由于主动脉压力不论在收缩期或舒张期总比肺动脉高，产生连续的肺动脉水平的自左向右分流，临床上产生连续性杂音，肺充血。分流量的多少取决于主动脉与肺动脉之间的压力阶差大小、动脉导管的粗细以及肺血管阻力的高低。

（二）左心室肥大

由于未闭动脉导管的自左向右分流使肺血流量增加，因而左心房的回血就相应增加，左心室的容量负荷增加，加之左向右分流使体循环血流减少，左心室代偿性地增加做功，从而导致左心室扩大、肥厚，甚至出现衰竭。

（三）右心室肥大

未闭的动脉导管较粗时，分流至肺动脉血量大者可引起肺动脉压增高，最后导致右心室肥厚、扩张，甚至衰竭。

（四）双向分流或右向左分流

随着病程的发展，肺动脉压力不断增加，当接近或超过主动脉压力时，即产生双向分流或右向左分流，转变为艾森门格（Eisenmenger）综合征，临床上出现差异性发绀。

（五）周围动脉舒张压下降，脉压增宽

这是由于在心脏舒张期，主动脉的血液仍分流入肺动脉，体循环血流量减少所致。

四、临床表现

（一）症状

动脉导管未闭导管细、分流量少者，可无症状，常在体检时发现心脏杂音；中等大小的动脉导管未闭，分流量随着出生后数月肺血管阻力下降显著增加，易有感冒或呼吸道感染，发育不良；动脉导管未闭导管粗、分流量大的婴儿可在生后数周发生左侧心力衰竭伴呼吸急促、心动过速和喂养困难。

（二）体格检查

在胸骨左缘第 2 肋间听到响亮粗糙的连续性机器样杂音，向左锁骨下窝或颈部传导，局部可扪及震颤；肺动脉明显高压者则仅可听到收缩期杂音。肺动脉瓣区第二心音亢进。分流量较大者，心尖部还可听到柔和的舒张期杂音。周围血管体征有脉压增宽、洪大，颈部血管搏动增强，四肢动脉可扪及水冲脉和听到枪击音等体征，但随肺动脉压升高，分流量下降而不显著，以致消失。

五、辅助检查

（一）心电图

导管细小分流量小者正常或电轴左偏。分流量较大者示左心室高电压或左心室肥大。分流量大者有左心室肥大或左、右心室肥大的改变，部分有左心房肥大。心力衰竭者，多伴心肌劳损改变。

（二）胸部 X 线检查

心影正常或左心房、左心室增大，肺动脉段突出，肺野充血，肺门血管影增粗，搏动增强，可有肺门“舞蹈”。近 50% 患者可见主动脉在动脉导管附着处呈局部漏斗状凸起，称为漏斗征。有肺动脉高压时，右心室亦增大，主动脉弓增大，这一特征与室间隔缺损和房间隔缺损不同，有鉴别意义。

（三）超声心动图

左心房和左心室内径增宽、主动脉内径增宽，左心房内径 / 主动脉根部内径 > 1.2。多普勒彩色血流显像可见分流的部位、方向、估测分流量大小及缺损的位置。扇形切面显示导管的位置及粗细。

（四）右心导管检查

一般不需心导管检查。右心导管可发现肺动脉血氧含量高于右心室。右心室及肺动脉压力正常或不同程度的升高。部分患者导管从未闭的动脉导管由肺动脉进入降主动脉。

（五）选择性心血管造影

选择性主动脉造影可见主动脉弓显影的同时肺动脉也显影，有时还可显出未闭的动脉导管和动脉导管附着处的主动脉局部漏斗状膨出，有时也可见近段的升主动脉和主动脉弓扩张而远端的主动脉管径较细。

六、诊断及鉴别诊断

（一）诊断

根据典型的杂音、X 线检查、心电图和超声心动图检查，可以相当准确地诊断本病。

（二）鉴别诊断

1. 主－肺动脉间隔缺损

连续性机器声样杂音更响，位置较低（低－肋间）且向右。超声心动图可见肺总动脉主动脉增宽，其间有缺损。右心导管检查时心导管由肺动脉进入主动脉的升部，逆行升主动脉造影见升主动脉与肺总动脉同时显影。如发生肺动脉显著高压出现右至左分流而有发绀时，其上、下肢动脉的血氧含量相等，这点与动脉导管未闭也不相同。

2. 主动脉窦瘤破入心腔

杂音同动脉导管未闭相似，但患者多有突然发病的病史，如突然心悸、胸痛、胸闷或胸部不适、感觉左胸出现震颤等，随后有右侧心力衰竭的表现。

3. 室间隔缺损伴有主动脉瓣反流

本病杂音多缺乏典型的连续性，心电图和 X 线检查显示明显的左心室肥大，超声心动图和右心导管检查可助鉴别。

4. 其他

其他如冠状动静脉瘘、左上叶肺动静脉瘘、左前胸壁的动静脉瘘、左颈根部的颈静脉营营音等左前胸部类似连续性机器声样杂音，超声等有助于鉴别。

七、治疗

（一）内科治疗

内科治疗主要是并发症的处理，如肺炎、心力衰竭及细菌性心内膜炎等。新生儿动脉导管未闭，可试用吲哚美辛（消炎痛）治疗，以促使导管的关闭。如不能奏效，即须行动脉导管未闭手术。

（二）外科治疗

宜在学龄前选择手术结扎或切断导管即可治愈。如分流量大症状重者可于任何年龄手术。成年以后动脉逐渐硬化脆弱，动脉导管未闭手术危险性增大。即使肺动脉压力升高，只要仍由左向右分流，也应施行手术，以防发展成为逆向分流，失去手术机会。并发细菌性心内膜炎者，最好在抗生素控制感染 2 个月后施行动脉导管未闭手术。

气管插管麻醉，置患者右侧卧位，行后外侧开胸切口，经第 4 肋间进胸。在肺动脉干扪及震颤即可证实诊断。于迷走神经后方或膈神经之间切开纵隔胸膜，充分显露降主动脉上段和导管的前壁，再将导管上下缘和背侧的疏松组织分离。如导管粗短，最好先游离与导管相连的降主动脉。注意保护喉返神经。

1. 结扎法

结扎法适用于婴幼儿导管细长者，在未闭导管的主和肺动脉端分别用粗丝线结扎。肺动脉压较高，导管较粗大者必须在控制性降压下结扎，以免撕裂管壁出血，或未能将管腔完全闭合。亦可先在导管外衬垫涤纶片再结扎。

2. 切断法

切断法适用于导管粗短的患者用无创伤钳分别钳夹未闭导管的主、肺动脉侧，边切边缝合两切端。成年人肺动脉明显高压病例，尤其疑有动脉壁钙化者，最好行胸骨正中切口，在低温体外循环下阻断心脏血循环，经肺动脉切口缝闭动脉导管内口，较为安全。

3. 电视胸腔镜钳闭导管术

此法适用于婴儿。对于一些特殊病例，如合并其他先天畸形需同期手术；合并肺动脉高压，尤其是成年人；亚急性心内膜炎或主动脉弓部降部钙化；窗形动脉导管末闭；合并高血压者；结扎后再通者；堵塞后栓子脱入肺循环等，可选择在体外循环支持下完成。

（三）介入性治疗

用非手术法，经导管送入微型弹簧伞或蘑菇伞堵住动脉导管。近年来有人经皮穿刺股动脉和股静脉，分别插入导管至降主动脉上端和肺动脉，而引入细条钢丝。然后将一塑料塞子塞入股动脉（Porstmann 法）或股静脉（Rashkind 法），由心导管顶端沿钢丝顶入动脉导管将其堵塞。这种不剖胸堵塞法对细小导管的闭合有很高的成功率。

八、并发症及防治

（一）术中大出血

这是最严重且常导致死亡的意外事故。发生大出血的破口较隐蔽，通常在导管后壁或上角。出现大出血，手术医师应保持镇静，迅速用手指按压出血部位。暂时止血后，吸净手术野血液，若降主动脉已先游离（切忌乱下钳夹），可牵起条带，用两把动脉钳阻断主动脉上下血流，同时钳夹导管，然后切断导管，寻找出血破口，再连同切端一并用 3–0 或 4–0 无创伤聚丙烯缝线做连续或“8”字形间断缝合。如降主动脉未先游离，用示指按压暂时止血后，立即肝素化，紧急建立体外循环，分别在左锁骨下动脉根部和降主动脉或左股动脉插入动脉供血管，切开心包于右心耳或右心室流出道插入静脉引流管，迅速建立转流，并行血液降温。然后游离导管邻近的降主动脉，钳夹降主动脉的导管两端，切断缝合导管和裂口。

（二）喉返神经损伤

损伤原因：①分离纵隔胸膜过程中伤及迷走神经；②分离动脉导管时直接伤及喉返神经；③结扎动脉导管时，特别在婴儿，不慎将喉返神经一并扎入；④切断缝合动脉导管时，钳夹或缝及喉返神经。熟悉局部解剖关系，操作中注意保护，少做不必要的分离，并于喉返神经表面留一层纤维结缔组织，可明显减少损伤机会。

（三）急性左侧心力衰竭

急性左侧心力衰竭常发生于阻断导管后，患者心率增快，吸出泡沫痰或血性分泌物，听诊闻及肺部啰音，及时给予对症治疗。

（四）假性动脉瘤

假性动脉瘤为极严重的并发症，由局部感染或手术损伤造成，常于术后 2 周发热，声音嘶哑或咯血，左前胸听诊有杂音，造影可确诊，及时体外循环下修补。

（五）术后高血压

术后高血压多见于粗大导管闭合后，可持续数天，药物控制避免脑部并发症。

九、预后

预后具体视分流量大小而定，分流量小者预后好，许多患者并无症状且有些寿命如常人。但分流量大者可发生心力衰竭，有发生右至左分流者预后均差。接受手术者一般均较好，手术死亡率低于 0.5%，几乎无并发症。个别患者肺动脉或动脉导管破裂出血可迅速死亡。

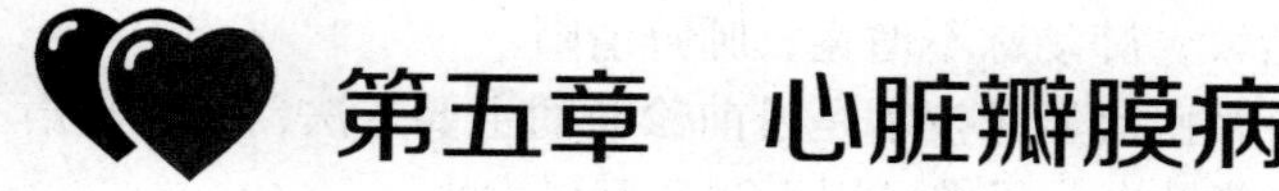

第五章　心脏瓣膜病

第一节　三尖瓣疾病

后天性三尖瓣病变并不常见，包括功能性和器质性两种。功能性三尖瓣病变多为关闭不全，是由于左侧瓣膜病变导致肺动脉高压、右心室扩张和三尖瓣环扩大所致。二尖瓣病变所引起的功能性三尖瓣关闭不全比主动脉瓣病变更为常见。

器质性三尖瓣病变又可分为三尖瓣狭窄和关闭不全，最常见的原因是风湿热，常与二尖瓣或主动脉瓣病变同时存在，单纯累及三尖瓣而左侧瓣膜未受影响的情况很罕见。

除了风湿性三尖瓣病变外，其他器质性三尖瓣病变还包括创伤性瓣膜损伤、类癌综合征、右房肿瘤等。感染性心内膜炎也成为器质性三尖瓣病变的常见原因。

一、病理解剖和病理生理

1. 三尖瓣狭窄

三尖瓣狭窄主要是由于风湿性病变所致，偶也见于类癌综合征、心内膜纤维化和红斑狼疮，有时也见于右心房肿瘤。病理改变主要是瓣膜交接粘连，瓣膜增厚，使瓣口呈圆形或卵圆形，多同时伴有关闭不全，但很少出现瓣膜钙化。瓣下结构的改变一般比风湿性二尖瓣病变为轻。

三尖瓣狭窄形成后，血流从右心房到右心室回流受阻，导致右心房扩大，右心房压力增高，同时腔静脉回流受阻，静脉压升高，出现颈静脉怒张、肝大、腹腔积液等。

2. 三尖瓣关闭不全

功能性三尖瓣关闭不全多伴有左侧瓣膜病变。器质性关闭不全多由于外伤、心内膜炎或风湿性病变所致。

外伤性三尖瓣关闭不全较罕见，多为胸部钝性伤所致，导致腱索或乳头肌断裂、瓣膜穿孔。乳头肌断裂导致急性三尖瓣关闭不全，病情发展较快，应尽早手术。腱索断裂或瓣膜穿孔所致三尖瓣关闭不全较轻，是否手术取决于患者的症状和体征。

心内膜炎的发病率有增加的趋势，多见于吸毒者。炎症导致瓣膜穿孔，或赘生物影响瓣膜关闭。

风湿性三尖瓣关闭不全多与左侧瓣膜病变同时存在，瓣膜可见增厚，瓣膜钙化少见，瓣下结构的改变也比较轻。

由于三尖瓣关闭不全，收缩期右心室血流反流到右心房，导致右心房扩张，压力增高，颈静脉回流受阻，同时右心室负荷增加，导致右心室增厚和扩张。

二、临床表现和诊断

1. 三尖瓣狭窄

三尖瓣狭窄的临床表现主要是由于静脉回流受阻，导致胃肠道瘀血引起的，如食欲不振、无力、活动后气急和外周水肿。水肿多见于房颤的患者，而窦性心律者则较少出现。严重者伴有肝大和腹腔积液。

体格检查可见颈静脉怒张、肝大、腹腔积液。心脏检查在胸骨左缘第 4、第 5 肋间或剑突下方可听到舒张期滚筒样杂音，深吸气时更加明显。偶尔可查到三尖瓣开放拍击音，但很难与二尖瓣开放拍击音鉴别。

三尖瓣狭窄的心电图表现无特异性。约有 1/3 患者伴有房颤，右房明显增大者 P 波高尖。

胸部 X 线表现为右房增大，肺动脉不增宽，肺野清晰。

超声心动图和彩色多普勒血流显像技术是目前诊断的主要方法，二维超声心动图可见瓣膜增厚、舒张期活动幅度减小。彩色多普勒血流显像可用于测量瓣口大小。

2. 三尖瓣关闭不全

功能性三尖瓣关闭不全的主要临床表现与左侧瓣膜病变的程度有关，轻度患者不易察觉，较严重者可出现活动后气急，甚至端坐呼吸。器质性三尖瓣关闭不全根据不同病因临床表现各异，外伤性和感染性病变者发病较急，风湿性病变者病程则较长。

体检发现可见颈静脉怒张和搏动增强，90% 以上的患者出现肝大，严重者出现腹腔积液。只有 20% 的患者在胸骨左缘第 4、第 5 肋间或剑突下可听到收缩期吹风样杂音，吸气末增强。

心电图所见为非特异性，多数患者伴有房颤，窦性心律者可见 P 波高尖。

胸部 X 线检查多可发现右房增大，少数患者伴有肺动脉增宽。其他 X 线改变取决于左侧瓣膜病变的情况。

二维超声心动图和彩色多普勒血流显像是主要的诊断方法，可以发现瓣膜是否增厚、在收缩期的对合情况，并能估测瓣膜的反流程度，根据三尖瓣反流估测肺动脉压力。

三、治疗

1. 手术适应证

除了少数单纯三尖瓣病变外，所有具有手术指征的三尖瓣病变均与左心瓣膜功能不全有关。三尖瓣病变（包括功能性和器质性）通常发生在左心瓣膜病变的晚期。所以手术效果也应该和主动脉瓣和 / 或二尖瓣的治疗效果一起评价。需要行三尖瓣修复或替换术的患者心功能多为Ⅲ至Ⅳ级。

三尖瓣关闭不全均伴有不同程度的瓣环扩张，由于三尖瓣解剖特点，瓣环扩张主要发生在右心室游离壁。Carpentier 等发现，在三尖瓣环扩张中后瓣宽度增加 80%，前瓣增加 40%，而隔瓣很少增加。

2. 手术方法

（1）三尖瓣交界切开术：三尖瓣狭窄患者多同时伴有关闭不全，多数患者瓣膜仍然柔软有弹性，很少有钙化，瓣下结构也改变不明显。瓣膜切开部位为前瓣与隔瓣的交界，和后瓣与隔瓣的交界，一般不应切开前瓣与后瓣的交界。两个交界切开后使得三尖瓣呈两叶式，通过右室注水法观察有否反流，残余反流可缝 1 ~ 2 针修补（图 5–1）。

（2）三尖瓣修复术：三尖瓣关闭不全的修复术有以下三种：瓣环折叠术、人工瓣环成形术、瓣环成形术。其目的都是为了缩小扩大的瓣环，同时维护瓣膜的长度和功能，而不损伤传导束。

①三尖瓣环折叠术：三尖瓣瓣环折叠术由 Kay 和 Reed 等首先报道，基本方法是将后瓣缝闭，使三尖瓣变成二叶式结构，同时将扩大的瓣环缝合在后瓣上。该方法的优点是在后瓣处缝合可避免损伤传导束，临床报道效果不错。缺点是该方法只缝缩后瓣及邻近的瓣环，而对右心室游离壁处扩大的瓣环未能达到缩小作用，因而该方法对纠治后瓣处明显扩张的三尖瓣反流效果较好（图 5–2）。

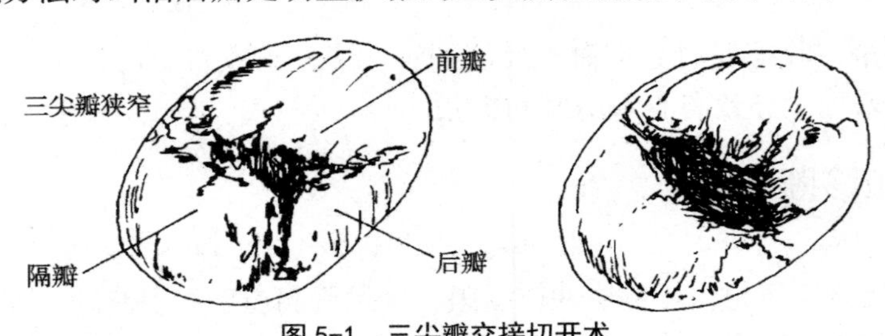

图 5–1 三尖瓣交接切开术

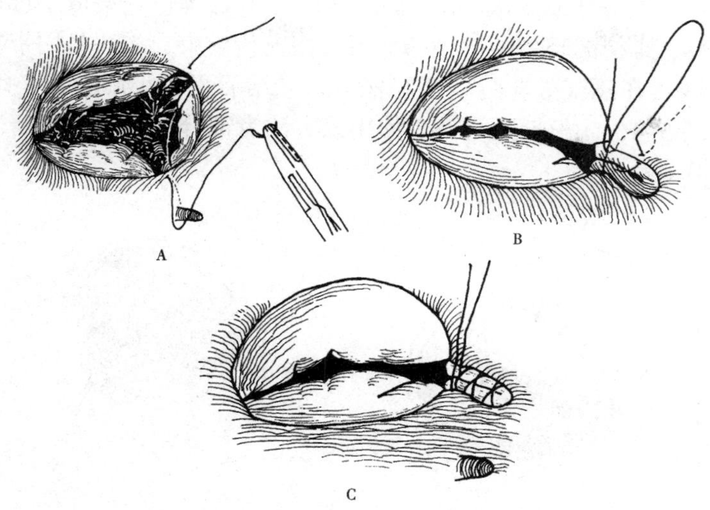

图 5-2 三尖瓣关闭不全的瓣环折叠术

A ~ C 示手术过程

②人工瓣环修复术：基于对三尖瓣关闭不全病理改变的深入研究及部分患者行瓣环折叠术效果不佳的考虑，Carpentier 等首先采用硬质人工瓣环行三尖瓣修复术。人工瓣环修复术能够均匀地缩小整个瓣环，长期随访效果满意。后来 Carpentier 等将人工瓣环进行改进，设计出软质瓣环并在前瓣和隔瓣的交界处留一缺口，这样可以减少缝线的张力和减少传导束的损伤（图 5-3）。

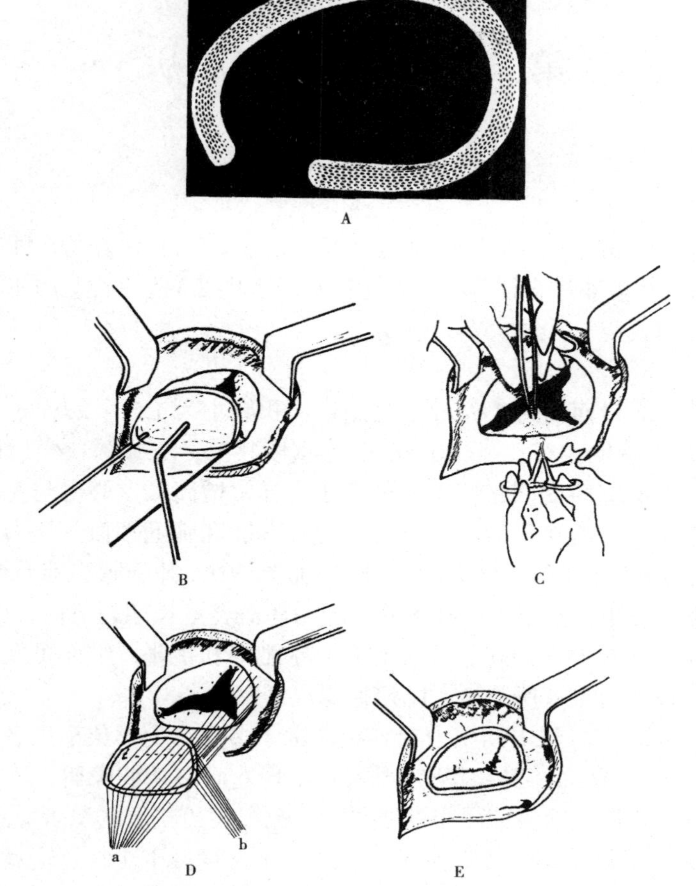

图 5-3 三尖瓣环修复术

A. 示人工瓣环；B ~ D. 示手术过程；E. 示改良型 Carpentier 三尖瓣环

③三尖瓣环成形术：三尖瓣环成形术是由 Cabrol 和 De Vega 等首先报道，这种方法的优点在于简化操作、避免使用人工材料、维持瓣环的柔软性，而不会损伤传导束。方法是用带垫片缝线沿前瓣和后瓣的瓣环处做两排平行缝线，在隔瓣处应缝在瓣膜根部，做结后可缩小瓣环，必须注意不要将瓣环缩得太小，以免出现狭窄（图 5-4）。长期随访发现使用该方法者部分患者可能重新出现三尖瓣反流，因而只适用于轻、中度关闭不全者。

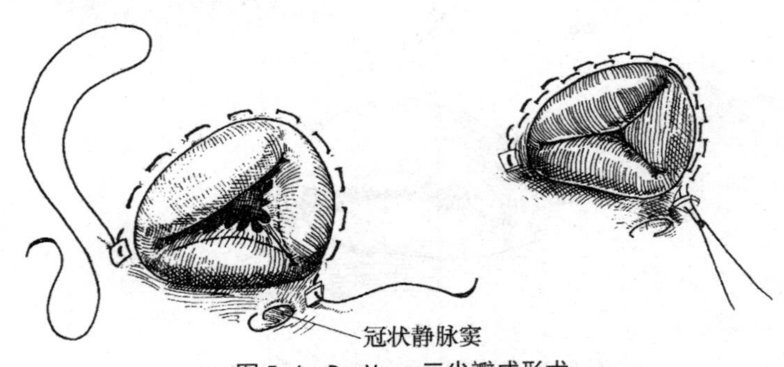

图 5-4　De Vega 三尖瓣成形术

（3）三尖瓣替换术：严重的三尖瓣器质性病变有时需要行三尖瓣替换术。对于成年人在三尖瓣位置常使用生物瓣，这是由于右心血流缓慢，机械瓣容易出现血栓形成和栓塞等并发症，猪主动脉瓣和牛心包瓣应成为首选。在儿童患者，生物瓣可能容易出现钙化，而需要再次手术，有时则选用机械瓣。

目前可用的机械瓣有多种，但双叶瓣应为首选。在进行三尖瓣置换手术时，特别应注意三尖瓣隔瓣希氏束附近的缝合，缝线应放置在三尖瓣隔瓣的根部，而不是瓣环上，其他部位缝线则放在瓣环上，以增加牢度。也有作者将缝线置于三尖瓣的心房面，将冠状静脉窦隔到右心室，这样也可避免损伤传导束。

第二节　风湿性瓣膜病

一、二尖瓣狭窄

（一）流行病学

绝大多数二尖瓣狭窄（mitral stenosis）是风湿热的后遗症。极少数为先天性狭窄或老年性二尖瓣环或环下钙化、心脏肿瘤、恶性类癌综合征等。二尖瓣狭窄患者中 2/3 为女性。约 40% 的风湿性心脏病（风心病）患者为单纯性二尖瓣狭窄。

（二）病理生理

正常二尖瓣质地柔软，瓣口面积为 4.6 cm^2。当瓣口面积减小为 1.5 ~ 2.0 cm^2 时为轻度狭窄；瓣口面积减小为 1.0 ~ 1.5 cm^2 时为中度狭窄；< 1.0 cm^2 时为重度狭窄；二尖瓣狭窄后的主要病理生理改变是舒张期血流由左心房流入左心室时受限，使得左心房压力异常增高，左心房与左心室之间的压力阶差增加，以保持正常的心排血量。左心房压力的升高可引起肺静脉和肺毛细血管压力的升高，继而扩张和瘀血。此时患者休息时可无明显症状，但在体力活动时，因血流增快，肺静脉和肺毛细血管压力进一步升高，即可出现呼吸困难、咳嗽、发绀，甚至急性肺水肿。肺循环血容量长期超负荷，可导致肺动脉压力上升。长期肺动脉高压，使肺小动脉痉挛而硬化，并引起右心室肥厚和扩张，继而可发生右心室衰竭。此时肺动脉压力有所降低，肺循环血流量有所减少，肺瘀血得以缓解。

单纯二尖瓣狭窄时，左心室舒张末期压力和容积正常。多数二尖瓣狭窄患者运动左心室射血分数升高，收缩末期容积减低。约有 1/4 的二尖瓣狭窄严重者出现左心室功能障碍，表现为射血分数和其他收缩功能指数的降低，这可能是慢性前负荷减小的结果。多数二尖瓣狭窄的患者静息心排血量在正常范同，运动时心排血量的增加低于正常；少数严重狭窄者静息心排血量低于正常，运动血量不增加反而降低，其主要原因除了二尖外，还有左、右心室功能均已受损。此外，由房扩大，难于维持正常的心电活动，故常发颤动。心室率快的快速心房颤动可使肺毛压力上升，易加重肺瘀血或诱发肺水肿。

随后出现瓣膜交界处和基底部炎症水肿和赘生物形成，由于纤维化和（或）钙质沉着，瓣叶广泛增厚、粘连，腱索融合、缩短，瓣叶僵硬，导致形和狭窄，狭窄显著时成为一个裂隙样孔。按病变程度分为隔膜型和漏斗型。隔膜型主瓣体悟病变或病变较轻，活动尚可；漏斗型瓣叶明显增厚和纤维化，腱索和乳头肌明显粘连和缩短，整隔瓣膜变硬呈漏斗状，活动明显受限。常伴有不同程度的关闭不全。瓣叶钙化进一步加重狭窄，并司引起血栓形成和栓塞。先天性的二尖瓣狭窄，其瓣叶增厚厚、交界融合、腱索增厚或缩短、乳头肌肥厚或纤维化，瓣上可有狭窄环、瓣下可有纤维带。最具特征性是只有一个乳头肌的二尖瓣降落伞状畸：瓣叶的腱索都连接在此乳头肌上，整个瓣膜形如“降落伞”。

（三）临床表现

1. 症状

由于二尖瓣狭窄进展缓慢，患者在很长时间可以没有临床症状，但是随着病情的进展最终出现与肺瘀血和低心排血量相关的典型的二尖瓣狭窄症状。最早出现的症状为夜间阵发性呼吸困难重时端坐呼吸。呼吸困难可因左心房压升高而引起，诱发因素有活动、紧张或房颤等。轻度的二尖瓣狭窄患者在重体力活动时才出现呼吸困难，随着瓣膜病变加重（瓣口面积 1 ～ 2 cm^2），轻度活动即有呼吸困难发作。如果合并严重肺动脉高压和右侧心力衰竭时，患者可出现三尖瓣关闭不全、水肿和腹水等相关症状。

在疾病的早期，左心房压升高和肺容量增多可以引起起支气管动脉（或黏膜下曲张静脉）破裂发生咯血。随后由于肺血管阻力升高，咯血症状消失，疾病后期，由于慢性心功能衰竭并发肺梗死也发生咯血，急性肺水肿可出现粉红色泡沫痰。

20% 的患者的二尖瓣狭窄的首发症状是体循环栓塞，单纯二尖瓣狭窄或者伴有关闭不全的患者的血栓发生率大于单纯二尖瓣关闭不全的患者，其中脑血栓占 40%。导致血栓的危险因素包括低心排血量、左心房扩大、房颤、左心房血栓以及心脏超声发现的血流缓慢出现的“烟雾”现象。

2. 体征

二尖瓣面容，口唇轻度发绀。心前区隆起，心尖部可触及舒张期细震颤，心界于第 3 肋间向左扩大，心尖部第一心音亢进，呈拍击性，在胸骨左缘第 3 ～ 4 肋间至心尖内上方可闻及开瓣音，若瓣叶失去弹性则亢进的第一心音及开瓣音可消失；心尖都可闻及舒张中、晚期隆隆样杂音，呈递增性，以左侧卧位、呼吸末及活动后杂音更明显；肺动脉瓣第二心音亢进伴分裂；在肺动脉瓣区胸骨左缘第 2 ～ 3 肋间闻短促的舒张早期泼水样杂音，深吸气时 Craham-Steel 杂音增强。

（四）辅助检查

X 线检查示肺动脉干突出，左心房大，右心室大，左主支气管上抬，食管可见左心房压迹。肺上部血管影增多、增粗，肋膈角可见 Kerley's B 线。ECG 示：P 波增宽 > 0.11 s，有切迹，右心室肥大；后期可有房颤。超声心动图是诊断二尖瓣病变和评价病理生理改变的首选无创检查方法，二维超声心动图可以准确测量二尖瓣瓣口面积和房室腔的大小，胸骨旁长轴切面是最佳的诊断切面，可以观察到舒张期瓣叶运动受限以及瓣膜和瓣下结构增厚或者钙化。M 型超声可以发现瓣叶增厚，活动受限和舒张期瓣口开放时前后瓣叶呈同向运动；多普勒超声示二尖瓣下舒张期湍流频谱。

（五）并发症

1. 心律失常

以房性心律失常最多见，先出现房性期前收缩，以后房性心动过速、心房扑动、阵发性心房颤动直至持久性心房颤动。左心房压力增高导致的左心房扩大和风湿炎症引起的左心房壁纤维化是心房颤动持续存在的病理基础。心房颤动降低心排血量，可诱发或加重心力衰竭。出现心房颤动后，心尖区舒张期隆隆杂音的收缩期前增强可消失，快速心房颤动时心尖区舒张期隆隆杂音可减轻或消失，心率减慢时又明显或出现。

2. 充血性心力衰竭和急性肺水肿

50% ～ 75% 的患者发生充血性心力衰竭，为二尖瓣狭窄的主要死亡原因。呼吸道感染是心力衰竭的常见诱因，在女性患者中妊娠和分娩亦常诱发心力衰竭。急性肺水肿是重度二尖瓣狭窄的急重并发症，多发生于剧烈体力活动，情绪激动、感染、突发心动过速或快速心房颤动时，在妊娠和分娩时更易诱发。

上述情况下心室率明显加快，左心室舒张充盈时间缩短；肺循环血量增加；左心房压力明显升高，导致肺毛细血管压力增高，血浆渗出至组织间隙或肺泡内，从而引起急性肺水肿。

3. 栓塞

以脑栓塞最常见，亦可发生于四肢、肠、肾和脾等脏器，栓子多来自扩大的左心耳伴心房颤动者。右心房来源的栓子可造成肺栓塞或肺梗死。

4. 肺部感染

本病患者常有肺静脉压力增高及肺瘀血，易合并肺部感染。出现肺部感染后往往加重或诱发心力衰竭。

亚急性感染性心内膜炎较少见。

（六）诊断及鉴别诊断

发现心尖区隆样舒张期杂音并有左心房扩大，即可考虑二尖瓣狭窄，超声心动图检查可明确诊断。临床上二尖瓣狭窄应与下列情况的心尖区舒张期杂音鉴别。

1. 急性风湿性心肌炎

心尖区有高调，柔和的舒张早期杂音，每日变化较大，风湿活动控制后，杂音可消失。这是因为心室扩大、二尖瓣相对狭窄所致，即 Carey–Coombs 杂音。

2. “功能性”二尖瓣狭窄

见于各种原因所致的左心室扩大，二尖瓣口流量增大，或二尖瓣在心室舒张期受主动脉反流血液的冲击等情况，如大量左至右分流的动脉导管未闭、心室间隔缺损、主动脉瓣关闭不全等，此杂音历时较短，无开瓣音，性质较柔和，吸入亚硝酸异戊酯杂音减低，应用升压药后杂音加强。

3. 左心房黏液瘤

为心脏原发性肿瘤中最常见者。临床症状和体征与二尖瓣狭窄相似，但呈间歇性，随体位而变更，一般无开瓣音而听到肿瘤扑落音，心房颤动少见而易有反复的周围动脉栓塞现象。超声心动图表现为二尖瓣后面收缩期和舒张期均可见一团云雾状回声波。心导管检查显示左心房压力明显升高，选择性造影示左心房内充盈缺损。后者目前已少用，因有促使瘤栓脱落的可能。

4. 三尖瓣狭窄

胸骨左缘下端闻及低调的隆样舒张期杂音，吸气时因回心血量增加可使杂音增强、呼气时减弱。窦性节律时颈静脉 a 波增大。二尖瓣狭窄舒张期杂音位于心尖区，吸气时无变化或减弱。超声心动图可明确诊断。

5. 原发性肺动脉高压

多发生于女性患者，无心尖区舒张期杂音和开瓣音，左心房不扩大，肺动脉楔压和左心房压力正常。

（七）治疗

1. 代偿期治疗

适当避免过度的体力劳动及剧烈运动，保护心功能；对风湿性心脏病患者应积极预防链球菌感染与风湿活动以及感染性心内膜炎。

2. 失代偿期治疗

出现临床症状者，宜口服利尿药并限制钠盐摄入。右侧心力衰竭明显或出现快速心房颤动时，用洋地黄类制剂可缓解症状，控制心室率。出现持续性心房颤动 1 年以内者，应考虑药物或电复律治疗。对长期心力衰竭伴心房颤动者可采用抗凝血治疗，以预防血栓形成和动脉栓塞的发生。

3. 手术方法

治疗的关键是解除二尖瓣狭窄，降低跨瓣压力阶差。常采用的手术方法有：

（1）经皮穿刺二尖瓣球囊分离术：这是一种介入性心导管治疗技术，其适应证为单纯二尖瓣狭窄。此方法能使二尖瓣口面积扩大至 2.0 cm^2 以上，明显降低二尖瓣跨瓣压力阶差和左心房压力，提高心脏指数，有效地改善临床症状。经皮穿刺二尖瓣球囊分离术不损害瓣下结构，操作熟练者，亦可避免并发症的发生；并且不必开胸，较为安全，患者损伤小，康复快，近期疗效已肯定。

（2）二尖瓣分离术：有闭式和直视式两种。闭式多采用经左心室进入使用扩张器方法，对隔膜型疗

效最好。手术适应证为患者年龄不超过 55 岁，心功能在Ⅱ～Ⅲ级，近半年内无风湿活动或感染性心内膜炎，术前检查心房内无血栓，不伴有或仅有轻度二尖瓣关闭不全或主动脉瓣病变且左心室不大。合并妊娠而需手术者宜在孕期 6 个月以内进行。对中度或重度二尖瓣关闭不全、疑有心房内血栓形成、瓣膜重度钙化或腱索明显融合缩短的患者，应行直视式分离术。

（3）人工瓣膜替换术：指征为心功能在 3 ～ 4 级，伴有明显二尖瓣关闭不全和（或）主动脉瓣病变且左心室增大；瓣膜严重钙化以致不能分离修补。常用机械瓣或生物瓣。机械瓣经久耐用，不致钙化或感染，但须终身抗凝血治疗，伴有溃疡病或出血性疾病者忌用；生物瓣不需抗凝血治疗，但可因感染性心内膜炎或数年后瓣膜钙化或机械性损伤而失效。

二、二尖瓣关闭不全

（一）概述

二尖瓣包括 4 个成分：瓣叶、瓣环、腱索和乳头肌，其中任何一个发生结构异常或功能失调，均可导致二尖瓣关闭不全（mitral insufficiency）。因二尖瓣关闭不全行手术治疗的最常见的病因是黏液退行性变，也称二尖瓣脱垂，占 29% ～ 70%。风湿性心脏瓣膜病引起一部分瓣膜狭窄而另一部分关闭不全的原因至今尚不清楚。外伤也可能引起二尖瓣腱索断裂，二尖瓣关闭不全，二尖瓣单纯关闭不全与狭窄的病理改变不同，表现为瓣膜弥漫性纤维增生，伴少许钙化，交界多无融合改变，瓣下腱索常无明显增粗和融合，可伴腱索缩短，乳头肌浸润性改变和瓣环后正中不对称性扩大。

（二）病理生理

二尖瓣关闭不全的主要病理生理改变是二尖瓣反流使得左心房负荷和左心室舒张期负荷加重。左心室收缩时，血流由左心室注入主动脉和阻力较小的左心房，流入左心房的反流量可达左心室排血量的 50% 以上。左心房除接受肺静脉回流的血液外，还接受左心室反流的血液，因此左心房压力的升高可引起肺静脉和肺毛细血管压力的升高，继而扩张和瘀血。同时左心室舒张期容量负荷增加，左心室扩大。慢性者早期通过代偿，心搏量和射血分数增加，左心室舒张末期容量和压力可不增加，此时可无临床症状；失代偿时，心搏量和射血分数下降，左心室舒张期末容量和压力明显增加，临床上出现肺瘀血和体循环灌注低下等左侧心力衰竭的表现。晚期可出现肺动脉高压和全心衰竭。

急性二尖瓣关闭不全时，左心房突然增加大量反流的血液，可使左心房和肺静脉压力急剧上升，引起急性肺水肿。

慢性发病者中，由于风湿热造成的瓣叶损害所引起者最多见，占全部二尖瓣关闭不全患者的 1/3，且多见于男性。病理变化主要是炎症和纤维化使瓣叶变硬、缩短、变形，粘连融合，腱索融合、缩短。约有 50% 患者合并二尖瓣狭窄。二尖瓣关闭不全还可见于：①冠状动脉粥样硬化性心脏病（冠心病）。心肌梗死后以及慢性心肌缺血累及乳头肌及其邻近室壁心肌，引起乳头肌纤维化伴功能障碍。②先天性畸形。二尖瓣裂缺，最常见于心内膜垫缺损或纠正型心脏转位、心内膜弹力纤维增生症、降落伞型二尖瓣畸形。③二尖瓣环钙化。为特发性退行性病变，多见于老年女性患者。此外，高血压病、马方综合征、慢性肾衰竭和继发性甲状腺功能亢进的患者，亦易发生二尖瓣环钙化。④左心室扩大。任何病因引起的明显左心室扩大，均可使二尖瓣环扩张和乳头肌侧移，影响瓣叶的闭合，从而导致二尖瓣关闭不全。⑤二尖瓣脱垂综合征。⑥其他少见病因。结缔组织病如系统性红斑狼疮、类风湿关节炎等，还有肥厚梗阻型心肌病、强直性脊椎炎。

急性二尖瓣关闭不全多因外伤后腱索断裂、瓣膜毁损或破裂，乳头肌坏死或断裂以及人工瓣膜替换术后开裂而引起，可见于感染性心内膜炎、急性心肌梗死、穿通性或闭合性胸外伤及自发性腱索断裂。

（三）临床表现

1. 症状

通常情况下，从初次风湿性心肌炎到出现明显二尖瓣关闭不全的症状可长达 20 年，一旦发生心力衰竭，则进展迅速。轻度二尖瓣关闭不全者可无明显症状或仅有轻度不适感。严重二尖瓣关闭不全的常见症状有：劳力性呼吸困难、疲乏、端坐呼吸等，活动耐力显著下降。咯血和栓塞较少见。晚期右心衰竭时可出现肝瘀血增大，有触痛，踝部水肿，胸腔积液或腹水。急性者可很快发生急性左侧心力衰竭或肺水肿。

2. 体征

（1）心脏听诊：心尖区会收缩期吹风样杂音，响度在3/6级以上，多向左腋下传播，吸气时减弱，反流量小时音调高，瓣膜增厚者杂音粗糙。前叶损害为主时，杂音向左腋下或左肩胛下传导；后叶损害为主者，杂音向心底部传导。可伴有收缩期震颤。心尖区第一心音减弱，或被杂音掩盖。由于左心室射血期缩短，主动脉瓣关闭提前，导致第二心音分裂。严重二尖瓣关闭不全者可出现低调的第三心音。闻及二尖瓣开瓣音提示合并二尖瓣狭窄，但不能除外二尖瓣关闭不全。严重的二尖瓣关闭不全患者，由于舒张期大量血液通过，导致相对性二尖瓣狭窄，故心尖区可闻及低调、短促的舒张中期杂音。肺动脉高压时，肺动脉瓣区第二心音亢进。

（2）其他体征：动脉血压正常而脉搏较细小。心界向左下扩大，心尖区此刻触及局限性收缩期抬举样搏动，说明左心室肥厚和扩大。肺动脉高压和右侧心力衰竭时，可有颈静脉怒张、肝大，下肢水肿。

（四）辅助检查

1. X线检查

轻度二尖瓣关闭不全者，可无明显异常发现。严重者左心房和左心室明显增大，明显增大的左心房可推移和压迫食管。肺动脉高压或右侧心力衰竭时，右心室增大。可见肺静脉瘀血，肺间质水肿和Kerley B线。常有二尖瓣叶和瓣环的钙化。左心室造影可对二尖瓣反流进行定量。

2. 心电图检查

轻度二尖瓣关闭不全者心电图可正常。严重者可有左心室肥大和劳损；肺动脉高压时可出现左、右心室肥大的表现。慢性二尖瓣关闭不全伴左心房增大者多有心房颤动。窦性心律者P波增宽且呈双峰形，提示左心房增大。

3. 超声心动图检查

超声心动图检查是检测和定量二尖瓣反流的最准确的无创性诊断方法，二维超声心动图上可见二尖瓣前后叶反射增强、变厚，瓣口在收缩期关闭对合不佳；腱索断裂时，二尖瓣可呈连枷样改变，在左心室长轴面上可见瓣叶在收缩期呈鹅颈样钩向左心房，舒张期呈挥鞭样漂向左心室。M型超声可见舒张期二尖瓣前叶EF斜率增大，瓣叶活动幅度增大；左心房扩大，收缩期过度扩张；左心房扩大及室间隔活动过度。多普勒超声显示左心房收缩期反流。

4. 放射性核素检查

放射性核素血池显像示左心房和左心室扩大，左心室舒张末期容积增加。肺动脉高压时，可见肺动脉主干和右心室扩大。

5. 右心导管检查

右心室、肺动脉及肺毛细血管压力增高，肺循环阻力增大，左心导管检查左心房压力增高，压力曲线V波显著，而心排血量减低。

（五）诊断及鉴别诊断

临床诊断主要是根据心尖区典型的吹风样收缩期杂音并有左心房和左心室扩大，超声心动图检查可明确诊断。

二尖瓣关闭不全的杂音应与下列情况的心尖区收缩期杂音鉴别。

1. 相对性二尖瓣关闭不全

可发生于高血压性心脏病，各种原因的引起的主动脉瓣关闭不全或心肌炎，扩张型心肌病，贫血性心脏病等。由于左心室或二尖瓣环明显扩大，造成二尖瓣相对关闭不全而出现心尖区收缩期杂音。

2. 功能性心尖区收缩期杂音

50%左右的正常儿童和青少年可听到心前区收缩期杂音，响度在1～2级（6级分别法），短促，

性质柔和，不掩盖第一心音，无心房和心室的扩大。亦可见于发热、贫血、甲状腺功能亢进等高动力循环状态，原因消除后杂音即消失。

3. 室间隔缺损

可在胸骨左缘第 3 ~ 4 肋间闻及粗糙的全收缩期杂音，常伴有收缩期震颤，杂音向心尖区传导，心尖冲动呈抬举样。心电图及 X 线检查表现为左、右心室增大。超声心动图显示心室间隔连续中断，声学造影可证实心室水平左向右分流存在。

4. 三尖辩关闭不全

胸骨左缘下端闻及局限性吹风样的全收缩杂音，吸气时因回心血量增加可使杂音增强，呼气时减弱。肺动脉高压时，肺动脉瓣第二心音亢进，颈静脉 V 波增大。可有肝搏动、肿大。心电图和 X 线检查可见右心室肥大。超声心动图可明确诊断。

5. 主动脉瓣狭窄心底部主动脉瓣区或心尖区可听到响亮粗糙的收缩期杂音，向颈部传导，伴有收缩期震颤。可有收缩早期喀喇音，心尖冲动呈抬举样。心电图和 X 线检查可见左心室肥厚和扩大。超声心动图可明确诊断。

（六）治疗

1. 内科治疗

适当避免过度的体力劳动及剧烈运动，限制钠盐摄入，保护心功能；对风湿性心脏病积极预防链球菌感染与风湿活动以及感染性心内膜炎；适当使用利尿药、血管扩张药，特别是减轻后负荷的血管扩张药，通过降低左心室射血阻力，可减少反流量，增加心排血量，从而产生有益的血流动力学作用。慢性患者可用血管紧张素转化酶抑制药。急性者可用硝普钠、硝酸甘油或酚妥拉明静脉滴注。洋地黄类药物宜用于出现心力衰竭的患者，对伴有心房颤动者更有效。晚期的心力衰竭患者可用抗凝血药物防止血栓栓塞。

2. 手术治疗

长期随访研究表明，手术治疗后二尖瓣关闭不全患者心功能的改善明显优于药物治疗；即使在合并心力衰竭或心房颤动的患者中，手术治疗的疗效亦明显优于药物治疗。瓣膜修复术比人工瓣膜置换术的死亡率低，长期存活率较高，血栓栓塞发生率较小。

（1）术前准备：手术治疗前，应行左，右心导管检查和左心室造影。这些检查对确诊二尖瓣反流，明确原发性心肌病变或功能性二尖瓣关闭不全均有很大的帮助；血流动力学检查有助于估价受累瓣叶的病变严重程度；冠状动脉造影可确定患者是否需要同时行冠状动脉旁路移植术。

（2）手术指征：①急性二尖瓣关闭不全；②心功能 3 ~ 4 级，经内科积极治疗后；③无明显临床症状或心功能在 2 级或 2 级以下，辅助检查表明心脏进行性增大，左心室射血分数下降。超声心动图检查左心室收缩期末内径达 50 mm 或舒张期末内径达 70 mm，射血分数≤ 50% 时即应尽早手术治疗。

（3）手术种类：①瓣膜修复术：能最大限度地保存天然瓣膜。适用于二尖瓣松弛所致的脱垂；腱索过长或断裂；风湿性二尖瓣病变局限，前叶柔软无皱缩且腱索虽有纤维化或钙化但无挛缩；感染性心内膜炎二尖瓣赘生物或穿孔病变局限，前叶无或仅轻微损害者。②人工瓣膜置换术：置换的瓣膜有机械瓣和生物瓣。机械瓣包括球瓣、浮动碟瓣和倾斜碟瓣，其优点为耐磨损性强，但血栓栓塞的发生率高，须终身抗凝血治疗，术后 10 年因抗凝血不足致血栓栓塞或抗凝血过度发生出血所致的病死和病残率可高达 50%；其次，机械瓣的偏心性血流，对血流阻力较大，跨瓣压差较高。生物瓣包括猪主动脉瓣、牛心包瓣和同种硬脑膜瓣，其优点为发生血栓栓塞率低，不需终身抗凝血和具有与天然瓣相仿的中心血流，但不如机械瓣牢固。3 ~ 5 年后可发生退行性钙化性变而破损，10 年后约 50% 须再次换瓣。

年轻患者和有心房颤动或血栓栓塞高危需抗凝血治疗者，宜选用机械瓣；若瓣环小，则宜选用血流动力学效果较好的人工瓣；如有出血倾向或抗凝血禁忌者，以及年轻女性换瓣术后拟妊娠生育者，宜用生物瓣。

（七）并发症

慢性患者的并发症与二尖瓣狭窄相似，但出现较晚。感染性止内膜炎较多见，栓塞少见。急性患者和慢性患者发生腱索断裂时，短期内发生急性左侧心力衰竭甚至急性肺水肿，预后较差。

三、主动脉瓣狭窄

（一）流行病学

单纯的主动脉瓣狭窄多见于男性患者，常见的病因包括：退行性变、先天性畸形、风湿性病变较少见。在成年人中，风湿性主动脉瓣狭窄缩窄的比例较小，瓣膜的风湿性病理损害可引起瓣叶交界的融合，使瓣膜开口面积缩小，从而引起主动脉瓣狭窄。

（二）症状

主动脉瓣狭窄患者存在左心室射血受阻和压压力负荷增大，但患者可在很长时间内无临床症状。在长期的流出道梗阻可是左心室代偿性肥厚，可出现下列与主动脉瓣狭窄相关的临床症状：①晕厥；②心绞痛；③胸闷和充血性心力衰竭。

眩晕或晕厥是由于心脏压力感受器反应失常导致的低血压和脑部供血减少，也可能与心律失常有关，如室性心动过速、短暂性室颤等。

约有 2/3 严重主动脉瓣狭窄患者出现活动性心绞痛，其中 1/2 本身存在潜在的冠状动脉病变，无冠状动脉病变的患者出现心绞痛不仅与心肌氧供需失有关，还与其他多个因素有关，如心室质量增加使心肌耗氧增加，收缩期延长使心肌内冠状动脉血管受压，心动过速使舒张期冠状动脉供血减少。

早期心力衰竭表现为活动耐量下降，随着时间的推移，出现胸闷，活动时舒张末压增高，到晚期可能出现左心室收缩功能下降。

（三）体征

体格检查是评价主动脉瓣狭窄程度的较有价值的方法。在心底部可以闻及收缩期粗糙有力的喷射样杂音，但其响度和瓣膜狭窄的程度无关。

（四）辅助检查

1. 心电图

主动脉瓣狭窄患者心电图表现与其左心室肥厚程度有关，但无特异性，通常表现为电压增高，伴有 ST 段抬高，表示有心内膜下缺血，须强调的是，当心电图无左心室肥厚表现并不能排除主动脉瓣狭窄。

2. X 线检查

大多数主动脉瓣狭窄患者的 X 线检查均正常，但有一些非特异性改变。左心室肥厚的 X 线征象为左心室变钝，在严重的主动脉瓣狭窄的成年人患者胸片上，有时可看到严重钙化的主动脉瓣。

3. 超声心动图

超声心动图是评价主动脉瓣狭窄程度的最常用的无创方法。多普勒超声通过测定流经瓣膜的血流速度评估瓣膜的狭窄程度。多普勒测定出的压力阶差与导管的测定值基本相同，偏差的狭窄喷射血流可引起测定值小于实际值。

（五）治疗

正常成年人平均主动脉瓣瓣口面积为 3.0 ~ 4.0 cm^2，只有当瓣口面积小于正常的 1/4 时才会出现症状，目前常用的主动脉瓣狭窄分级标准如下：

1. 主动脉瓣轻度狭窄

面积 > 1.5 cm^2。

2. 主动脉瓣中度狭窄

面积 1 ~ 1.5 cm^2。

3. 主动脉瓣重度狭窄

面积 < 1 cm^2。

决定是否施行主动脉瓣置换手术常根据有无临床症状，有些严重的主动脉瓣狭窄的患者可以在很长时间内无症状，而部分中度狭窄的患者在早期就出现临床症状。最终患者出现晕厥，心力衰竭、胸痛等症状，一旦出现上述症状，如不及时接受瓣膜置换手术，患者的生存期通常在 2 ~ 3 年，出现心力衰竭的患者预后最差，其生存期常常在 2 年内。猝死是主动脉瓣狭窄患者最严重的后果，发生前患者常无先

兆症状，大多数患者既往有临床症状，重度狭窄患者每年猝死发生率＜1%。

主动脉瓣置换手术是治疗成年人主动脉瓣狭窄唯一有效方法，凡出现临床症状同时无明显手术禁忌的主动脉瓣狭窄的患者都适于手术治疗，瓣膜替换手术治疗可以改善症状和延长生存时间。如果是由于心脏后负荷增大而导致的心功能减退，尽管射血分数低，但手术效果良好，而因为心肌收缩力降低的患者手术效果欠佳。随着血流动力学的改善，射血分数和室壁张力低下的患者可逐渐恢复。

对无症状的主动脉瓣狭窄，因为存在猝死风险，多数学者建议：主动脉瓣瓣口面积＜0.6 cm^2，活动后出现异常低血压、左心室功能下降、室性心动过速和左心室肥厚明显的患者应该手术。

合并有冠状动脉病变须行冠状动脉旁路移植术，或须行其他瓣膜手术（如二尖瓣）和主动脉根部手术治疗的主动脉瓣中度狭窄的患者，需同期行主动脉瓣替换术。

四、主动脉瓣关闭不全

（一）概述

主动脉瓣关闭不全是由舒张期瓣叶不能对合或关闭不充分所致，由于瓣叶关闭不全，射出的血液又流回左心室，血液反流造成有效搏血量减少。与主动脉瓣狭窄不同。其左心室处于压力和容量双负荷，急性超负荷可能使左心室失代偿，出现心力衰竭。风湿性病变可能引起主动脉瓣关闭不全。其他的原因可能还有：退行性变、钙化性主动脉瓣病变、急性或慢性感染性心内膜炎等。

（二）临床表现

主动脉瓣关闭不全的患者有很长的代偿期，处于代偿期的患者可以很长时间无临床症状，当大量反流导致左心室失代偿后可出现心悸、心尖部抬举样搏动和不典型胸痛综合征。与主动脉瓣狭窄不同，主动脉瓣关闭不全的患者很少出现胸痛症状。主动脉瓣关闭不全代偿性心肌肥厚的程度绝无主动脉瓣狭窄重，但主动脉瓣区涡流和舒张压的下降在某种程度上可能导致冠状动脉血流减少和心肌灌注不良。当左心室代偿，主动脉瓣关闭不全的主要症状是心力衰竭和肺瘀血。

主动脉瓣关闭不全在不同时期的体征各不相同，由于总排血量增大，搏出的血流使外周血管扩张，但随着血液反流使血管床又迅速回缩，脉压增大。临床上出现许多典型体征。如水冲脉、毛细血管搏动征等周围血管征，其他表现有充血性心力衰竭。

（三）辅助检查

1. 心电图检查

慢性关闭不全的心电图电轴左偏，左小室传导阻滞常伴有左心功能不全，QRS 波的宽度与左心室质量呈线性相关，如 QRS 波平坦且宽度较小表明射血分数和心肌收缩力严重下降。但心电图不能准确反映主动脉瓣关闭不全的严重程度。

2. 超声心动图

超声心动图检查是诊断主动脉瓣关闭不全和检测疾病进程最有效的方法。通过测量彩色血流可以判断瓣膜的反流杂音的性质，同时可以测量左心室舒张末和收缩末的容积及心室壁厚度，以确定左心室有无不可逆损伤，在急性主动脉瓣反流中还可发现二尖瓣的相对关闭不全。

（四）诊断

一般情况下，根据体征和临床症状可诊断主动脉瓣关闭不全。心电图、超声心动图可有助于明确诊断和判断疾病严重程度。

（五）治疗

急性主动脉瓣关闭不全须尽早进行瓣膜替换手术，因为左心室不能在短时间内代偿，很快出现了进行性充血性心力衰竭、心动过速和心排血量下降。

慢性主动脉瓣关闭不全患者可以很好地耐受。但一旦有心功能的下降，就需要性瓣膜替换术，一般来说 EF ＜ 55% 且左心室舒张末直径＞ 75 mm 或左心室收缩末直径＞ 55 mm。

主动脉瓣关闭不全手术的理想时机是心肌发生不可逆损伤前，尽管心功能受损患者手术治疗的围术期手术风险较大，但与药物治疗相比，手术可以延长生存时间，严重主动脉瓣关闭不全合并心功能低下的患者采用非手术治疗，其1年内病死率为50%。

五、联合瓣膜病

在需要外科矫治的心脏多瓣膜病变，其瓣膜的病理性变化可能是风湿性改变、退行性变、感染性及其他原因引起的病变。瓣膜的功能障碍可以是原发性的（如病因直接作用于瓣膜的后果），或继发性的（心脏扩大或肺动脉高压）。外科治疗既要考虑瓣膜原发病变的影响，又要考虑成形或置换术后，继发受累瓣膜的反应，即是否可以不处理而自愈。

瓣膜反流可能是瓣膜本身病理改变直接引起，也可能激发与其他病变所致的心室形态的继发性改变。这种继发性或功能性反流可能影响房室瓣，对一些患者，继发性瓣膜反流可通过对原发病变瓣膜的修复或置换得到改善，而另一些患者可能需要同期外科治疗。

据文献报道，67%的严重主动脉瓣狭窄的患者伴有二尖瓣反流。如二尖瓣功能正常，解除左心室流出道梗阻将使二尖瓣反流得到改善，如二尖瓣反流严重，主动脉瓣置换术后仍有一定程度的反流存在，此时需同期行二尖瓣瓣环成形术。如果主动瓣狭窄合并二尖瓣结构异常的二尖瓣反流，则需期行二尖瓣成形术或二尖瓣置换术。

继发性三尖瓣反流常常与风湿性二尖瓣狭有关，原因尚不清楚。可能是继发于肺动脉高压侧心室扩张。三尖瓣瓣环的扩张是非对称性的，扩张发生在右心室游离壁对应的瓣环，三尖瓣瓣处的瓣环较少扩张性改变。

超声心动图检查诊断有明显反流但是没有状或经内科治疗症状控制者，可定为中度三尖瓣闭不全，可行De Vega成形或Keys成形。严重发性三尖瓣反流合并右侧心力衰竭，需同期性成形或三尖瓣置换术。

第三节　创伤性瓣膜病

因为创伤导致的瓣膜病变，多见于撞击后引起的腱索断裂导致二尖瓣关闭不全，或主动脉瓣关闭不全。其病理改变、诊断都与风湿性瓣膜病类似，此处不再赘述。下面主要介绍创伤瓣膜病的手术方法。

二尖瓣成形方法有很多，包括：矩形切除术、瓣叶移位成形术、前瓣叶脱垂处理技术、瓣环成形和双孔技术等。

一、矩形切除术

后瓣叶脱垂用矩形切除术处理，首先确定过长或断裂腱索附着在后瓣叶的位置，并标记。切除相应病变腱索附着的后瓣叶。瓣环上的缺口用5-0线缝闭。该方法是瓣膜成形术中最重要的步骤。

二、瓣叶移位成形术

瓣叶移位成形术是后瓣叶矩形切除术后的另一修补形式，由Carpentier设计，是为了防止二尖瓣收缩期前向运动（SAM）引起的左心室流出道梗阻。

三、前瓣口脱垂的处理

包括腱索转移、腱索置换、腱索缩短、人工腱索等。

四、瓣环成形

瓣环成形可以有效地纠正瓣环扩张、改善瓣叶的对合、加固缝合线和防止瓣环的进一步扩大。成形环有多种类型。

五、双孔技术

双孔技术又称缘对缘技术，较适用于前瓣叶脱垂为主，而后瓣叶钙化严重导致腱索转移困难的患者。

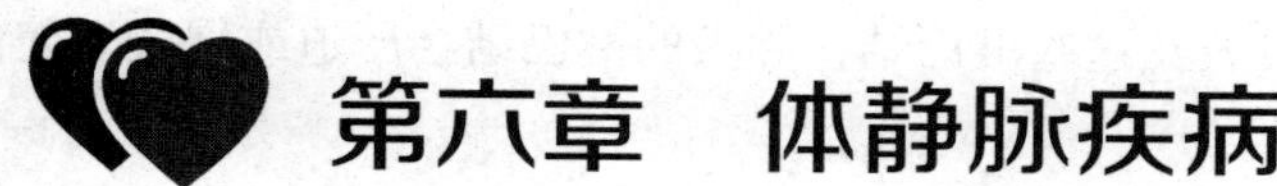

第六章　体静脉疾病

第一节　上腔静脉梗阻

上腔静脉梗阻（SVCS）是指因各种原因所引起的上腔静脉阻塞或狭窄，导致上腔静脉系统血液回流障碍的一系列临床综合征。其特点为上腔静脉系统的静脉压升高和颈胸部代偿性的侧支循环形成。此外，对于继发性上腔静脉梗阻尚有引起上腔静脉阻塞的原发疾病的多种表现。由于病因不同，预后也各有差异。

一、流行病学

早在 1757 年 William Hunter 首次报道由梅毒性升主动脉瘤压迫所致的 SVCS。经历了 200 多年的发展，尤其是 21 世纪以来，人们对此综合征的研究进展很快。1949 年 McIntire 报道了 502 例 SVCS，1981 年 Schrauf-angel 报道了 107 例小儿病例；随着人们对此病认识的深入，在治疗方法上也在进行不断地探讨。1917 年 Skillen 首先应用上腔静脉旁路分流术治疗 SVCS，以后各种旁路分流术得到广泛的应用。1961 年 Shramel 等开始利用大隐静脉转流术治疗 SVCS 获得成功。在我国此病也不少见，而且治疗方法不断改进。1962 年、1964 年陆林及尹良培等先后应用人造血管治疗 SVCS 均获得成功。1962 年张振湘等开始应用大隐静脉治疗 4 例 SVCS，获得了满意的疗效；1981 年顾恺时等报道了 28 例 SVCS，并对其中 4 例由慢性静脉炎所致 SVCS 行手术治疗，用带不锈钢环人造血管替代上腔静脉，术后随访 10 年以上，发现远期疗效满意。1988 年孙金星等报道了应用大隐静脉、人造血管与经戊二醛处理后的新生儿脐带静脉，分别为 5 例 SVCS 进行 6 次转流或上腔静脉重建术，疗效满意。1992 年汪忠镐等报道了 37 例 SVCS 患者，并对其中 23 例施行了手术治疗，首创用大网膜静脉与颈部静脉转流术，使淤滞血液经大网膜静脉、经门静脉回流至右心房，行 2 例手术均获成功，并结合自己的经验，提出了较完整的手术原则。随着医学不断发展，诊断技术的不断提高，对本类疾病的治疗手段也将更加完善。

二、解剖与生理特点

上腔静脉管壁较薄，且压力较低，它位于胸骨与脊柱之间，垂直于胸部正中线的右侧，其长度不定，变动在 4 ~ 6.5 cm，它可分为心包外部（上段）和心包内部（下段）：在第 1 胸肋关节后方由左右无名静脉汇合而成，至第 3 肋软骨后方注入右心房；上腔静脉位于升主动脉的右侧稍后方，与其紧邻；气管与支气管紧靠上腔静脉的后方，上腔静脉在奇静脉汇入处的下面与右肺门相邻。左无名静脉的前面为胸腺所遮盖，胸腺的大小与患者的年龄有关，且接触面有显著的差异；后面与无名动脉相接触，同时部分与颈总动脉相接触，其下面直接贴邻于心包。右无名静脉的后方紧贴于自无名动脉发出的颈总动脉和锁骨下动脉的分叉部，同时也与迷走神经干相贴邻；纵隔胸膜以及位于该处的心包膈血管及右膈神经直接贴邻于无名静脉及上腔静脉干的外侧面。奇静脉位于脊柱的右侧，沿脊柱的右前方上行，绕过肺门上方，进入上腔静脉再汇入右心房。

纵隔淋巴结与上腔静脉及无名静脉关系较密切且很重要，上纵隔有两条重要的淋巴结链：右前纵隔及右气管侧链，围绕在上腔静脉及无名静脉的周围；在奇静脉的周围也有淋巴结包绕，其中最重要的一个淋巴结称为奇静脉淋巴结，位于奇静脉弓的上方。

上腔静脉主要收集膈以上静脉系统的血液回流；因此，当上腔静脉阻塞时，会引起上半身血液回流障碍，导致一系列临床症候群。围绕上腔静脉及其主要属支的纵隔淋巴结主要收集右肺、气管下段及近侧支气管、食管胸段和左肺下部淋巴液及横膈、纵隔胸膜、心脏（包括心包）及胸腺的淋巴液，故这些部位的肿瘤或炎性疾病常可波及这些淋巴结，肿大的淋巴结会压迫或侵袭上腔静脉及其主要分支，导致上腔静脉系统的狭窄或阻塞。

三、病因病理

（一）病因

从上腔静脉的解剖及生理特点我们知道，当上腔静脉及其主要属支的周围有肿瘤生长或周围淋巴结肿大时，均可挤压上腔静脉造成静脉血液回流受阻、不同原因所致的上腔静脉管腔阻塞同样引起此种病变。人们习惯于将 SVCS 病因分良性、恶性两大类；但又因年龄及地区的不同而有差异。就成年人来说，恶性肿瘤是最常见的原因，所占比例各家报道不一致，为 30% ~ 97%。肺癌占 65% ~ 75%；淋巴瘤占 15%；实体瘤的纵隔淋巴结转移 7%。良性病变占 30% ~ 70%，主要为前上纵隔的病变，包括各种急慢性纵隔炎、梅毒、结核、胸内甲状腺肿、胸腺瘤、畸胎瘤、囊状淋巴瘤、皮样囊肿、升主动脉瘤等。心脏疾病，如心脏黏液瘤、缩窄性心包炎及心脏外科手术后；肺部疾病及外伤。产褥感染并发盆腔静脉血栓，可通过椎静脉丛到达上腔静脉所形成的栓塞也可导致上腔静脉阻塞。在儿童及青少年中，先天性心脏病，心血管疾病术后粘连是主要原因。在两方发达国家，由于心导管的广泛使用，使上腔静脉血栓形成的并发症明显增多；在我国此种原因近年来也有增加的趋势。

此外，我们在临床上发现有些患者既没有恶性肿瘤，或没有纵隔炎症，也没有上述其他原因，而是不明原因造成上腔静脉系统管壁纤维性增生，患者伴有或不伴有血栓形成，因而我们称之为原发性上腔静脉梗阻；而将由其他各种原因压迫上腔静脉，或由其他原因损伤上腔静脉壁致血栓形成，或各种原因造成上腔静脉梗阻所致的上腔静脉梗阻或狭窄，称为继发性上腔静脉梗阻。前者系由上腔静脉系统管壁本身病变，造成管腔闭塞或狭窄。由于原发性上腔静脉梗阻与继发性上腔静脉梗阻在治疗原则上和预后均有差异，因而有必要将它们区别对待。

（二）病理

无论何种原因引起的上腔静脉阻塞，均可造成上半身静脉性充血而出现一系列病理生理变化；而且静脉性充血的结局与影响视瘀血持续时间的长短、发生快慢，以及侧支循环能否及时建立而不同。短暂的瘀血在引起瘀血的原因除去后，瘀血可以消退，水肿可被吸收，瘀血组织可以恢复正常。若瘀血时间持续过长，则局部组织的结构和功能可有不同程度的损害，如实质性器官的主要细胞可以发生萎缩、变形，甚至坏死消失，并逐渐为纤维组织所代替，瘀血器官因而变硬变小。所以，对上腔静脉梗阻的治疗要认真对待，积极处理。

侧支循环的建立对静脉性充血的结局和预后有密切关系，而侧支循环是否充分要根据静脉梗阻发生的缓急来决定。原发性上腔静脉梗阻由于起病隐匿，病程长，阻塞速度慢，因而侧支建立较充分，症状也相对轻些，故在临床上经常发现：当患者出现经胸壁静脉曲张时，头颈部及上肢肿胀有减轻的感觉；继发性上腔静脉梗阻病程短、起病急，侧支建立不充分，有的患者在未完全建立侧支循环之前即因呼吸困难或脏器功能衰竭而死亡；因此这也为我们手术治疗的必要性提供了依据。

当上腔静脉阻塞后上腔静脉系统血液回流主要通过以下 4 条途径进入心脏。

1. 胸廓内静脉通路

由胸廓内静脉与腹壁上、下静脉、膈肌静脉、肋间静脉、胸腔前后静脉等沟通，向奇静脉和髂外静脉回流，从而沟通上、下腔静脉。

2. 椎静脉通路

椎静脉丛与肋间静脉及腰、骶静脉沟通，部分血流引入胸廓内静脉通路，另一部分则引入奇静脉通路。当奇静脉阻塞时，此通路显得特别重要。

3. 奇静脉通路

奇静脉、半奇静脉、副半奇静脉、腰升静脉和腰静脉等，沟通上、下腔静脉；部分血液来自胸廓内静脉，另一部分来自椎静脉部分。当阻塞平面位于奇静脉开口以上的上腔静脉时，则表浅侧支循环血流方向正常，可经此回流至右心房，此时奇静脉扩张，成为上腔静脉血液回流的重要途径。当阻塞平而位于奇静脉开口处或以下时，血液方向倒流，通过侧支循环，经腰静脉回流至下腔静脉；此时奇静脉变细，成为一条相对不重要的侧支通路。

4. 胸腹壁静脉通路

由胸外侧静脉、胸腹壁静脉、腹壁浅静脉及旋髂浅静脉组成，血液经大隐静脉流入股静脉。此通路的静脉大多是浅表的，当其曲张时易被发现，故具有重要的临床意义。

尽管 SVCS 存在着上述的侧支循环，使上腔静脉系统的血液可部分地回到心脏，但是这些通路远远达不到上半身静脉回流的要求，因而就出现了静脉性充血，引起颜面部及上肢水肿，颈部变粗，静脉压上升，并代偿性地出现颈胸部浅静脉曲张；即使这样，仍不能缓解头颈部静脉的压力，造成脑血管瘀血，脑压升高，轻者可仅有头晕，重者则会出现昏迷；患者无法平卧，更不能低头弯腰，并可出现呼吸困难，端坐呼吸；有时可伴有球结膜水肿等一系列上腔静脉系统病理变化。如伴有下腔静脉病变者，则症状更加严重，且伴有下腔静脉系统的病理变化，如双下肢静脉血液回流受限，静脉压升高、水肿，严重者可出现肝门静脉压高症状，腹水、肝脾大等。

四、临床分期

根据病情的严重程度，Soler 将 SVCS 分为三度：Ⅰ度，颜面部和（或）上肢轻度水肿；Ⅱ度，颜面部和（或）上肢水肿，活动时有呼吸困难，无神经系统症状；Ⅲ度，明显的颜面部和（或）上肢水肿，休息时也有呼吸困难和（或）伴有神经系统症状。

根据静脉梗阻的程度，结合 Standford 的分型和临床资料将 SVCS 分为 5 型：Ⅰ型，上腔静脉部分梗阻（$< 90\%$），伴有奇静脉与右心房通路开放；Ⅱ型，上腔静脉几乎完全梗阻（$> 90\%$），伴有奇静脉顺行向右心房血流；Ⅲ型，上腔静脉几乎完全梗阻，伴奇静脉逆流；Ⅳ型，上腔静脉完全梗阻，伴有一个或多个大的上腔静脉分支及其静脉系统阻塞；Ⅴ型，上、下腔静脉均有阻塞。

第二节　继发性上腔静脉综合征

凡因各种原因压迫上腔静脉及其主要分支，或使其闭塞、血栓形成所致的狭窄或阻塞，使上半身静脉血液回流受阻所出现的临床症候群，即为继发性 SVCS。此病特点：起病急，病程短，可见于任何年龄，与性别关系不大，以中老年男性多见；且多伴有其他相应的症状和体征，也就是说，SVCS 的症状系因其他病变而继发出现。

一、临床表现

本病临床表现分两大组。

（一）上腔静脉受压的表现（共有特点）

1. 早期可出现头面、颈部潮红，颜面部和（或）上肢轻度肿胀、胸闷、头晕；上肢静脉压升高（通常可高达 30 ~ 50 cmH_2O），而下肢静脉压多正常；随之可出现颈静脉怒张，颈胸部浅静脉曲张，严重者可出现胸腔积液。

2. 晚期患者不能平卧或睡眠困难、呼吸困难、端坐呼吸、球结膜水肿，甚至昏迷死亡。

3. 静脉压试验阳性：患者握拳 1 min 后放松，测其前后静脉压的变化，正常人无变化，而此类患者握拳时肘正中静脉压可上升 10 cmH_2O 以上；若阻塞部位在奇静脉入口以下时，多数患者出现吸气时静脉压升高，呼气时下降的现象。

（二）原发病的临床表现

1. 恶性肿瘤如肺癌（主要为右侧）或纵隔恶性肿瘤晚期常伴有膈肌麻痹（肿瘤侵及膈神经），声音嘶哑（累及喉返神经），眼裂变窄、上睑下垂、一侧瞳孔缩小等 Horner 综合征（侵及胸颈交感神经），上肢疼痛（压迫臂丛神经）；并可出现肺不张、肺部感染等症状与体征。恶性淋巴瘤多伴有颈部淋巴结肿大；霍奇金病常有间歇发热；胸腺瘤除合并重症肌无力外，还可伴有红细胞发育不全；库欣综合征。嗜铬细胞瘤及神经节瘤时可有高血压及腹泻症状。

2. 良性病变也往往表现出自身的特点，如畸胎瘤与肺、支气管相通时会咳出毛发和皮脂分泌物，甲状腺肿瘤可合并甲状腺功能亢进症。先天性心脏病也有相关的症状与体征。

二、诊断和鉴别诊断

根据上述的症状及体征，多考虑本病的存在。为明确诊断，确定上腔静脉阻塞的部位、程度、范围、侧支循环建立的情况以及病因学诊断，则须要进行辅助检查。

（一）胸部 X 线检查

1. X 线胸片

可提示肺部有无肿块，右上纵隔影是否增宽；对肺癌、纵隔肿瘤及某些心脏病的诊断有一定意义。对于肺癌可见肺上叶浓密块影或肺不张，如发现合并有气管旁纵隔淋巴结肿大，更支持支气管肺癌的诊断，必要时可行断层检查有助于病因诊断。恶性淋巴瘤在胸部可见上纵隔呈现双侧行边缘光滑的分叶状或结节状致密圆形包块，也可仅见纵隔孤立性包块。胸腺癌可发现上纵隔增宽，有质均且边缘清楚、形态不规则的阴影向左或向右浸润。主动脉瘤可发现在升主动脉部位有局限性边缘清楚的梭状或囊状块影，具有膨胀性搏动。纵隔炎症可显示右上纵隔上腔静脉影增宽，有时可见奇静脉淋巴结肿大而未见其包块。缩窄性心包炎可显示上纵隔阴影增宽，有时可见心包钙化影。

2. CT 和 MRI 检查

CT 和 MRI 检查可以清楚地显示 svc 管腔，详细了解上腔静脉系受压部位，程度、范围和腔内有无血栓形成、侧支循环情况以及可能病因等。同静脉造影相比，CT 和 MRI 既能观察上腔静脉内情况，又能明确上腔静脉阻塞为外部或内部原因。近年来，CT 血管造影三维成像技术（CTA）、磁共振三维成像技术（MRA）已广泛应用于临床，可以更加精确和直观地显示上腔静脉、无名静脉和颈静脉，甚至颅内静脉的情况，对确定治疗方案具有指导意义。

3. 食管钡剂造影

食管造影能了解纵隔内有无肿块；且能清楚地看到食管下端的静脉有无曲张及其程度，从而间接了解有无肝门静脉压力增高。

（二）彩色多普勒血管检查仪

彩色多普勒血管检查仪是一种无创检查方法。它主要是用多普勒超声探头从上肢正中静脉开始向上沿肱静脉、腋静脉、锁骨下静脉、无名静脉直到上腔静脉或从颈内静脉向下经无名静脉到上腔静脉，通过出现的波形可分析出血管的通畅情况、侧支情况，对身体无创伤、安全、简单，但有时受检查者技术因素影响较大。

（三）放射性核素静脉造影

此法安全而简单，也是一种无创检查方法。通常用 2 ~ 5mei^{99m}Tc 注入肘静脉，可以了解上腔静脉阻塞部位、程度和侧支循环情况，此方法诊断上腔静脉阻塞的准确率很高。

（四）静脉造影及数字减影（DSA）

为有创检查，是诊断 SVCS 的最有效方法，常用单侧或双侧上肢肘正中静脉穿刺插管向上腔静脉方向前进至梗阻部位应用高压注射器，注入 76% 复方泛影葡胺或 60% 优微显（UI-travist）或 60% 康瑞（Conray）20 ~ 40 mL，以一定的程序连续摄片，可清楚显示阻塞部位和侧支循环情况；对于第 V 型伴有下腔静脉梗阻患者，可同时行股静脉穿刺插管下腔静脉造影，或采用经皮经肝穿刺肝静脉插管造影，可了解上腔静脉阻塞部位、程度及侧支情况。而 DSA 检查可动态观察上腔静脉及分支的阻塞以及侧支循

环的情况，准确率较高；但此两种方法对于有新鲜血栓者要谨慎使用。

（五）活组织细胞学检查

可用痰细胞检查、骨髓涂片、支气管镜、纵隔镜、食管镜、淋巴结活检，胸腔穿刺活检以及开胸探查或甲状腺、胸腺活检，可以进一步明确原因。

（六）实验室检查

对于结核、梅毒或纵隔炎症的诊断有一定意义，如炎症者血象增高，红细胞沉降率增快；结核者可出现 OT 试验阳性，其分泌物直接涂片染色镜下可查找到结核杆菌，活动期红细胞沉降率增快；梅毒患者其分泌物镜检可查到梅毒螺旋体，血清学检查：康氏或华氏试验阳性。

三、治疗

继发性 SVCS 是一种急性或亚急性的临床综合征，治疗手段有一般辅助治疗、放疗、化疗、介入治疗以及手术治疗。现分别介绍如下。

（一）一般辅助治疗

1. 溶栓治疗

适用于上腔静脉有新鲜血栓形成的患者。往往因中心静脉导管插管后引起的 SVCS，由于此型疾病多由于插管留置时间过长，或插管过程中未及时应用肝素盐水冲洗管腔，造成血栓形成；因此，对于血栓形成少于 7 d 者可用尿激酶 10 万 ~ 16 万 U+ 低分子右旋糖酐 500 mL，静脉滴注，每天 1 次，从患肢输入，连续 1 周，一般可以缓解症状；如果效果欠佳，可改行大剂量突击疗法，即 20 万 ~ 30 万 U/d，再连用 3 d，如果血栓形成 > 7 d 且 < 1 个月，也可试行大剂量突击疗法；或者从上肢静脉插管直接到血栓处以微滴泵持续灌注尿激酶，20 万 ~ 30 万 U/ 次，连用 3 d。

2. 抗凝血治疗

抗凝血药物如肝素可与溶栓药物一起使用，以加强溶栓效果。

3. 中药治疗

中药作为一种辅助治疗手段，具有其固有的特性，它主要是通过“祛邪扶正”治疗肿瘤；而用活血化瘀的方法达到溶解上腔静脉内血栓，解除其梗阻的治疗目的。

4. 其他

如低盐饮食、利尿药以及皮质类固醇的使用可减轻水肿和炎症，缓解症状。结核患者要抗结核治疗；梅毒患者可应用青霉素治疗。

（二）放疗

由于引起继发性 SVCS 的原因多为恶性肿瘤，故对于恶性肿瘤，如不能切除的肿瘤，或患者不能耐受手术时应以放疗为主。临床上常用两种治疗方式，即慢性小剂量疗法和快速大剂量疗法。

1. 慢速小剂量疗法

50 ~ 100 rad/d，根据病情的改善及患者的耐受情况逐渐增加计量，50 rad/ 次，2 ~ 3 周使剂量达 150 ~ 200 rad/d，总量为 4 000 ~ 6 000 rad/6 ~ 7 周。

2. 快速大剂量疗法

400 rad/d，连续 3 ~ 4 d，然后改用 150 ~ 200 rad/d，随着肿瘤的缩小而缩小照射野，以减少放疗反应，总剂量为 4 000 ~ 6 000 rad/5 ~ 7 周，一般放疗后 72 h 症状开始缓解，第 7 天时症状、体征可能基本消失，缓解率可达 90%。

照射范围包括原发肿瘤及周围 5 ~ 10 mm 的正常组织、同侧肺门、隆嵴及肿瘤附近的纵隔区；对于淋巴瘤，应包括颈部、纵隔及腋窝等淋巴引流区；对于肺上叶及上纵隔的病变，应照射双侧锁骨上区。一般剂量：淋巴瘤 4 000 rad/3 ~ 4 周，肺的鳞状细胞癌或腺癌应给予 5 000 ~ 6 000 rad/5 ~ 6 周。

注意事项如下：

（1）严格控制照射范围，过大会损伤其他组织，过小则达不到应有的治疗目的。

（2）若治疗后临床症状无改善，应考虑上腔静脉内有血栓形成，因而必要时可试用少量尿激酶

（10 万 ~ 25 万 U/d+ 低分子右旋糖酐 500 mL，静脉滴注）。

（3）个别患者可出现“放射性水肿”，可停用数天或减少剂量。

（三）化疗

化疗作为综合治疗因恶性肿瘤引起的 SVCS 手段之一，有一定疗效，尤其对小细胞肺癌，化疗可为首选；对此，临床上常用环磷酰胺、MTX、CCNU 进行联合化疗。而对非小细胞肺癌治疗可用博来霉素、MTX、长春新碱、5-FU、顺铂联合化疗。化疗方案和剂量的选择根据恶性肿瘤类型不同而有差异。具体应用可参阅肿瘤治疗学。

（四）介入治疗

随着介入放射学的发展，球囊扩张和腔内支架置入是近年来迅速兴起的姑息治疗 SVCS 的崭新方法。适用于无新鲜血栓形成而管腔未完全闭塞的病例。此法具有操作简单易行，手术创伤小，不会破坏侧支循环，能迅速、有效地改善上腔静脉血液回流，术后恢复快，并发症少等优点。但强行治疗仍可发生并发症。可经肘正中静脉或股静脉穿刺置管到病变部位，前提是能通过阻塞节段，然后进行球囊扩张，将静脉扩张到满意的直径后，再视具体情况决定是否放置内支架。目前临床上常用的支架主要有：Gianturco，Wallstent 和 Palamz 等。症状复发的主要原因是早期支架内血栓形成及肿瘤进展引起的管腔阻塞，前者可以通过溶栓而改善，后者往往需要再置入支架使之再通。支架置入后一般需要抗凝血和抑制血小板聚集治疗，防止继发血栓形成。

（五）手术治疗

手术治疗的优点是能迅速解除 SVCS 的梗阻，还可获得可靠的病理诊断，缺点是创伤较大，部分患者不能耐受。

1. 手术适应证

（1）胸部良性肿瘤病变所致的 SVCS 原则上要求手术治疗，彻底切除肿瘤，解除梗阻，若肿块难以切除，可考虑行腔静脉血流重建术。

（2）非肿瘤疾病导致的 SVCS，经严格的内科非手术治疗无效者。

（3）由恶性肿瘤引起 SVCS，且可能切除原发病灶，保存和重建上腔静脉者。

（4）由恶性肿瘤引起的 SVCS，虽无法切除原发病灶，但患者体质尚好，能耐受手术者。

（5）无法切除恶性肿瘤，患者有Ⅲ度 SVCS 表现，但尚可耐受不开胸手术，且估计患者能存活半年以上者。

2. 手术禁忌证

（1）恶性肿瘤所致的 SVCS，有恶病质，且不能耐受手术者。

（2）全身其他重要脏器，如心、肺、肝、脑、肾等功能不良，而不能耐受手术者。

（3）伴有其他出血倾向的血液性疾病，不适于手术者。

3. 术前准备

（1）一般准备：主要了解患者身体状况及有无手术禁忌证。

化验检查：血液方面包括血常规、血型、出凝血时间、血小板计数、凝血酶原时间及活动度、红细胞沉降率、血气、血生化、肝肾功能、HBsAg、血糖及血液流变学检查等。尿、粪常规检查，包括尿量、蛋白、管型、尿糖、尿三胆等。

辅助检查：心电图检查，必要时行动态心电图观察，以了解心脏的功能。胸部 X 线检查，以了解肺部功能，必要时行肺功能测定，尤其是老年患者均要行此检查。必要时行头颅 CT，以了解脑组织受损情况。必要时可行视力、听力功能的检查，以了解其受损情况、

（2）手术准备：①术前组织有关医师进行讨论，确定手术方案、术中及术后注意事项。②做好患者、家属或组织单位的解释工作，包括疾病性质、手术意图、手术可能发生的并发症和危险性，应向家属和组织加以说明，使他们理解和配合。③恶性肿瘤患者多有营养差、贫血、水及电解质紊乱，故应给予纠正，使其正常或基本正常。④肺癌患者多有肺部感染，故应行抗感染治疗。⑤伴发病的处理，有急性心肌梗死者半年内不能进行手术；心律失常和心力衰竭者先内科治疗；高血压

患者要术前用降压药，使其尽可能接近正常；糖尿病患者应用饮食控制和药物治疗，使病情基本被控制，血糖 < 200 mg/dL（11.1 mmol/L）。⑥手术区域备皮。⑦术前备血，数量要合理；术前 1 d 行青霉素皮试，需用人造血管者，术前 1 d 开始使用抗生素；术晨禁食、禁水，并留置胃管和尿管。

4. 手术方式

手术方式应根据病因，病变程度和范围加以考虑。①根据手术入径的不同可分为经胸手术和不经胸手术两种，其中经胸手术创伤大，破坏侧支循环较多，难度大，技术要求高，适用于年轻体质好，能耐受开胸手术且经济条件较好者，此类手术由于人工血管管径粗，距离相对短，放手术后通畅率较高；不经胸手术创伤小，对胸部侧支破坏少，适用于胸腔内有严重感染者，或开胸手术失败，或难以承受开胸手术的患者，但由于人工血管或大隐静脉走行距离长，故术后远期通畅率较低。②根据手术的形式不同可分为上腔静脉外肿瘤切除术、上腔静脉血栓摘除术、肿瘤切除 + 上腔静脉重建术、各种血管移植术 4 种类型。现分别介绍如下：

（1）上腔静脉外肿瘤切除术：适用于单纯由肿瘤压迫引起的 SVCS，上腔静脉内尚无血栓形成，且肿瘤能够切除者。方法为：患者平卧位，经胸正中切口，在直视下仔细辨认肿瘤与上腔静脉之间的关系，用手术刀或剪刀小心在两者之间切除肿瘤，切除肿瘤后在仔细检查上腔静脉是否畅通，彻底止血后逐层关胸。

（2）上腔静脉血栓摘除术：适用于由心血管导管插管所形成的陈旧性血栓，或新鲜血栓经溶栓无效，且血栓仅限于上腔静脉内的患者。方法如下。

患者仰卧，后背部垫高，行胸正中切口，进入纵隔，打开心包并找到病变部位，用无创血管阻断钳阻断上腔静脉病变的两侧，纵行切开上腔静脉，仔细剥离和摘除血栓，慎防损伤静脉壁，取净后用肝素盐水冲洗管腔，用 3–0 无创缝线连续缝合静脉切口，打结前须排气；如发现狭窄可用大隐静脉或心包片修补。

（3）肿瘤切除 + 上腔静脉重建术：适用于良性肿瘤或恶性肿瘤较小，与周围组织粘连严重，且患者体质好，能耐受开胸手术者；而对恶性肿瘤较大的晚期患者，且体质差者一般不用此术。步骤同上，开胸后探查肺及纵隔内肿瘤，能切除可先行肿瘤切除，切除前可先游离上腔静脉，并用布带子缠绕；然后将上腔静脉阻塞病变切除，切除后用心包补片或大隐静脉或人工血管补片重建上腔静脉。

（4）各种血管移植术：由于病变压迫上腔静脉或无名静脉，肿瘤大且与周围组织粘连严重而无法切除，因而可用血管旁路移植术。临床上常用人工血管、大隐静脉、股浅静脉、大网膜静脉以及经戊二醛处理过的脐静脉等，以前两种最常用。

①无名静脉 – 右心房人工血管移植术：适用于上腔静脉受压造成长段阻塞，且肿瘤无法切除者。其步骤如下（以右侧为例）。

显露右无名静脉和右心房：患者仰卧，肩背部垫高，头向后仰，胸部正中切口，劈开胸骨进入纵隔，止血后，打开心包，找到右心房，在其上方外侧找到上腔静脉及右无名静脉并游离探查之，在正常的无名静脉上绕以阻断带备用。

旁路移植：用无创血管钳阻断右无名静脉两端，在其间做一小纵形切口，长约 2.0 cm。用 14 mm 或 16 mm 人工血管，一段剪成斜面与其吻合，用 5–0 无损伤不吸收聚丙烯线，做连续外翻缝合，吻合完成后松开远心端阻断钳，用血管钳夹在人工血管上阻断血流，向阻断血管内注入稀释肝素液；人工血管下端与右心房吻合，方法是用心耳钳夹住右心房前外侧壁，在钳夹的心房壁上用剪刀做一小口，长约 2 cm，与人工血管下端吻合，方法同上，但缝合的最后一针不打结，此时松开人工血管上的阻断钳，待人工血管内气体排净，必要时用 7 号或 8 号注射针头插入人工血管内，帮助排气，再结扎缝合线、放开心耳钳，血管移植完成。仔细检查人工血管吻合及胸腔内其他部位有无出血，止血彻底后可逐层关胸。

也可用 Y 形人造血管行双侧无名静脉 – 右心房搭桥术，方法同上。

②颈内静脉 – 右心房人工血管移植术：此术适用上腔静脉、双侧无名静脉均已有长段阻塞，与周围粘连严重无法分离的患者。此术的理论依据是，当无名静脉、上腔静脉被肿瘤侵犯或纤维组织包裹时，

其内血栓严重，无名静脉无法利用时，双侧颈内静脉形成侧支交通，故一侧颈内静脉通畅，可使头部大量血液回流，以减轻静脉性充血所引起的症状，并通过降低侧支循环的压力来缓解上腔静脉系统的瘀血。以右侧为例操作步骤如下：

显露静脉与右心房：患者仰卧，头向后仰，且偏向左侧，行右颈部横行切口，长约 5 cm，及胸部正中切口，长约 15 cm。先在颈动脉鞘内颈总动脉外侧，找到颈内静脉，注意勿损伤鞘内的迷走神经，游离出颈内静脉并用套带缠绕备用；然后用胸骨锯锯开胸骨，止血后进入纵隔，打开心包，显露右心房。

旁路移植术：用两把无创钳阻断颈内静脉，在其中间做一小纵切口，长约 1.5 cm，用 10/12/14 mm 人工血管与颈内静脉吻合，用 5–0 聚丙烯线（无损伤不吸收）缝合，松开远侧阻断钳，以两个针头排气后，最后松开近心侧阻断钳，完成近端吻合。用心耳钳夹住右心房壁，切一小口与人工血管下端吻合，方法同上。

③颈内静脉 – 上腔静脉人工血管移植术：此术适用于上腔静脉上段和无名静脉阻塞者。以右侧为例，操作步骤如下：

显露颈内静脉及上腔静脉：先在颈部行一横行切口长约 5 cm，在颈动脉鞘内颈总动脉外侧游离出颈内静脉备用；再在胸部正中劈开胸骨，进入纵隔，切开心包，游离出上腔静脉备用。

旁路移植：用两把无创钳阻断颈内静脉，在其中间做一小纵切口，长约 1.5 cm，用 13 ~ 16 mm 的人工血管与颈内静脉吻合，用 5–0 聚丙烯线缝合，人工血管的另一端与上腔静脉吻合，方法同上。

④无名静脉 – 右心耳人工血管移植术：此术适用于心房与周围组织有严重的粘连，不易显露，可将人工血管下端吻合在右心耳上，方法与第一种术式相似。

⑤颈内静脉 – 右心耳人工血管移植术：此术适用于右心房不易显露，而且上腔静脉与无名静脉均已阻塞的患者，方法与第二种术式相似。

⑥上腔静脉 – 右心房人工血管移植术：此术适用于上腔静脉近心端阻塞，而远心端通畅的患者。由于人工血管距离短，故术后通畅率较高。其方法如下：

显露上腔静脉及右心房：患者仰卧，行胸部正中切口，进入纵隔，切开心包，即可显露上腔静脉下段及右心房，向上探查上腔静脉上段，并用套带缠绕备用。

旁路移植：用人工血管上段与上腔静脉的远心端吻合，下端与右心房吻合，方法同上。

⑦大隐静脉颈内静脉旁路移植术。

此术适于：a. 年老体弱不能耐受开胸大手术者；b. 开胸手术失败者；c. 对恶性肿瘤晚期肿瘤侵入纵隔，上腔静脉粘连严重者；d. 胸腔有严重感染者。以右侧为例，其操作方法如下：

显露颈内静脉和剥离大隐静脉：先在颈部游离出颈内静脉备用；从踝部至腹股沟区沿大隐静脉行径多个小切口，分离大隐静脉；仔细结扎其分支，但需保留旋髂浅静脉、腹壁浅静脉和阴部外静脉；切断大隐静脉远心端后，将大隐静脉从腹股沟部拉出。在右侧胸腹壁上做一个皮下隧道备用。

旁路移植：将大隐静脉沿隧道向颈部与颈内静脉吻合，若大隐静脉不能用，义不能承受开胸手术者，可用人工血管代替，术中皮下隧道止血彻底，防止人工血管或大隐静脉扭曲、成角；术后屈曲术侧下肢，以减少吻合口的张力否则导致手术失败。

⑧颈内静脉 – 下腔静脉人工血管转流术：此术适用于上腔静脉全程阻塞，心房粘连严重，或开胸手术失败者，可用人工血管行颈内静脉与下腔静脉移植；此术开腹，不开胸，损伤相对小，对手术技术要求较低。但合并下腔静脉上段阻塞者不适宜。以右侧为例，其操作方法如下。

显露颈内静脉及下腔静脉：在右颈部行横切口及腹部行正中切口；分别游离出右颈内静脉及在腹主动脉右侧的下腔静脉备用；并在胸骨后做一隧道备用。

人工血管上段在颈部与颈内静脉吻合，通过胸骨后隧道进入腹腔与下腔静脉吻合，方法是：用无创钳夹住下腔静脉，在下腔静脉上切一小口与人工血管下端吻合，用5–0无损伤聚丙烯缝线做全层外翻缝合。并注意排尽人工血管内气体。

四、并发症及防治

1. 上腔静脉血栓形成

术后再次出现上肢水肿，颜面部水肿等，应考虑到上腔静脉血栓形成可能，通过超声检查，大血管CTA等检查可以明确诊断。由于术后上腔静脉系统压力变低，移植的血管和修补后的静脉壁均易激发血栓，故术后必须预防其血栓的形成，除在术中移植的血管两端均做端–端吻合，且手术操作要仔细，以降低血栓的发生率外，术后常用方法有3种。

（1）抗凝血疗法：术后必要的抗凝血至关重要。临床上常用抗凝血疗法有两种，第一种对于轻型患者，由于移植血管两端压力差较小，故手术中要肝素化（1 mg/kg），但根据我们的经验，1 mg/kg量偏大，出血较多，而我们常减量（0.8 mg/kg左右）即可达到预期的目的；术后应用同剂量肝素，8 h/次，皮下注射，3 d后改为口服抗凝血药（如阿司匹林0.1 ～ 0.3 g/d或隔天，或华法林125 mg/d）半年。第二种对于重度患者，由于移植血管两端的压力差较大，如使用低分子右旋糖酐则可明显减少出血并发症。可考虑术后不用肝素而用低分子右旋糖酐1周，继以口服或抗血小板抗凝血疗法3个月。

（2）增加上腔静脉系统血流量及血流速度。过去有人曾用暂时性颈外动脉和颈内静脉瘘，以增加上腔静脉的血流量，一般在术后2 ～ 3周后再次手术关闭瘘口；由于暂时性动静脉瘘需要二次手术，较为复杂，目前罕见应用。在临床上应用上肢血液循环驱动器，取得了较为满意疗效，其主要机制是增加了上腔静脉系统的血流速度。

（3）适当应用肾上腺皮质激素，可能促进静脉内膜的修复，防止血栓形成，尤其是对行上腔静脉切开血栓摘除术的患者，可酌情应用。

2. 心力衰竭

手术后由于上半身血液回流心脏，造成回心血流量增多，增加了心脏负荷，导致患者出现心悸、气促、咳泡沫样痰等，应考虑心力衰竭可能，可用利尿药使一部分水分排出，减轻心脏负荷；同时应用洋地黄（如毛花苷C 1次0.2 ～ 0.4 mg，1 ～ 2/d，待患者能口服时，改服地高辛，且与毛花苷C交叉一天，并及时检测其血中的浓度，防止洋地黄中毒），以增加心肌收缩力。此类患者术后要严格限制液体入量。

3. 感染

术后出现发热、寒战等表现，可能出现感染。由于人工血管一旦感染，可导致手术失败，处理非常棘手，甚至可造成患者死亡。因而除在术中严格无菌操作外，术后加强抗感染治疗是至关重要的。

五、预后

本症的预后与病因病理类型和病情轻重有直接的关系，其中良性肿瘤压迫引起的预后最好，恶性肿瘤侵犯导致的预后不良。

第三节 原发性上腔静脉综合征

我们在临床上发现，SVCS中有不少患者发病原因不明确，在上腔静脉及其主要分支的大静脉外未发现肿瘤或炎症压迫，而且既无心脏病、肺部疾病，也无外伤或静脉插管，因而我们将此类病变称为原发性SVCS。原发性SVCS是指Ff1于不明原因的血管本身病变，造成上腔静脉和（或）其主要属支阻塞或狭窄，而出现的一系列临床症候群。

一、病因

原发性SVCS的病因目前尚不十分清楚，可能与静脉慢性炎症有关系。1981年，上海胸科医院外科顾恺时等报道了4例慢性静脉炎所致的SVCS；而此种慢性静脉炎与血栓性静脉炎不同；它主要由慢性感染等全身因素引起，是否有免疫因素，尚未发现这方面的证据。此种静脉炎主要发生在大静脉，有明显静脉回流障碍等，且有可能并发肺栓塞。慢性静脉炎与深静脉血栓形成全然不同，前者首先是炎症，破坏光滑的内膜，才可能并发血栓，而后者是因其他原因使血栓在局部形成，随之并发静脉炎，而且不是必须发生。

二、病理

慢性静脉炎的静脉壁全层均有病理改变，内膜上可见淋巴细胞、单核细胞浸润，还有少量嗜酸性粒细胞，整个内膜有纤维性增生，变厚；中膜平滑肌变薄，被结缔组织取代；外膜纤维组织增生，有时也会出现慢性炎症的表现，有淋巴细胞、单核细胞、嗜酸性粒细胞浸润，外膜增厚。整个管壁增厚，管腔变窄，管腔内有机化的血栓，而且血栓有再通现象。

三、临床表现

原发性 SVCS 的临床特点是：起病隐匿，病程长，多发于青壮年，老年人少见；且多见于男性，女性少见。临床表现主要是上腔静脉和（或）其主要属支梗阻，上半身静脉回流不畅所造成的症状、体征。患者常出现下列症状和体征。

1. 颜面部、颈部及上肢轻重不等的水肿，部分患者开始时感觉衣领紧迫即颈部肿胀，继之胸壁、颜面及上肢出现进行性水肿，而且每日起床时最重，活动后减轻；以后可出现颈部、胸壁浅静脉曲张，且一旦出现此现象，患者有颈部肿胀减轻之感觉。
2. 胸闷、气短，严重者可出现呼吸困难，端坐呼吸，甚至不能平卧入睡。
3. 由于静脉压力增高，颈静脉怒张，伴发头晕、头痛，眼易疲劳、视物模糊，嗜睡，随着病情的发展，还会出现晕厥，球结膜水肿，甚至昏迷死亡。
4. 有的患者可有听力减退，还有的出现面瘫（颈静脉孔处压力升高，压迫面神经所致）。
5. 常伴有下腔静脉阻塞，出现一系列下腔静脉高压的表现，有的伴有肝门静脉高压的表现。
6. 静脉压试验阳性。
7. Horner 征较少见。

四、诊断

（一）胸部 X 线检查

如胸部 X 线平片、CT 及食管钡剂造影等可以进一步排除继发性 SVCS；食管钡剂造影可以了解肝门静脉是否受累。

（二）血管的无创检查

1. 超声心动图彩色多普勒血管检查

特别适用于由新鲜血栓者。①超声可了解上腔静脉、无名静脉、锁骨下静脉、颈内静脉管壁有无增厚，有无纤维性增生，管腔狭窄或阻塞的部位、程度，管腔内有无血栓形成。②声学造影，多从肘正中静脉注入一种特殊造影剂，可通过造影剂到达心脏时间了解阻塞情况，还可了解静脉腔内血栓形态、新旧、有无机化等，左右对照血流量可了解病变情况。

2. 连续波多普勒血管检查仪

此项检查虽然无创伤，但有时可出现假阳性或假阴性，要注意鉴别。

3. 放射性核素静脉造影

此方法对 SVCS 的诊断率较高，属微创检查方法，是一种比较有前途的方法。

（三）有创检查

主要为上腔静脉造影及数字减影（DSA），它是最重要的检查，其准确性最高。

（四）磁共振血流成像（MRA）

磁共振血流成像是近年来兴起的一种诊断血管疾病的方法，是一种无损伤检查技术，它主要通过选择血流信号来获得血管图像，无须插管或注入造影剂，无 X 线，安全可靠，是一种很有前途的检查方法。

（五）实验室检查

无特异性，患者血象不一定升高，红细胞沉降率也可正常，而免疫方面尚待进一步探讨。

五、治疗

原发性SVCS的治疗，与继发性SVCS有所不同。继发性SVCS时，其上腔静脉管壁本身在早期并无病变，而是受外来因素的压迫，或外来的刺激激发上腔静脉阻塞，只要这些因素得到及时解除，上腔静脉就有可能恢复通畅，因而有的患者只行上腔静脉外肿块切除即可解除阻塞；而且，有的继发性SVCS大多是可以预防的，如在静脉插管过程中注意抗凝血就能避免继发性血栓形成。原发性SVCS则是血管本身有病变，必须行病变血管的切除和人工血管的转流术，或单纯人工血管旁路移植术，或者应用血管内成形术，而且目前本病尚无法预防。所以，目前对原发性SVCS的治疗，除活动期要抗感染治疗外，手术则可能是唯一有效的方法。

（一）手术适应证

适用于所有能耐受手术的原发性SVCS患者。

（二）手术禁忌证

1. 慢性静脉炎的活动期。

2. 伴有其他重要脏器，如心、肺、肝、脑、肾等功能不全，不能耐受手术者。

3. 伴有其他出血倾向的血液性疾病，不适合手术者。

（三）术前准备

原发性SVCS术前准备，基本同继发性SVCS，但要注意以下几点：

1. 在其活动期，红细胞沉降率增快，可先消炎降红细胞沉降率治疗，待其正常或基本正常，方可手术。

2. 为提高远期血管通畅率，可应用带外支持环的人工血管（如PTFE），以减少因人工血管受压而导致手术失败的可能。

3. 为防止人工血管血栓形成，除术中、术后抗凝血；或行暂时性动静脉瘘，或术后应用四肢循环驱动器以提高向，流速度外，还可应用经内皮细胞种植的人工血管，因而术前要做好制作内皮细胞的准备。

（四）麻醉

主要采用全身麻醉或硬膜外麻醉，也可用静脉复合麻醉。血管介入治疗则可应用局部麻醉。

（五）手术方式

由于此类患者的上腔静脉和（或）无名静脉大多都受炎症的影响，甚至颈内静脉也会受累，管腔多已闭塞或狭窄，已无法继续使用，因而手术转流的远心端一般在颈内静脉或无名静脉上，有的患者只能找到扩张的颈前浅静脉，这同继发性SVCS的手术不同。其手术方式也可分为经胸手术和不经胸手术两种；其中经胸手术中的无名静脉－右心房人工血管转流术、颈内静脉－右心房人工血管转流术和不经胸手术中的大隐静脉－颈内静脉转流术、颈内静脉－下腔静脉人工血管转流术的操作步骤与继发性SVCS手术相同，现将其他手术的方式分别介绍如下。

1. 经胸手术方式

常用颈前浅静脉－右心房人工血管转流术。此术主要适用于上腔静脉、双侧无名静脉及双侧颈内静脉均已闭锁的患者。一般是在术前已发现双侧无名静脉已闭塞，而术中探查双侧颈内静脉也已闭塞时才行此手术；其操作步骤如下（以右侧为例）。

（1）显露颈前浅静脉及右心房：患者平卧，头稍向后仰，先行颈部切口，游离出颈前浅静脉，用套带缠绕备用；后行胸部正中切口，进入纵隔，切开心包，游离出右心房备用。

（2）旁路移植：先测量颈前浅静脉的压力，后用无创血管钳阻断其两端，在其中间做一长1.0 ~ 1.2 cm的切口，用5-0 Prolene缝线与人工血管的一端做连续外翻缝合，人工血管的另一端与右心房吻合，吻合完成后先放开静脉上的阻断钳，待排尽人工血管内的气体后在松开右心房的阻断钳，吻合完毕；检查胸腔内有无出血，彻底止血后，逐层关胸。

如果颈外静脉扩张明显，压力高也可应用，其手术方法同上。但上述手术难以远期通畅，不提倡使用。

2. 不经胸手术方式

常用颈内静脉 - 股静脉人工血管转流术。此术适用于体弱不能接受开胸手术，且伴有大隐静脉血栓性静脉炎，或大隐静脉有曲张，或大隐静脉过细无法应用的患者。操作步骤如下（以右侧为例）。

（1）显露颈内静脉及股静脉：患者平卧，右侧稍垫高，行右颈部横切口及右腹股沟区纵切口，并在右侧胸腹壁上做一皮下隧道。在颈动脉鞘内颈总动脉的外侧找到颈内静脉，游离后用套带缠绕备用；在右腹股沟切口内，找到并游离出股静脉，用套带缠绕备用。

（2）用 10/20 mm 直径的人工血管，上端与颈内静脉吻合，用 5-0 Prolene 缝线连续缝合，下端经皮下隧道到右腹股沟区，与右股静脉吻合，注意要排尽人工血管内的气体。

如果颈内静脉闭塞，可应用颈外静脉或颈前浅静脉与股静脉行人工血管转流，方法同上。

颈静脉 - 大网膜静脉流转术：对于第 V 型患者，即合并下腔静脉阻塞时，上述手术方式不起作用，1992 年，汪忠镐首先报道采用颈静脉与大网膜静脉流转术，其方法是在进入腹腔后，将大网膜裁剪成条状，在腹胸壁外正中做一皮下隧道至颈部，使大网膜经其隧道至颈部，用大网膜静脉与颈内静脉或其属支，或颈外静脉，或颈前浅静脉吻合；使淤滞的血液经大网膜静脉回流到肝门静脉，最终回到心脏。但不适合下腔静脉阻塞平面位于肝静脉开口以上者。

血管介入治疗：1982 年 Rocchini 及 1985 年 Bensen 先后应用带球囊导管行血管成形术治疗大血管转位术后的 SVCS 获得成功，标志着血管介入技术开始应用于上腔静脉梗阻。随后人们应用腔内血管技术，如经上肢肘正中静脉穿刺插管到上腔静脉系统行管腔的扩张 + 内支架、激光等使原狭窄或闭塞的血管通畅，有学者认为这种方法很快会得到进一步的发展和不断地完善。

六、并发症及防治

基本同继发性 SVCS，但要注意以下几点：此类患者有复发的可能，因而长期口服小剂量抗凝血药可能会有好处。

由于此类患者的静脉有慢性炎性改变，因而术后在加强抗生素应用的前提下，要使用肾上腺皮质激素治疗一个时期，一般为 3 ~ 6 个月。

七、预后

本病预后较继发性 SVCS 更差，原因为血管本身出现病变，治疗效果较一般。

第四节　下腔静脉梗阻

一、流行病学

下腔静脉梗阻是由肝静脉和（或）其开口以上段下腔静脉阻塞性病变引起的一种肝后性门脉高压症。1845 年和 1899 年 Budd 和 Chiari 分别描述了本病，故称 Budd-Chiari 综合征。在西方国家，布加综合征多因血流高凝血状态导致肝静脉血栓形成而致，常不涉及下腔静脉，或由明显增大的肝压迫下腔静脉而继发下腔静脉高压。而在东方国家，如我国、印度、日本和韩国，则以下腔静脉病变或发育异常为多见。在胚胎发育过程中，下腔静脉上段由心、肝、肾诸段相连接和再通而成。若发育到一定阶段而停止，即可导致下腔静脉发育异常，多为隔膜型，可呈蹼状或筛状或膜状。部分患者为肝静脉内血栓形成，血栓也可延伸至肝后下腔静脉，形成肝静脉 - 下腔静脉阻塞。其他原因如真性红细胞增多症、阵发性夜间血红蛋白尿、口服避孕药。白塞综合征、非特异性血管炎症、血液高凝血状态等引起的下腔静脉血栓形成；腔外压迫如肿瘤、肥大的肝尾叶或妊娠等均可导致本病的发生。

二、解剖与生理特点

肝静脉开口以上的下腔静脉及肝静脉本身在本病的发病中起到重要作用。当肝静脉流出道受阻，肝静脉压力便明显升高导致肝中央静脉和肝窦明显扩张、瘀血，进而导致肝门静脉高压。如果累及下腔静脉则导致下腔静脉高压。血流不断通过肝动脉和肝门静脉进入肝，而肝静脉血又难以回流入右心，必然引起肝门静脉压力不断升高，在肝静脉血无出路、侧支循环又明显不足的情况下，血浆流入肝淋巴间隙，超负荷的肝淋巴液不仅在肝表面形成无数淋巴小泡，同时还通过肝纤维囊漏入腹腔，形成顽固的、难以消退的腹水。术中常可见到淋巴液自肝面渗出。由于肝充血，压力增高，导致肝脾大、食管和胃底静脉曲张。同时，小肠静脉瘀血，引起消化不良。此时如肝静脉回流得以解决，病变尚可回逆。若此种病理状态未予解决，日久后纤维组织不断增生，最终也可继发肝硬化，少数甚至形成肝癌。下腔静脉阻塞大多引起明显的双下肢、会阴部肿胀和胸、腰背部静脉曲张，但“水母头”形成的现象罕见，这是一种与一般肝门静脉高压明显不同点。此外尚可致肾静脉回流受阻和不同程度的肾功能不全。由于血液淤滞在下半躯体，回心血量明显减少，心脏缩小。称这类患者的心脏为“鼠心”。因心排血量减少，患者常有心悸，甚至轻微活动即可引起心慌、气短等心功能不全症状。

三、病因与病理

（一）病因

1. 先天性因素

主要的是下腔静脉隔膜，其可能原因包括下腔静脉内 Eustachian 瓣的发育异常，下腔静脉发育异常以及连接异常。

2. 高凝血和高黏状态

除先天性病例外，本病患者与高凝血和高黏滞度状态有明显关系，包括口服避孕药、血小板增多症、妊娠，产后、骨髓增生性疾病，阵发性夜间血红蛋白尿，抗凝血因子减少，异型的凝血酶原遗传因子突变等。高凝血与高黏为何作用于肝静脉及其以上段下腔静脉则值得探讨。

3. 毒素

内源性疾病包括溃疡性结肠炎、溃疡病、局限性回结肠炎、盆腔脓肿、克罗恩病、伤寒、猩红热、丹毒等，均曾被认为与本病有一点的关系。

4. 外源性压迫

如肝内病变，腹膜后肿物，胰腺肿物及肿大的肝以及胃癌、肾癌、肾上腺肿瘤的压迫均可引起本病。

5. 血管壁病变。

6. 横膈因素

横膈抬高可导致肝静脉梗阻。

7. 腹部创伤。

8. 其他

病因不明的下腔静脉梗阻。

（二）病理

下腔静脉梗阻的主要病理生理变化为肝静脉回流障碍，压力明显升高，致肝中央静脉和肝静脉窦扩张、瘀血。在肝静脉回流受阻而侧支代偿不足的情况下血浆渗入肝淋巴间隙，淋巴液通过肝包膜漏入腹腔，形成顽固性腹水。由于肝充血，压力增高，导致肝和脾大，食管和胃底静脉曲张等门脉高压的表现。同时，胃肠道瘀血肿胀，遂引起腹胀，消化不良，贫血和低蛋白血症。本病特点是：患者的肝功能常相对较好，与其由充血肿胀而非肝实质受损有关，因而如在早期恢复肝静脉回流可使病变回逆。但若不予解决，日久后肝内纤维组织不断增生，最终也可继发至严重的肝硬化，少数可形成肝癌。下腔静脉阻塞引起双下肢，会阴部肿胀和胸、腰背部静脉曲张，这种静脉曲张既明显且范围广泛。此外尚可致肾静脉回流受阻，导致肾功能不全。由于血液淤滞在下半躯体，回心血量明显减少，心脏缩小，有的可冠以“鼠心”两字。患者常有心悸，稍活动即可引起心慌、气短等心功能不全症状。

本病分为 3 种类型，即以下腔静脉隔膜为主的局限性狭窄或阻塞的Ⅰ型、弥漫性狭窄或阻塞的Ⅱ型及肝静脉阻塞的Ⅲ型。Ⅰ型约占 57%；Ⅱ型约占 38%；Ⅲ型仅占 5%。

四、临床表现

本病以男性多见，约为 2 ∶ 1。国内所见，90% 以上为农民。发病年龄则视病因而异，因先天性发育异常者，发病较早。发病的早晚与参加重体力劳动及其劳动程度和时间长短有关。因后天原因引起者，则发病年龄较晚。单纯的肝静脉阻塞者，以肝门静脉高压症状为主，合并下腔静脉阻塞者，则有下腔静脉高压的临床表现，包括双下肢静脉曲张，色素沉着，甚至形成经久不愈的溃疡。胸、腹壁及腰背部静脉曲张、扭曲。腰背部静脉曲张和脐下曲张静脉向上，是本病的特征之一。晚期患者由于腹水严重，蛋白质不断丢失，更兼消化吸收功能低下，形成消耗状态。患者常死于严重消化不良、上消化道出血或肝、肾衰竭。

五、诊断及鉴别诊断

有肝门静脉高压表现并伴有胸、腹壁，特别是背部及腰部及双侧下肢静脉曲张者，应高度怀疑为布加综合征。B 型超声是简单、可靠且方便的无创性筛选手段。诊断准确率达 90% 以上。B 型超声也可在健康检查时发现早期布加综合征。诊断本病的最好方法为下腔静脉造影。造影时，采用 Seldinger 技术经股静脉插管，将导管经导丝导入下腔静脉，在高压注射器注射造影剂的同时施行连续摄片。也可同时经颈静脉或贵要静脉途径，插入另一导管经上腔静脉和右心房导入下腔静脉上端，两根导管同时注入造影时，以便清除地显示病变的部位、梗阻的程度、类型及范围，对治疗具有指导意义。经皮肝穿刺行肝静脉造影，可显示肝静脉有无阻塞，除具有上述方法同样的意义外，在适当病例，可做扩张和支架治疗，还可帮助预测手术效果及预后。CT 及 MRI 也可采用，但不如上述方法准确。

下腔静脉梗阻为一症候群，只要是由肝静脉流出道障碍而引起肝后性门脉高压症者均成立诊断。因而鉴别诊断不是个问题。主要问题在于明确本病的病因。是否属于在东方国家最常见的下腔静脉隔膜型病变，或是患者存在由各种原因引起的高凝状态，或是存在自身免疫性疾病，或是由于摄入特殊食物或是由 C 蛋白、S 蛋白、抗凝血酶Ⅲ缺乏或是由于高磷脂综合征等所引起，必须给予澄清，以争取得到全面的治疗。

六、治疗

布加综合征的治疗法分为非手术治疗和手术治疗两种。目前微创治疗成为治疗局限性或早期病变的主流。

非手术治疗对急性血栓形成病例及对某些病因所致者治疗有效，包括溶栓，类固醇，针对病因的治疗，中医中药和对症治疗（如保肝、利尿）。经股静脉插管行下腔静脉造影后保留导管，由此行溶栓疗法 5 ~ 7 d，在急性期常能达到溶化下腔静脉或肝静脉血栓的目的。

手术治疗分为传统的手术治疗和微创的介入治疗，根据不同病型采用不同的方法。目前首选介入法或介入与手术联合法。根治性治疗后实现了肝静脉的向心性血流显然为最佳治疗方法，否则应同时缓解门脉和下腔静脉高压，当不能兼顾两者时，则首先治疗针对威胁生命的门脉高压及南其引起的并发症。

手术方法大致分为 6 类：①根治性矫治术；②间接减压术；③断流术（包括经食管镜硬化剂治疗食管静脉曲张及出血）；④各种促进侧支循环的手术；⑤直接减压术，包括各型肠系膜上静脉和（或）下腔静脉与右心房或颈内或无名静脉之间的转流术；⑥肝移植术。

（一）局限性下腔静脉阻塞的治疗

1. 经皮经下腔静脉成形与支架术

（1）适应证：①局限性即Ⅰ型病变，肝静脉通畅者更好。②局限性下腔静脉狭窄，肝静脉通畅者更好。③下腔静脉阻塞性病变，肝静脉开口阻塞，应与患者交代很可能要做二期腔房转流术，如此可

避免开胸。④选择性的下腔静脉中段以至长段狭窄病例，术前应说明不成功的可能性较大。

（2）禁忌证：①病变远侧继发新鲜血栓形成者忌立即行直接破膜扩张。②长段下腔静脉阻塞和涉及双髂静脉阻塞者。

（3）术前准备：腹股沟区备皮。造影剂过敏试验。酌情应用镇静药。

（4）麻醉和体位：局部麻醉，仰卧于 X 线机操作台上或以超声替代 X 线监测。

（5）步骤：按 Seldinger 方法在腹股沟韧带下方股动脉搏动内侧皮肤上戳一小口，以针穿刺股静脉成功后，插入导丝，退出穿刺针，经导丝插入带阀鞘管，从侧管注入稀释肝素液（10 U/ mL）。从阀内插入猪尾式导管进行下腔静脉造影和测压。如发现为完全性阻塞，对其实现穿破为第一步，须在正侧位下同时进行观察，有时带金属芯的球囊扩张导管本身就能将其穿破，否则可用塑料制成的硬质导管或 Bronkenbrough 房间隔穿刺针（此针太锐利，能穿破任何软组织，须谨慎使用）或以质硬而头端圆钝的下腔静脉破膜器或激光光导纤维进行穿破。如为狭窄性病变，则可直接施行扩张。将球囊导管（囊经 20 ~ 30 mm）的球囊段置于病变部，以 20 mL 塑料注射器抽吸约 15 mL 稀释造影剂，以压力控制器在 4 个大气压下，球囊缓缓充起，两端先被扩大，腰部为狭窄最明显部。维持扩张约半分钟，然后吸出囊内液体，反复数次。待造影证实扩张效果稳定，测量下腔静脉压力明显下降和复查造影后，可撤出导管，局部加压 10 min 后完成操作。扩张欠理想者以支架加强，采用内径 25 × 30 mm 的联体 Z 形支架及导送器为首选，到位后将支架送入其头端保持推动器不动，将外鞘徐徐退出，支架便被固定在病变的部位。如在扩张到一定程度后不放支架而发生复发，届时可重复扩张。注意将支架连接处置于最狭窄处，重复造影，测压。撤出导送器，局部加压 10 min，证明穿刺点无出血后加压包扎。

（6）操作中可能发生的危险、错误及其预防

①造影剂过敏：事前应做过敏试验，阳性者改用非碘离子型造影剂，如优维显、碘海醇等。

②一旦支架逸出管鞘后便难以改变其位置，因而释放支架前的定位至关重要。

③对于很局限而牢同的狭窄性病变，虽经良好的扩张，置支架后仍可发生回缩，使支架不是滑向前就是退向后，追加支架后情况可依旧发生回缩。故应选联体支架，并使交界处恰恰被置于病变所在，以免支架移位。

④释放支架动作要缓而稳，支架弹入右心房将导致严重并发症。

⑤穿破心包时可致急性心脏压塞，患者立即大汗淋漓、呼吸困难和休克，应立即将患者转送至手术室，打开心包，修补下腔静脉损伤，同时治愈原发病变。无此可能时，应立即行心包穿刺减压。要牢记：锐利的 Bronkenbrough 房间隔穿刺针可以穿透任何软组织。再是扩张过程应缓，可反复逐渐使其扩张，强力操作可致下腔静脉破裂和患者死亡。

⑥肺栓塞：隔膜下的静脉血总是处于淤滞状态，因而容易形成血栓。在决定施行扩张术时必须明确病变远侧并无新鲜血栓，否则扩张疗效越好越容易发生致命性肺栓塞。

⑦强力扩张可能撕裂腔静脉，严重时导致患者死亡。

⑧心功能不全：成功的扩张导致下半躯体的大量淤滞血液回流，心脏前负荷骤增，患者突然感到心慌气短，以至发生急性心力衰竭。强心、利尿、半坐位，以橡皮带暂时阻止双下肢静脉回流和应用镇静药为紧急之举。

⑨穿刺部股动脉假性动脉瘤瘘的预防在于撤管后确切而有效地对穿刺点施压，也可在血管超声观察到瘘口的血流情况。

（7）术后处理

一般处理：①穿刺部加压包扎，卧床休息 24 h；②术后静脉输液 500 mL；③给予强心、利尿药；④观察肝脾大、腹水、腹围和胸腹壁浅静脉曲张以及双下肢肿胀消退情况；⑤抗血小板疗法 3 个月；⑥定期以 B 超或复查造影。

经皮经肝肝静脉穿刺、扩张与支架术：除入径（右第 10、第 11 肋间，透视下明确在膈下）与前法不同、所用装置较小外，余者与前法相似。观察有无出血的发生。

颈静脉肝内门静脉分流术（TIPSS）：颈静脉入路行肝内门体分流，在一定程度上能有效地降低肝

门静脉压力，缓解肝门静脉高压，但是TIPSS术后再阻塞率较高，明显限制了该技术的发展。但对于重症的不适于手术治疗的布加综合征患者，仍不失为一种较好的抢救性治疗手段。待病情稳定后再采用有效术式。但本病多数患者的肝静脉以上下腔静脉已阻塞而使此法无用武之地。

2. 经右心房手指破膜术

当阻塞不能被穿破时不应强行突破，而可择期采用本法。一般经右第4肋间前外侧切口（女性病例皮肤切口应在乳腺下缘）开胸，推开右肺，切断下肺韧带。在右膈神经前方纵切心包，显露右心房。以血管带绕过下腔静脉。在右心房侧壁置荷包缝合，2根线尾通过一段细橡胶管，以备收紧时用。在适当侧壁钳阻断下切开荷包内的心房，左、右各置牵引线1根，在左手示指或戴球囊的示指逐渐伸入右心房的同时逐渐放开阻断钳，手指通过下腔静脉套带便能确切地到达阻塞病变所在，经其中心部使之穿破，并以手指或同时充起球囊施行环状扩张，继续伸入手指，多可摸到肝静脉开口，有膜状阻塞时可同时将其穿破与扩张，当不能对阻塞部施行穿破时，可用特制的血管扩张器经置于股静脉的带阀导管鞘插入至阻塞部，以施行“会师”式穿破；也可自右心房另做荷包，插入血管探条自上方增加穿破力。穿破后以手指或自股静脉插入的球囊做进一步扩张以增加疗效。最后在逐渐退出示指的同时缓缓收紧右心房荷包，并打结。充分止血，做胸腔引流后关胸。但此术5年通畅率仅约60%。

3. 经右心房破膜与经股静脉会师式破膜、扩张和内支架术

即在上述“会师”性穿破、扩张术后，在伸入右心房的指尖定位下，将20 ~ 30 mm直径的内支架置于合适的位置。此法不仅有继续扩张的作用，且可将残余病变压向管壁。

4. 下腔静脉 – 右心房人工血管转流术

当采用上述方法阻塞病变仍不能被穿破时采用。加做上腹正中或右侧腹直肌切口，探查腹腔，提起横结肠，测门脉压后，自小肠系膜右侧切开后腹膜，在十二指肠水平部下方；或经升结肠外侧切口或小肠系膜左侧切口，显露下腔静脉前壁达4 cm长。取带外支撑环的聚四氟乙烯或涤纶人工血管1根，长30 cm以上，内径14 ~ 16 mm。涤纶人工血管需先做预凝（外预凝法）。在右膈前缘适当位置戳口约2 cm直径，以供人工血管通过。以侧壁或C形钳阻断下腔静脉后，做人工血管 – 下腔静脉端 – 侧吻合，使吻合口受到外支持环的扩张作用，一般4–0聚丙烯或其他种类的非吸收线，取连续缝合法。人工血管另一端经结肠后、胃和肝前，通过膈戳孔至右侧胸腔，做恰当裁剪后施人工血管 – 右房端 – 侧吻合术。如未用全身肝素化，则此时自腹腔侧人工血管注入适量肝素盐水（10 U/ mL），在胸腔侧插入针头以排出人工血管内的气体。先后松开下腔静脉和右心房阻断钳，转流血管遂运行血流，逐个撤去针头，漏血点稍加钳夹便可止血。重复肝门静脉测压和肝、脾探查。部分缝合心包，置胸腔引流后关胸腹切口。

5. 根治性矫正术

由于扩张和支架法的问世，适于此术者已明显减少。局限性阻塞，伴新鲜血栓形成，且纤溶药溶栓无效时，或阻塞段达1 ~ 6 cm时（如为血栓病例，也适于长段病变），或在肝静脉开口阻塞必须解决的场合，或局部异物（如纤维激光头端折断），或小儿病例均为手术指征。置患者于左侧卧位，取右第6肋间或肋床切口，推开右肺，切断下肺韧带，游离右膈神经，向后牵引。在相当膈神经位置纵切心包，游离并置带套过心包内段下腔静脉，沿其行径切开膈肌，在肝裸区显露下静脉5 ~ 8 cm长，酌情而定。此时可用股 – 股或髂 – 髂部分性体外循环或用自身输血法或细胞回收器，使术中术野得到清晰地显露，在直视下将病变彻底切除，并将可能发生的大量失血得以回输。不用体外循环时可首先尽量高位地阻断下腔静脉的心房侧，在阻断和病变间纵切下腔静脉，以自制带囊内转流管的球囊侧（另一端先钳夹住）通过阻塞性病变插向远心侧下腔静脉，充起球囊，必要时可略向病变侧牵引，旨在阻断肝静脉和下腔静脉出血。自制带球囊管的另一端排气后经下腔静脉的近心侧插入右心房，松开转流管上的阻断钳，以实现阻塞远侧的减压，有助于减少术中出血和缓解肝的瘀血状态，因而也利于显露和操作，但须注意发生空气栓塞。此时向远侧扩大下腔静脉切口，将腔内病变彻底切除。另一有效的止血方法为以自制的球囊导管自右房荷包缝合捕至下腔静脉阻塞部，在彻底切除病变后并可容易地修复下腔静脉。

（二）下腔静脉长段阻塞或狭窄的治疗

此时尽管患者存在双下肢静脉回流障碍，但在绝大多数患者，食管静脉曲张出血和顽固性腹水为患者致死的主要原因。此时以缓解肝门静脉高压的方法常可明显缓解病情和恢复轻体力劳动。至于由下腔静脉阻塞引起的下肢肿胀等表现，压力差型医用弹力袜可起到良好的作用。所用手术方法如下。

1. 肠系膜上静脉－右心房人工血管转流术

首先分离出肠系膜上静脉约 4 cm 后，转流法则与上述下腔静脉与右心房转流相似，已述于前。转流成功后肝多立即发生皱缩。

2. 脾静脉－右心房人工血管转流术

当肠系膜上静脉因以往手术或其他原因不能施行时采用。

3. 肝门静脉－右心房人工血管转流术

除上述原因外，对曾做脾切除者只好应用此术。但对肝明显肿大者也难完成此术。

4. 肠系膜上静脉－颈内静脉经胸骨后人工血管转流术

在严重顽固性腹水、胸腔积液、恶病质和高危患者，仅在颈部和腹部做切口，避免开胸手术，明显减少了手术的危险性。此术必须采用带外支持环及弹性好的人工血管，使之在胸骨和心脏之间的人工血管受到由心脏搏动引起的节律性唧筒样泵作用，有助于推进血流和提高通畅率。

5. 肝静脉流出道成形术

对下腔静脉长段或全程以至涉及双髂静脉的阻塞或狭窄性患者，虽不可能完全解决上述病变，但前述的根治性切除术也可以采用。患者取左侧卧位法，取右后外侧切口入胸腔，切开心包，分离出下腔静脉，如根治性切除法，显露肝后段下腔静脉，准备好自身输血对策后，阻断心房侧下腔静脉，纵切下腔静脉阻塞的上段，将其内的阻塞物、血栓及纤维化物一并切除，以至包括部分肝组织切除，达到肝静脉良好回血，远心段下腔静脉阻塞，则不予处理，此时可取直接缝合或补片或置内支架后缝合下腔静脉。此法的结果是以顺肝血流法缓解了肝门静脉高压症。

（三）下腔静脉通畅而肝静脉阻塞（Ⅲ型）的治疗

急性患者应先试用纤溶疗法，取经皮经肝穿刺途径则更好。慢性病例应先做经皮经肝穿刺肝静脉造影，如属主肝静脉开口阻塞，可先试用扩张和内支架术。当以上方法无效时，可取肠－腔、脾－肾、门－腔静脉转流术中的一种方法进行治疗。

（四）其他

肝衰竭、肝性脑病发作或继发严重肝硬化病例，肝移植可能为唯一有效的治疗途径。

只有对那些全身情况异常衰弱、不能耐受手术的晚期患者或拒绝手术的患者才采取非手术治疗。主要包括对症治疗、急性期尿激酶溶栓及中药治疗。

七、并发症及防治

1. 心功能不全

为本症术后常见的并发症。主要是由于术前血液淤滞在身体的下半部，回心血量明显减少，心脏缩小。心排血量减少，甚至轻微活动即可引起心慌、气短等心功能不良症状。肝静脉和（或）下腔静脉梗阻解除后，回心血量突然增加，加重了原本功能不良的心脏负担，发生心力衰竭。为防止心力衰竭，在梗阻解除后，立即给予强心、利尿处理，包括毛花苷 C 0.4 mg，呋塞米 10 ~ 40 mg，静脉注射，将有助于减少心力衰竭的发生。

2. 腹水或乳糜腹

手术前因下腔静脉回流受阻，在肝静脉血无出路的情况下，血浆流入肝淋巴间隙，导致超负荷的肝淋巴液通过肝包膜漏出进入腹腔，成为顽固的、难以消退的腹水，少数患者因扩张高压淋巴管的破裂而形成乳糜腹。术中更易损伤扩张的淋巴管而致乳糜腹。若无乳糜池损伤，原有的腹水或乳糜腹术后可多逐渐自行消退。若有乳糜池损伤，可通过静脉营养，经非手术治疗后可逐渐闭合。经手术缝合乳糜瘘者也有报道。

3. 血胸

与开胸手术有直接关系，多为术中止血不彻底、吻合口瘘、胸腔闭式引流置放不当或术后抗凝血治疗所致。少量血胸可严密观察，若出血量较大，应及时开胸止血，行胸腔闭式引流。若因抗凝血治疗所致，应注意各有关的监测指标，及时调整抗凝血药物及剂量。

4. 肝性脑病

为门静脉 – 右心房或肠系膜上静脉 – 右心房转流或肠腔分流术后，未经肝处理的门静脉血直接人体循环后所致。布加综合征病例的肝功能常较肝硬化病例为好，致肠房转流后发生肝性脑病的比例并不高（ < 15%），且在注意饮食后多可防止发作。

5. 其他

包括纵隔积水、肺脓肿、乳糜胸等，均较少见，发生后经对症处理，多能治愈。

八、预后

本症的预后与病理类型和病情轻重有直接关系，其中隔膜型效果最好，肝内型效果最差。1989 年统计，Ⅰ、Ⅱ期患者较好，可无手术死亡，Ⅲ期患者手术死亡率 9%，Ⅳ期患者的预后较差，术后死亡率可达 21%。若就诊较晚，非手术治疗者，半年内的死亡率可高达 87%。

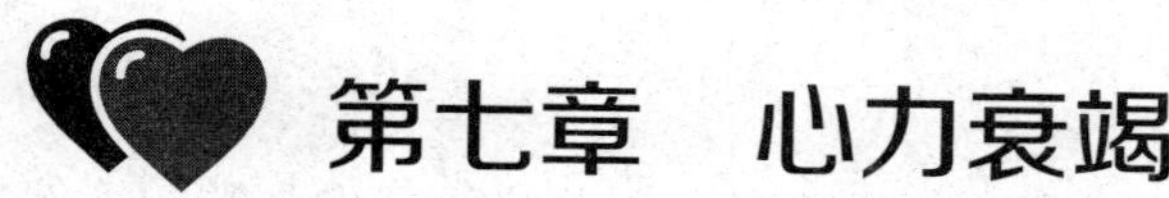

第七章　心力衰竭

第一节　室上性心动过速

随着临床心电生理研究的迅速发展和射频技术的逐渐成熟，绝大多数室上性心动过速的患者可经射频消融术治愈。少数射频消融失败者则进行外科治疗。另一方面，并发器质性心脏病和心脏结构异常的室上性心动过速采用射频消融难以成功，也需要外科治疗。

一、预激综合征

预激综合征是因心电图表现预激特征而命名的，发生率为 0.1% ~ 0.31%。诊断预激综合征主要靠心电图，不同旁路引起的预激有不同的心电图特征。外科常在矫正三尖瓣下移畸形时，同期手术治疗其并发的预激综合征。

（一）病因与发病机制

预激综合征的病因是正常房室传导系统以外存在先天性的房室附加通道（旁路），同一患者可有多种旁路。30% ~ 40% 的预激综合征并发先天或后天性心脏病，60% ~ 70% 无器质性心脏病。三尖瓣下移畸形中约 10% ~ 25% 有 B 型预激综合征。由于心房的部分冲动经旁路，在正常传导系统下传到达之前，传到心室，使局部心室提前激动，即所谓预激。旁路和正常传导通路的并存，两者传导性和不应期的不同，使得容易发生折返环，并发心动过速，表现为室上性心动过速、心房颤动或心房扑动。

已知的旁路及其引起的特征如下：①房室旁路（Kent 束）：最为常见，起源于心房，除在二尖瓣前瓣和主动脉根部之间连接的区域外，几乎可从房室环的任何部位直接进入心室壁。若房室旁路的传导为前向，表现为心室由房室结和房室旁路两者激活的心电图特征，即 W–P–W 综合征。若为逆向，在窦性心律时心电图正常，但仍可导致折返性心动过速，称为隐匿性预激综合征。②房结（James 通路）、房希旁路：起源于心房肌，绕过房室结进入 His 束或左右任一束支。③结室、束室旁路（Mahaim 纤维）：起源于 His 束，直接进入心室肌。

（二）临床表现

单纯预激无症状，并发室上速时症状与一般室上速相似，多发生在无器质性心脏病的年轻患者。频率 200 次 / 分以下，且持续时间较短者，大多仅有突然心悸感。在有器质性心脏病基础，频率超过 200 次 / 分，发作持续时间长者，可引起心脑等器官供血不足症状，重者猝死。并发房扑 250 次 / 分，可导致室颤，易致死。

（三）诊断

预激综合征的临床特征是心动过速发作，正常窦性心律时大多数具有心电图特征。诊断主要靠心电图：①典型预激综合征（W–P–W 综合征）：P–R 间期 < 0.12 秒，QRS 时限 > 0.11 秒，QRS 波群起始部粗钝，与其余部分形成挫顿，即所谓的预激波（Δ 波），继发性 ST–T 波改变。其中 Δ 波和 QRS 在 V_1 导联均向上者称 A 型，均向下者称 B 型。②短 P–R 综合征（LGL 综合征）：P–R 间期 < 0.12 秒，

QRS 正常，无 Δ 波。③变异型预激综合征：P–R 间期正常，QRS 增宽，有 Δ 波。

心向量图可作为诊断依据，其特征是各个面上 QRS 环起始部分运行缓慢，成一直线，持续可达 0.08 秒。以后突然转向并以正常速度继续运行，QRS 环运行时间可超过 0.12 秒。His 束电图和体表或心外膜标测有助于鉴别各型预激和旁路定位，在确诊旁路是否参与心动过速折返环方面起重要作用。

（四）治疗原则

1. 手术适应证

目前外科手术治疗预激综合征的主要指征是射频导管消融失败的病例。消融失败或并发器质性心脏病而未失去手术时机者，应选择手术。三尖瓣下移畸形并发的 B 型预激综合征，两者可选择同期手术治疗。

2. 手术方式

预激综合征外科手术的目标是切断引起综合征的附加旁路。异位的房室旁道可根据其经房室环进入心室壁的位置，人为地分为 4 个区域：左心室游离壁（46%）、右心室游离壁（18%）、前间隔（10%）和后间隔（26%）。手术的关键步骤之一就是采用各种定位标测方法，准确测定出异常传导束的位置。一般都在心包切开后作心外膜标测，平行体外循环中切开右房作心内膜标测，确认术前诊断，术毕复跳后再作标测验证效果。心内膜手术用于切断附加旁道的心室端，而心外膜手术则用于切断附加旁路的心房端。对不同旁路目前选择的方法如下。

（1）左室游离壁旁路切断。

①经心内膜途径（图 7–1）：心脏停搏后通过左房切口显露二尖瓣环，经二尖瓣后瓣环上 2 mm 处切开心内膜，于房室沟脂肪垫和室壁顶部之间的平面进行解剖分离，直至心外膜下。切口用 5–0 聚丙烯线连续缝合。

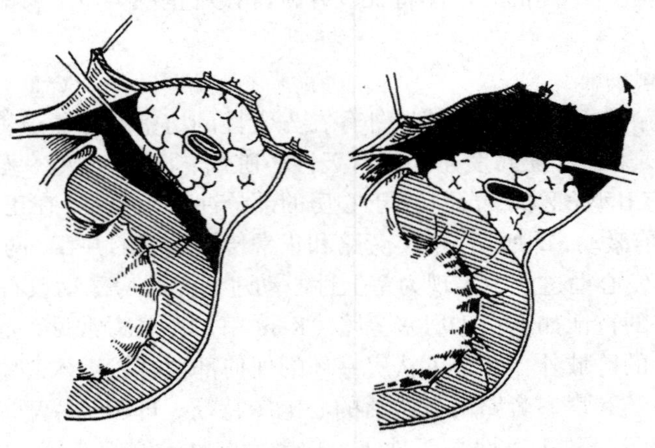

图 7–1　经心内膜途径左室游离壁旁路切断

左图为切开心内膜和心房肌后，于脂肪垫与左室顶之间作剖离；右图示切口两端各有一向瓣环的垂直切开，切口已缝合

②经心外膜途径：心跳停跳后抬高。在房室沟心房侧心外膜折返处作切口，于脂肪垫与心房壁之间作分离，达到二尖瓣后叶瓣环水平并略向下延伸至心室顶。

（2）后间隔旁路切断（图 7–2）：经平行房室沟的右心房切口显露 Kock 三角，沿三尖瓣隔瓣环上 2 mm 作切口，向后间隔间隙分离脂肪垫直至二尖瓣环。

（3）右室游离壁旁路切断（图 7–3）：因靠近瓣环处心房肌与心室肌多有直接对接，在三尖瓣下移畸形中，这种对接较常见。为切断太靠近瓣环的右室游离壁附加旁道，可用下述方法之一补充：①切开房、室肌交接处，完全显露瓣环；②瓣环处施加冷冻；③在切口两端向瓣环各做一垂直切口。

（4）前间隔旁路切断（图 7–4）：心内膜途径较为可靠。右心房切口，沿三尖瓣前瓣环上 2 mm 切开至前瓣环中部，分离脂肪垫至右心室漏斗部下方。

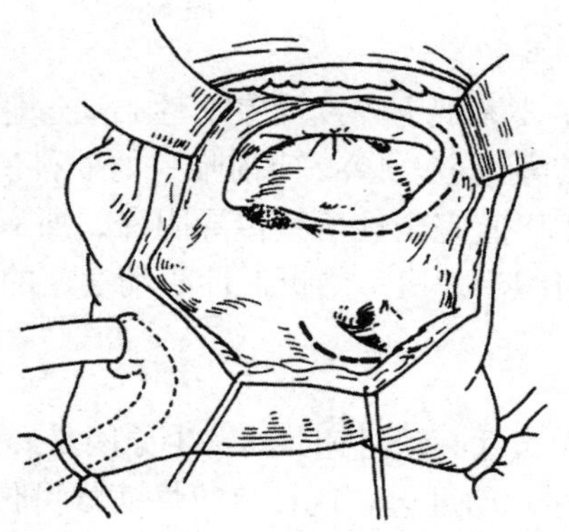

图 7-2　后间隔旁路切断切口

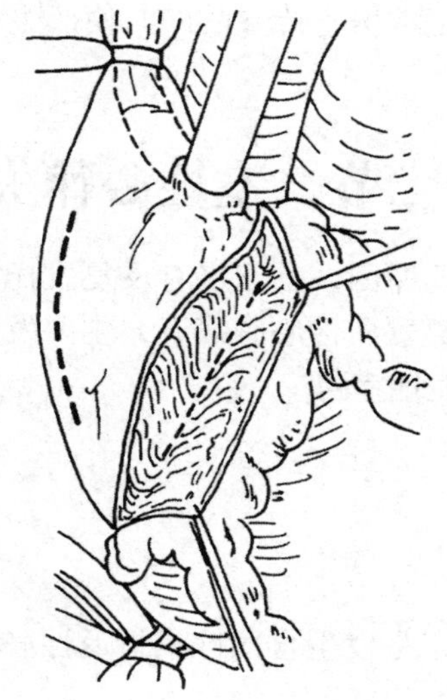

图 7-3　右室游离壁旁路切断切口

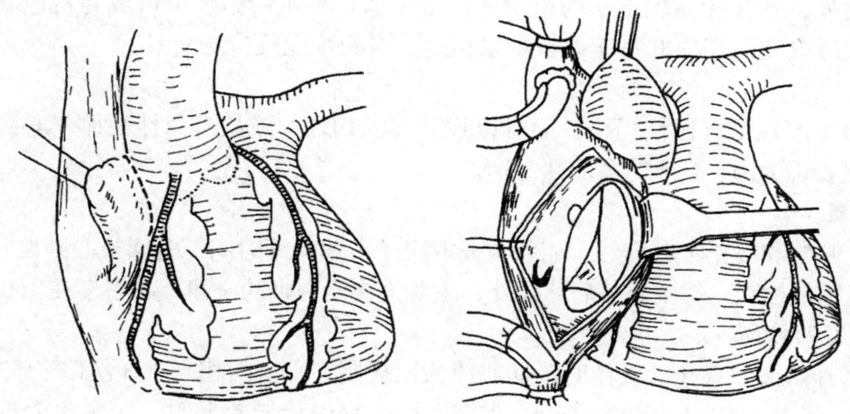

图 7-4　前间隔旁路切断切口

左图示心房侧心外膜切断前间隔旁附加旁路；右图示沿三尖瓣前瓣环切开右心房心律失常

（五）疗效评价

预激综合征外科手术治疗的成功率接近 100%，在选择性非复杂病例手术死亡率≤ 0.5%。主要并发症为暂时性心脏传导阻滞、出血等。

二、房室结折返性心动过速

房室结折返性心动过速临床上主要表现为阵发性室上性心动过速，其发病机制可能为房室结周围存在有可使冲动折返的一快一慢两个传导通道。1982 年前唯一的外科治疗药物无效的房室结折返性心动过速的方法是切断 His 束。但由于手术引起完全性房室传导阻滞，所有患者需植入永久性起搏器。之后有分散的冷冻技术和用手术切开结周组织治疗房室结折返性心动过速的方法，取得临床效果。

三、异位性房性心动过速

异位性房性心动过速又称自律性房性心动过速，其发生原因是心房某一部位的自律性病理性的增高，使该部位成为新的起搏点，产生房性心动过速。这种自律性病灶可位于右房、左房或房间隔。对于术前和术中能满意确定其部位的异位病灶，如在易于切除的部位，可予以直接切除，不宜切除的部位可用冷冻废除。但大部分病例在全身麻醉时异位病灶被抑制，并对程序电刺激无反应，因此不能准确定位。目前已提出了替代的外科手术，在保存正常房室传导的同时使产生心律失常的心房组织与心脏其他部分隔离，如左房隔离术。

第二节　室性心律失常

室性心律失常是心源性猝死的主要原因，临床多有反复发作室性心动过速病史。室速可发生于冠心病、非冠心病的器质性心脏病及无明显器质性心脏病者，主要发生于冠心病的室速又称缺血性室速，发生于后两种情况的室速可归纳为非缺血性室速。

一、缺血性室性心动过速

（一）病因和发病机制

1. 冠心病急性心肌缺血或梗死

正常和非正常心肌间的不均一性正是发生自律性或折返性心律失常的解剖基础。这些表现常是短暂的，并易于用药物控制。

2. 慢性冠心病

陈旧性心肌梗死，在梗死与较正常的组织间产生折返。手术后瘢痕也可成为折返基础。这些缺血性损伤所致的心肌慢性改变而产生的室速通常难以控制并对药物无反应。

3. 其他

在冠心病中尚可出现虽有慢性损伤，而难以找到起源病灶，或虽有急性缺血伴心绞痛，而机制不明的室速，其心电图表现为 QT 正常的多形性室速。

（二）临床表现

室速的发作，起始和终止常较突然。症状主要取决于室速持续时间，时间长心脑血管供血不足症状明显，重者可猝死。体格检查除基础心脏病体征外，主要为快而规则的心律，心率多在 160 ~ 200 次 / 分。

（三）诊断和鉴别诊断

主诉心悸突然开始突然终止，发作时听诊心律快而规则，心电图相当于 3 次以上成串室性期前收缩，QRS 时限 > 120 ms 者几乎均可诊断为室速。在室上速伴室内传导差异时，QRS 也表现增宽。当室速起源于 His 束下方时，QRS 无增宽。这两种少见情况可使鉴别诊断困难，常需 His 束电图确诊。His 束电图 H–V 关系异常（H 不见，H 与 V 分离或 H 在 V 前而 HV 间期显著短于正常）、心室晚电位阳性可确诊为室速。

（四）治疗

1. 手术适应证和禁忌证

室速反复发作，持续时间长，症状明显，药物难以控制或不良反应不能耐受，经术前电生理检查基本明确心律失常发源和（或）折返部位者为适应证。

（1）慢性冠心病：适应证为持续性（一阵持续≥ 30 秒）室速或室速患者同时有冠状动脉搭桥和（或）室壁瘤切除指征者。但若左心功能明显障碍难以耐受手术，目前认为宜安装埋藏式自动复律除颤器（ICD）。射频消融治疗持续性室速已有散发病例的经验，化学消融的疗效及并发症有待观察。

（2）急性心肌缺血或梗死：梗死后 4 ～ 6 周内为手术禁忌，头两天也是安装 ICD 禁忌。

（3）QT 正常的多形性室速：无论慢性冠心病或急性缺血引起的均不能手术，而前者引起的适应 ICD。

（4）室速患者发生心源性猝死经抢救存活者：这些患者年内复发率高达 60%，故应手术；但若为实验室不能诱发或药物无效，或为抗药的持续性室速也是目前安装 ICD 的适应证。

2. 手术方式

（1）环形心内膜心肌切除术：手术环绕心肌梗死或室壁瘤之外正常心肌的整个一圈行心内膜和心室切开，但术后低心排综合征及死亡率高，目前已被临床弃用。

（2）心内膜病灶切除术：①局部心内膜切除术：经标测后确定致心律失常的起源部位，切除梗死区和室壁瘤的局部心内膜纤维化组织，多数效果满意；②广泛性心内膜切除术：Moran 作了改良，不管引起心律失常的部位，而作纤维化心内膜的广泛切除；③Cox 在不宜切深的部位，如主动脉和二尖瓣瓣环及乳头肌附近，作局部冷冻加以补充。

二、非缺血性室性心动过速

（一）非缺血性心肌病

非缺血性心肌病多为扩张型心肌病，机制为心肌内折返。1/3 以上属于束支折返。通常有双室弥散性扩张及散在的纤维化，心动过速起源于右心室。手术方法为右心室室性心律起源处孤立术和冷冻。

（二）先天性右室发育不全

其特征为脂肪组织通壁浸润，引起右室漏斗部、尖部和后基底部活动减弱和瘤样膨出，机制为局部心肌内折返致室速。右心室发育不全的临床特征是顽固性室性心动过速，可起源于右室三个病例区域中的一个或全部，标准心电图显示一种类似左束支阻滞的图形。手术方法包括右心室后基底部心律失常起源处孤立术和完全性右心室游离壁隔开术。

（三）无明显器质性心脏病的室速（特发性室速）

此项是指一种心律失常是患者有心脏病的唯一临床表现。室速有起源于左室后下间隔附近，机制为折返，也有起源于右室流出道或漏斗部的，机制为自律性增强或触发活动。手术方法包括起源于右室游离壁的局部孤立术和起源于室间隔的多点冷冻。

（四）Q–T 间期延长综合征和阵发性扭转性室性心动过速

Q–T 间期延长综合征是指具有心电图上 Q–T 间期延长、室性心律失常、晕厥猝死的一组综合征，可能伴有先天性耳聋。它是婴儿及年轻人猝死的主要原因之一。伴随 Q–T 间期延长综合征的室性心动过速常是一种独特的扭转性室性心动过速。其心电图特征包括：①通常由室性复合波后的一个室性期前收缩引起发作；②心动过速时连续的 QRS 波群显示一种电轴起伏的扭转；③发作常自行停止。外科治疗此种心律失常主要是试图改变心脏的神经支配，包括左星状结切除术、左颈 – 胸交感神经切除术。

（五）心脏手术后

心脏手术后如右室流出道切口补片或心外管道处瘢痕致正常心肌产生折返，手术可将右室流出道瘢痕切除更换补片。

第三节　心室几何重建术

1996 年，Batista 描述了部分心室切除术基本程序，即在瓣膜修复术的同时，在前、后心室乳头肌之间切除部分心室壁，以恢复心室的几何形状。其主要目的是为减少心室壁的张力，改善心肌的收缩功能，减轻心内膜下缺血。在巴西最初的一组患者，由于 Batista 手术后远期生存质量并不令人满意，加上并发症发生率较高，以至于人们对该手术的热情减低，目前该手术已很少应用。尽管如此，Batista 最初的思路使得一些其他的外科技术也得到进一步发展，尤其是室壁瘤手术技术发展。这主要基于 LaPlace 定律，其目的是想通过减低舒张末室壁的张力来增强心室功能。由于室壁张力和左心室半径以及压力成正比，而与室壁的厚度成反比，任何优化这种关系的治疗方法均是有益的。心衰程度加重将使室壁变薄，引起心室扩张，从而进一步导致室壁张力增加和心室扩张。这种心室重塑过程将可能导致区域性左心室功能障碍，如局部心肌梗死后；也可能导致整个左心室功能不全。有关通过外科技术来恢复心室腔体积和几何形状的概念奠定了一些新技术的基础，这其中包括左室室壁瘤以及无功能室壁区域的分隔和切除。

急性心肌梗死后在冠状动脉阻塞的相应部位，失去收缩功能的心肌逐渐变薄并纤维化。依据患者年龄等因素和侧支循环情况，这部分心肌将保持无功能状态或形成室壁瘤。尽管这种心肌梗死后的重构可发生于心脏的任何部位，但临床最常见的部位仍然是左心室的前心尖部。心室相应受累区域收缩功能的丧失将引起心室壁张力增加，同时增加心肌氧耗，其结果导致左心室代偿性扩张。正如前述，心肌梗死后这种心室几何形状的变化将引起二尖瓣对合缘的丧失并进而导致二尖瓣关闭不全。此外，当无功能区域的心室壁膨胀并形成室壁瘤时，变薄室壁的矛盾运动将进一步增加心室做功。这些病理的变化常导致心力衰竭。外科恢复心室几何形状的方法包括这些无功能区域的分隔和心室容积的缩小。现代治疗开始于 1958 年，Cooley 等成功地实施在体外循环下左心室壁瘤的线形修补。此后，Dor 及其他外科医师已经成功地应用了这些方法。他们的经验表明，在切除无功能区的心室壁及应用心室内补片后，心衰患者的心功能明显改善（图 7–5）。

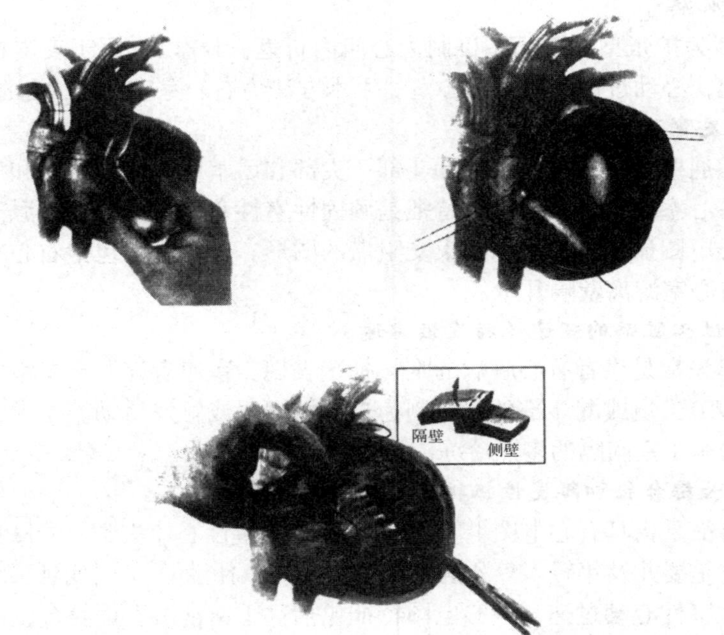

图 7–5　心室壁瘤应用心室内补片重建左心室几何形状

手术指征针对有心绞痛症状、充血性心力衰竭或特定的室性心律失常等。对于这些有症状的患者手术提供比药物治疗更好的结果。运动不良和无运动左心室壁瘤显著扩大，左心室收缩末容积指数超过 80 mL/m^2，舒张末容积超过 120 mL/m^2，手术价值高。室壁瘤无运动或是运动不良，对结果都没有影响，所以 Dor 等认为运动不良不是室壁瘤修补的必备条件。

术前患者选择和准备应当遵循统一的最优化的方案。除了对心肌活力进行评估外，已经证明超声影像、对比心室造影、心脏 MRI 以及核素显像对围术期心室容积评估和左室壁以及室间隔解剖结构的评估具有重要意义。左室重建时，术前和术中的决定应当建立在心室的功能情况、心室壁是否具有活力、心室壁的变薄情况以及拟行冠脉血运重建术的靶血管情况。已经证实患者可通过修补失去活力的室壁瘤获得益处。最近的研究表明，对没有扩张的、失去活力的部分行心室内补片结合冠状动脉搭桥，其结果令人鼓舞。这些结果使得多中心的缺血性心脏病外科治疗试验（STICH）以评价其远期益处成为可能。

左室重建的益处已被证实，不论应用心室内补片或是应用线性切除，所有报道结果相似。大量资料显示大多数行左心室壁瘤手术患者，左心室功能得到改善。患者收缩末容积指数明显下降，EF 以及 NYHA 心功能改善，远期存活率提高。早期心室壁瘤手术住院死亡率是平均 9.9%。最近十年应用各种补片或线性闭合，住院死亡率下降至 3% ~ 7%。最常见住院死亡的原因是左心室功能衰竭，其中 64% 的患者死亡。1 年内因为心力衰竭而住院的患者减少 80% 以上。因而心室内切除无功能室壁部分的左室几何重建术和高危 CABG 以及 GMR 一起可作为心力衰竭患者的一线外科治疗方法。

第四节　新型生物医疗装置在心力衰竭中的应用

心脏支持网（acorn cardiac support device，ACSD）是一种聚酯纤维网，通过提供外部支持来减少心室壁的张力。将 ACSD 从心脏的后面包绕到前面，然后在前方将其缝合在一起，使整个网和患者的心脏紧紧地贴在一起（图 7-6）。ACSD 通过这种约束作用，达到被动支持衰竭的心脏并预防其进一步的扩张。研究表明，ACSD 能够减小心室的容积，改善心室局部的运动，延缓心室重构和扩张的恶化过程，心脏 EF 值以及其他心功能指标均可得到改善，同时并不限制其舒张功能。该手术可以单独进行；可以附加瓣膜手术。初步的结果显示，ACSD 操作简便，甚至不需要体外循环。

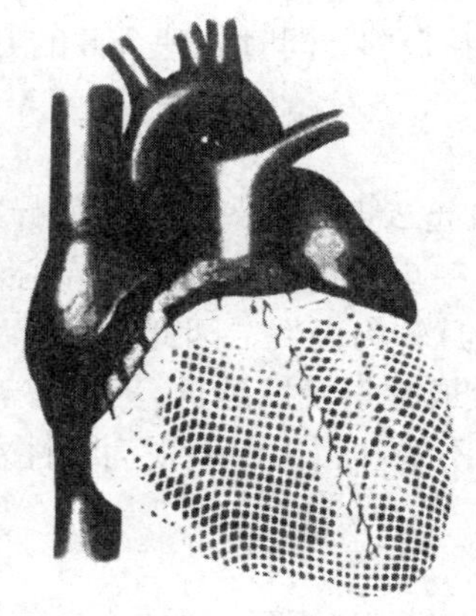

图 7-6　Acorn 心脏支持装置

心肌夹板技术（myocor myosplint）是另外一种技术，它通过直接改变心脏的几何形状来减小室壁的应力（图 7-7）。依据 LaPlace 定律，该技术通过穿过左心室和右心室的箍，并通过缩短箍的长度减小心室的容积，最终能使心室壁的应力减低 20%。该技术优点是可以通过改变左心室的形状有效地减小心室内径而不必切除心室壁，通过减轻室壁应力和增加收缩力改善心功能，心室容积减少不明显。手术适应证主要为扩张性心肌病，LVED 在 65 ~ 120 mm，心功能Ⅲ ~ Ⅳ级。禁忌证主要有房、室性心律失常；急性感染；急性心梗 30 天内。初步结果表明该设备容易放置并且不易损伤心脏的其他结构。需要进一步的研究来观察其效果。

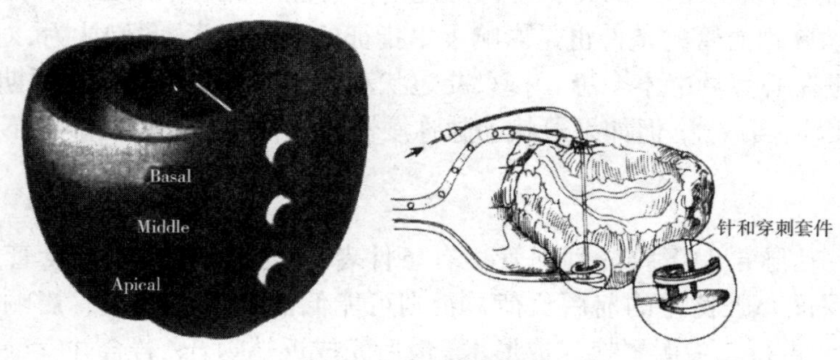

图 7-7　心肌夹板技术

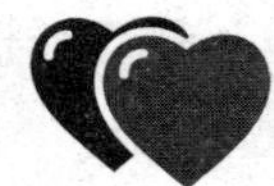

第八章　缺血性心脏病与心肌梗死

第一节　缺血性二尖瓣关闭不全

冠心病患者有 20% 左右发生缺血性二尖瓣关闭不全（ischemic mitral regurgitation，IMR），缺血性二尖瓣反流主要由冠心病心肌缺血 / 心肌梗死引起乳头肌功能不全、左心功能不全、瓣环扩大等因素造成。根据美国心脏学会（AHA）2006 年的最新资料，同时处理合并的 IMR 手术死亡率是单纯搭桥的 3 ~ 6 倍。

一、病理生理

急性 IMR 者，多因急性透壁心梗引起二尖瓣乳头肌断裂而导致。因左心房没有代偿性扩大，所以，左房压急剧上升而发生急性肺水肿，进一步加重心肌缺血和左心功能不全，甚至发生全心衰。急性 IMR 多数在早期死亡，50% 左右可活过 1 个月转为慢性，因此宜及时手术。

慢性 IMR 者，多因乳头肌功能不全或腱索慢性延长等引起。在心梗发作数月后，逐渐出现 IMR，由于左房代偿性扩张，因而肺水肿表现并不慢性，主要表现为慢性左心衰竭。

二、临床症状

根据二尖瓣反流的时限及反流程度的差异，临床表现不尽相同。患者一般表现为心绞痛症状明显加重，同时出现胸闷、呼吸困难等心功能不全的症状。若为急性心梗合并 IMR，则患者可出现急性肺水肿和循环衰竭。

三、手术指征

冠心病患者伴轻至中度 IMR，如果左房和左室大小正常，左室功能也正常，可以仅行 CABG（冠状动脉旁路移植术）；但对中度和中度以上 IMR 者，伴心室功能已经减退，特别是心脏已经明显扩大者，需要积极处理；对有陈旧性下壁 Q 波心梗，左室功能明显减退患者，IMR 处理应更加积极，以提高术后远期的无心血管事件率及生存率。

对存在多种手术危险因素的中度 IMR 患者，单纯搭桥可能降低手术死亡率，需要综合考虑，决定是否同时处理 IMR。冠状动脉靶血管的条件也是影响手术指征的重要因素，我们认为，对手术前左心室 EF（射血分数）< 30% 的严重左心室功能不全患者，只要冠状动脉靶血管条件良好，预期能够进行满意的心肌血运重建，手术指征可以适当放宽；但如果冠状动脉弥漫性病变伴左心功能明显低下，决定手术时应慎重。

四、手术技术

胸骨正中切口，主动脉、上下腔分别插管。有条件者，可使用 TEE（经食管超声心动图）。术中 TEE 评价 IMR 时，应保证心脏良好的前后负荷，否则可能低估 IMR 的程度，影响手术方案。术中一般先行桥血管的远端吻合，再行二尖瓣置换或成形术，最后完成近端吻合；若合并室壁瘤，则切除理室壁瘤，再行瓣膜操作。

IMR 的治疗有二尖瓣成形和二尖瓣置换。从发病机制来看，IMR 主要是因为瓣环明显扩大或瓣下装置（腱索、乳头肌）异常，而瓣叶常常无明显异常病变。瓣膜修复仍有明显优势。二尖瓣成形可明显改善左室功能和几何形状，完全避免与人工瓣相关的并发症，降低手术死亡率，提高患者生存质量和远期效果，所以对 IMR 患者应尽可能争取行瓣膜成形术。当然，如果没有把握，考虑到手术安全，也可选择瓣膜置换术，术中尽可能多保留瓣下装置。本节重点介绍二尖瓣成形术。

目前常用的成形方法包括：二尖瓣成形环的植入、人工腱索的使用、腱索转移技术、瓣叶部分切除成形、双孔技术、Sliding 技术的应用等。各种二尖瓣成形技术均需联合使用二尖瓣成形环，提高远期效果。

对于因二尖瓣环扩大或因乳头肌移位引起腱索乳头肌功能不全引起的 IMR，单纯植入二尖瓣成形环可取得满意效果。这种方法最容易被初学者掌握。在成形环植入前，先在左右纤维三角处各缝一针褥式缝合，再根据两纤维三角之间的距离和二尖瓣前瓣叶的大小选择合适大小的成形环。通常选择小于实际测量大小的成形环。目前临床常用的主要是对称性二尖瓣成形环，有 O 形和 C 形两种。虽然在 IMR 患者中瓣环扩大主要是因为后瓣环扩大引起，理论上采用 C 形环将后瓣环缩小即能纠正 IMR，但二尖瓣的前后径扩大也是导致前后瓣叶不能满意对合的重要原因，因此，O 形环可以保证更满意的远期效果。

由 Alfieri 开展的二尖瓣双孔成形技术（edge-to-edge）因操作简单、即时效果令人满意而广泛应用，主要用于治疗二尖瓣退行性病变，但远期效果并不令人满意。Bhudia 等的研究显示，虽然手术死亡率并不高（2% ~ 4%），但对 IMR 效果不能令人满意，术后 3 个月无反流的比例仅 40%，中度以上反流高达 14%，并随着时间推移不断上升，部分患者短期内需要二次手术，目前认为，该技术不作为 IMR 的首选。

人工腱索和腱索转移技术因需要经验的积累未能得到广泛普及，目前多采用 4-0Gore-Tex 线行人工腱索，手术中的关键是调整人工腱索到一合适长度。Sliding 技术主要用于后瓣脱垂，手术中要特别注意后瓣叶不能太宽，否则容易产生左室流出道梗阻。

第二节　心肌梗死后室间隔穿孔

心肌梗死后室间隔穿孔罕见，约占心肌梗死的 1% ~ 2%，但预后非常差。最早的描述见于 Latlum 在 1845 年的尸检报告中。1934 年，Sager 建立了心梗后室间隔穿孔的诊断标准，但直到 1957 年，才由 Cooley 提出并创造心梗后室间隔穿孔的外科修补手术，并证实了手术才是其最有效的治疗手段。心梗后室间隔穿孔完全不同于先天性室缺，两者在治疗上亦存在很大差别。25% 的患者在 1 天内死亡，50% 在 1 周内死亡，80% 在 4 周内死亡，仅有 7% 能活到 1 年以上。因此，一旦确诊，均需手术治疗。

一、病理

心梗后室间隔破裂穿孔可在心梗几小时至 2 周内发生，最常发生于心梗后的 1 ~ 4 天。这种破裂往往是由于相关冠脉发生严重梗阻且无足够的侧支循环形成。一般最常累及前隔，即室间隔前部和心尖（LAD 梗阻），约占 60%，只有 20% 左右累及后隔（右冠状动脉梗阻）。前部的缺损手术处理较为简单，后部缺损通常比较棘手，往往有多个室缺或合并室壁瘤，位置多靠心底部，部分可累及房室瓣环。

二、病理生理

与先天性室缺不同，心梗后室间隔破裂主要表现为心功能的恶化，严重程度取决于心梗面积的大小和左向右的分流量。急性左向右分流后，体循环血量锐减，而肺血增加，肺瘀血和水肿，使得原本因急心梗、可能伴有室壁瘤或缺血性二尖瓣反流的心脏负担更为严重，继而发生低心排和心源性休克。

三、临床表现

患者主要表现为心源性休克、尿少、肺水肿、低心排血量综合征以及全身重要脏器的灌注不足等。患者若听诊闻及明显的收缩期杂音，应高度怀疑室间隔穿孔的可能。

四、诊断

患者在心梗2周内，尤其在1周内，突然出现胸痛和血流动力学的变化。最典型的体征是新出现的粗糙的、全收缩期杂音，以胸骨左缘第3、4肋间最为明显，可触及震颤。患者病情急剧恶化，表现为充血性心衰和心源性休克。胸片提示心影扩大、肺瘀血。心电图提示前壁、下壁等心梗。超声心动图可明确室缺的大小、位置、分流量和心功能的状况，以及是否合并室壁瘤、二尖瓣关闭不全等。心导管检查可以明确心内分流量、检测肺动脉压。

五、手术指征

室间隔破裂穿孔，病情凶险，一旦确诊即是手术指征。但穿孔早期，室缺周围组织脆弱易碎，不易缝合，而且往往合并有大面积心梗和心源性休克，血流动力学不平稳，一般不考虑急诊手术。可经积极的内科治疗，包括放置IABP等。若病情继续恶化，则可考虑急诊手术；若病情渐平稳，可待2周后，最好在6周后，破口周围组织已经纤维化，修补较为容易。

六、手术技术

术前常需放置IABP（主动脉内球囊反搏），一般不用硝普钠或硝酸甘油等扩血管的药物，尽管它们可以减少左向右的分流量，但常常会带来低血压和冠脉灌注减少的后果。术中放置Swan-ganz导管，监测肺动脉压、心排量和肺毛细血管压。胸骨正中切口，主动脉、上下腔分别插管，常规放置左房减压管。若同时行冠脉搭桥，则先行桥血管的远端吻合，并经桥血管灌注心肌保护液。

心脏停搏后，前间隔穿孔采用LAD左侧1 ~ 2 cm平行切开左心室心尖部梗死区。破口较小，周围有纤维化者可直接缝合；较大穿孔者需补片修补。后间隔穿孔一般不建议直接缝合，可采取左心室下壁距PDA 1 ~ 2cm切口。需完全切除梗死心肌，缝合进针时，应贯穿后间隔和膈面的右心室游离壁，双侧加涤纶片固定。

室间隔穿孔往往存在较为严重的冠脉严重，同期需行完全再血管化。若存在二尖瓣或三尖瓣乳头肌功能障碍并引起相应瓣膜关闭不全，则需行相应的瓣膜修补成形术，必要时需行瓣膜置换术。

七、术后并发症

1. 低心排血量综合征：为术后最常见的并发症。除术中加强心肌保护外，围术期放置IABP可有效防治低心排的发生，IABP在升高血压的同时，增加冠脉尤其是右冠的灌注，可有效防治右心衰竭。有条件的单位，可以考虑使用体外循环膜肺（ECMO）和左心辅助装置。

2. 出血、呼吸功能不全、肾功能不全和室缺再通。

第三节　冠心病合并颈动脉疾病

动脉粥样硬化是一种全身性的病变，既可以发生在冠状动脉导致心肌缺血，引起心绞痛、心肌梗死、心功能衰竭，亦可以发生在颈动脉引起脑缺血，产生头痛、头晕、脑卒中，还可发生在肾脏、下肢等部位产生肾脏、下肢缺血而导致肾衰竭、间歇性跛行、肢端坏死等严重并发症。动脉粥样硬化可单独发生于某一器官，也可同时发生于多个器官。冠心病合并颈动脉病变是一种难以处理的棘手病变，对每一个心脏外科医生都是一个严峻的挑战。因为其不仅增加了冠状动脉旁路移植手术死亡率，更为严重的是增加了围术期脑血管意外，特别是脑卒中的发生率。一旦围术期发生脑卒中，不仅延长住院时间，增加医护难度，加医疗费用，而且也影响患者的生活质量和生存时间，对患者、患者家庭及整个社会都是一种灾难。

一、围术期脑卒中的发生率、原因和机制

冠状动脉旁路移植手术后，脑卒中的发生率文献报道为0.5% ~ 8.9%，且与患者的年龄关系密 Gardner等报道，小于45岁时，脑卒中发生率为0.2%，60岁时上升为3.0%，若年龄大于75岁，脑的发生率高达8.0%。Tuman等也报道，若CABG时患者小于65岁，术后脑卒中发生率为0.9%，若

75 岁则高达 8.9%。

脑卒中主要是心脏或大血管内粥样硬化斑块或血栓脱落造成的脑栓塞，也可由气栓、左心房血栓、心肌梗死后左心室内的血栓、左心室引流管、左心导管等引起的细小栓子脱落造成脑栓塞，脑卒中亦可由颅内出血、血管痉挛、术中脑灌注不足等引起。

升主动脉粥样硬化斑块脱落是导致脑卒中的重要原因之一，粥样硬化斑块可因体外循环的升主动脉插管、心肌停跳液的插管、升主动脉阻断钳或侧壁钳的使用而脱落。

颈动脉斑块脱落是导致脑卒中的又一重要因素。冠状动脉旁路移植患者合并颈动脉狭窄发生率为 2.4% ~ 14%。合并颈动脉狭窄时，心脏手术后围术期脑卒中或暂时性脑缺血的发生率明显高于无此并发症的患者。Brenner 报道，合并颈动脉狭窄时，心脏手术后，围术期的脑血管意外发生率为 9.2%，而无颈动脉狭窄患者则为 1.3%。Faggioli 报道，大于 60 岁的患者若颈动脉狭窄大于 75%，脑卒中的发生率为 15%，而同年龄但无颈动脉狭窄时，脑卒中的发生率约为 0.6%。Berens 的研究更显示出，心脏术后脑卒中的发生率与颈动脉狭窄程度密切相关，若颈动脉狭窄低于 50%，术后脑卒中的发生率为 2.5%；狭窄大于 50% 时，脑卒中发生率为 7.6%；当颈动脉狭窄大于 80% 或单侧颈内动脉闭塞时，脑卒中的发生率即高达 10.9%。颈动脉狭窄导致术后脑卒中的确切机制不十分确定。除了斑块脱落造成脑栓塞外，颈内动脉粥样硬化狭窄亦可使脑血流量明显减低，特别是在体外循环时，更易引起脑供血不足，因此，在合并颈内动脉狭窄时，体外循环动脉灌注压至少应大于 60 mmHg，尽可能地保证大脑的血供，降低脑卒中的发生率。但约有半数脑卒中发生在术后早期而不是发生在术中，可能与体外循环时出凝血因子受破坏引起的出、凝血功能紊乱有关。

二、颈动脉狭窄的诊断

1. 临床表现

颈动脉狭窄的主要临床症状有两大类：一类为急性脑缺血，可表现为偏瘫、失语、昏迷等，即脑卒中（中风）。其特点是多见于 50 岁以上的男性患者，常在睡眠中发病，病情进展较慢，数小时甚至 1 ~ 2 天其症状达到高峰，为脑梗死所致，神经系统功能很难完全恢复，常留有不同程度的后遗症。另一类为慢性脑缺血，可出现头痛、头晕、耳鸣、记忆力及理解力减退等。一侧上下肢感觉异常，麻木、刺痛、一过性失明或短暂黑蒙，一过性脑缺血或短暂性脑缺血发作，发病突然，历时短暂，大多无意识障碍，出现过一过性发音不清，一侧肢体麻木、无力等。历时数分钟或数小时，24 小时内可完全康复而无后遗症，但可反复发作。

2. 体格检查

颈动脉狭窄无明确特异性体征，可在颈部扪及震颤及闻及收缩期杂音，但不能以此作为诊断依据，因为随着狭窄程度的加重，杂音可逐渐减轻甚至消失。颈动脉触诊不但不能诊断，相反有导致斑块脱落脑栓塞的危险。

3. 诊断性检查

（1）多普勒超声：多普勒超声检查有二维和三维超声两种方法，不论是二维还是三维，多普勒超声检查均能直接将探头置于颈动脉表面进行扫描，多普勒超声检查可显示颈动脉病变的长度、内膜增厚的程度、管腔狭窄的程度、斑块的厚度及是否有溃疡，并可测定血流速度，是一种简便可行的无创伤检查方法。其缺点是不能区别管腔是几乎闭塞还是完全闭塞，同时其精确性与检查者的经验有十分密切的关系。有下列情况时，均应做颈部多普勒超声检查：①颈部听到杂音；②有脑卒中病史；③有一过性脑缺血病史；④合并严重的周围血管疾病；⑤高龄患者。

（2）颈动脉造影：颈动脉造影检查能清楚地显示颈动脉的走行和病理变化，如狭窄程度、有无溃疡和内膜血栓，同时也能显示病变远端的血供情况和侧支循环的情况，是一种非常精确的诊断方法，适用于超声检查怀疑颈动脉严重病变者，有神经系统症状且颈动脉有杂音者无须行无创检查，可直接进行颈动脉造影。但颈动脉造影是一种创伤性检查，有引起主动脉内膜撕裂、斑块脱落导致脑栓塞、穿刺等引起胆固醇性栓塞、肾动脉栓塞等严重并发症的可能，同时也增加患者的经济负担，因此是否需行颈动脉造影检查要慎重考虑决定。

（3）磁共振血管造影：磁共振血管造影是一种新的无创检查方法，能清楚显示颈动脉病变，同时还避免了颈动脉造影检查带来的一系列脑血管并发症，在颈动脉狭窄的诊断上应用逐渐增多。MRI（核磁共振成像）具有良好的软组织对比和任意平面成像的优点，黑血技术和白血技术结合应用，使得 MRI 能够清晰显示血管外壁和管腔的改变，比血管造影能更好地显示颈总动脉和颈内动脉斑块的范围和分布，测量病变血管壁的总体积并准确确定斑块的性质，同时能够更准确地确定狭窄的程度和显示斑块内溃疡的形成。在评价颈动脉狭窄方面，CE-MRA 与 DSA（数字减影血管造影）具有较好的一致性，对颈动脉重度狭窄，其敏感性为 93% ~ 100%，特异性为 85% ~ 100%。

（4）多排螺旋 CT——CTA（血管造影）：CTA 具有安全、无创伤的优点，对测量颈动脉粥样硬化斑块导致的管腔狭窄具有高度敏感性和特异性；对于重度狭窄（70% ~ 99%）和闭塞，CTA 的敏感性可达 89% ~ 100%，特异性为 94% ~ 100%。

CTA 检查颈动脉的优势不仅在于能获得与 DSA 相似的血管造影图像，而且能通过多种重建方式清晰显示颈动脉斑块和血栓形成；而 DSA 检查时，钙化斑块不显影，并可能在减影片上造成伪影。因此，颈动脉 CTA 图像显示钙化斑块的敏感性日益受到重视。由于富含脂质的软斑块、纤维帽变薄以及斑块内出血的不稳定斑块、纤维帽破裂的溃疡性斑块与卒中的危险直接相关，而脂质、钙斑、纤维组织、出血的 CT 值不同，CTA 图像亦可以较清楚地区别软斑块和钙化斑块。

目前 CTA 还存在一些局限和不足：①早期的螺旋 CT 由于 CT 球管热容量有限，因此不能对颈动脉全程进行检查。目前多层螺旋 CT 的球管热容量较大，不但能满足颈动脉全程扫描的要求，还能进行大范围的体部血管成像；② CTA 检查需要快速注射 100 ~ 120 mL 造影剂，患者存在造影剂反应或毒性的可能；③ CTA 仍为有放射性损害的检查手段；④ CTA 图像重建处理需要医师具备良好的血管解剖知识和一定操作经验，否则可能造成假象。

三、颈动脉狭窄的治疗

颈动脉狭窄的治疗方法有药物治疗、血管成形加支架治疗和外科手术治疗等不同的治疗方法。尽管到目前为止，内膜剥脱手术在延长生命和降低神经系统并发症方面是否优于药物治疗仍有争议，但大宗试验结果表明，不论术前有无症状，手术治疗均有明显的优越性。1991 年，北美的一项有症状的颈动脉内膜剥脱试验结果显示，手术治疗组 2 年后脑卒中的危险性为 9%，而药物治疗组为 26%，其中致命性脑卒中手术组为 2.5%，远低于药物组的 13.1%（$P < 0.001$）。欧洲颈动脉外科试验的 2 518 例患者中，3 年时手术治疗的死亡、围术期脑卒中、同侧缺血性脑卒中及其他类型脑卒中加起来总发生率为 12.3%，而同期药物治疗组为 21.9%（$P < 0.01$），其中致命性脑卒中手术组为 6%，而药物治疗组则高达 11%，对无症状患者手术治疗的效果也同样优于药物治疗。对 1 662 例无症状颈动脉狭窄患者进行对照观察，结果是 5 年手术组的同侧脑卒中加上手术死亡和围术期脑卒中总发生率为 5.1%，远低于内科药物治疗组同侧脑卒中的 11%。Wholey 等统计 3 129 例颈动脉支架治疗的患者，术后小卒中的发生率为 2.49%，大卒中为 0.96%。Alexandre 总结了 1995—2000 年治疗的 77 例颈动脉支架置入的结果，成功率为 100%，并发症的发展中，可逆性的事件为 4.4%，小中风发生率为 1.5%，大的卒中率为 2.9%。

1. 颈动脉内膜剥脱术手术适应证

美国血管外科协会（SVS）在 2008 年明确规定，对于无中枢神经系统症状的患者，颈动脉狭窄 ≥ 60% 即有手术指征；对于有症状的患者，≥ 50% 即有手术指征。指南中特别强调介入治疗绝不适用于无症状的患者，除非该患者合并手术危险因素，如术后再次出现的狭窄、同侧颈部放疗手术史、锁骨下颈总动脉狭窄或对侧声带已麻痹等。双侧颈动脉病变，一般先处理病重的一侧，择期再行另一侧手术，若条件允许也可行同期双侧手术，但应警惕术后脑高灌注的发生。

2. 手术方法

可行一侧颈丛神经阻滞麻醉，亦可行全身麻醉，两种麻醉方法各有优缺点。颈丛神经阻滞麻醉时，患者清醒，便于观察脑功能的变化，并能及时发现不能忍受血流阻断之病情。全身麻醉较安全。仰卧位，

头部抬高 10° ~ 15°，肩下垫枕使颈后伸并转向对侧。转动头部时应缓慢轻柔，以防动作粗暴引起碎片脱落或对侧颈动脉 / 椎动脉发生高度狭窄或阻塞而发生急性缺血性脑卒中。沿胸锁乳突肌前缘做斜形切口，上端起自耳垂平面，下端止于第 3 气管软骨环。离断颈阔肌以及颈外静脉，勿伤耳大神经。锐性分离颈动脉前结缔组织，暴露颈总动脉、颈内动脉和颈外动脉并分别套带，注意保护上方的舌下神经分支及下后方的迷走神经。全身肝素化（0.5 ~ 1 mg/kg）以后，分别阻断颈总动脉、颈外动脉、颈内动脉以及甲状腺上动脉。此时由于脑部灌注仅靠椎动脉系统和对侧颈内动脉灌注，所以需要保持较高的动脉灌注压力，常常将动脉收缩压提高到 150 ~ 130 mmHg，以保证脑的灌注。切开颈动脉并剥离增厚的内膜。上端至颈内、颈外动脉内膜正常处用手术刀切断或用锋利剪刀剪断内膜，下端至颈总动脉内膜正常处离断，血管内侧面用肝素水反复冲洗，以完全除去残留的内膜。若颈内或颈总动脉偏细，为防止缝合后颈动脉狭窄，可用心包补片、静脉补片、人工血管补片等加宽缝合。缝合完毕开放颈动脉的顺序应是先开放颈总动脉，再开放颈外动脉、甲状腺上动脉，最后开放颈内动脉，目的在于将可能残存于血管内的组织碎片及空气排入颈外动脉系统，以防止发生脑梗死。于颈外动脉外放置一硅胶管或硅胶片做引流，然后逐层缝合切口。如局部手术野无渗血，也可以不放引流直接缝合。手术中颈动脉阻断时间最好不要超过 25 ~ 30 分钟，否则可能需要放置临时分流器，防止脑部长时间供血不足，减少手术后卒中的发生率。

术后监测心电图和血压，维持血流动力学平稳，避免血压过高或过低。严密监测颈内动脉血流，一旦怀疑颈动脉内血栓形成，应立即打开切口探查。同时应继续抗血小板聚集治疗，以防血栓形成。

四、冠心病合并颈动脉狭窄的手术治疗

当冠心病患者需行冠状动脉旁路移植手术，又合并颈动脉狭窄需行颈动脉内膜剥脱手术时，怎样选择手术方案，是一个非常棘手的问题。需根据病情、医生的习惯等多种因素综合考虑，总体来说有以下两种方法。

1. 分期手术

分期手术即将颈动脉内膜剥脱手术和冠状动脉旁路移植手术分两次施行。其中，先行颈动脉内膜剥脱，再行冠状动脉旁路移植称为分期手术；而先行冠状动脉旁路移植再行颈动脉内膜剥脱，则称为反分期手术。

因为颈动脉内膜剥脱仅需局部麻醉，创伤小，在患者血流动力学稳定的情况下，特别是双侧颈动脉严重狭窄、症状明显时，先行颈动脉内膜剥脱，数天后再行冠状动脉旁路移植是一种较好的选择。这种方法的最大风险是围术期心肌梗死。

若循环系统不稳定，特别是无症状的颈动脉狭窄时，可采用先行冠状动脉旁路移植，待循环稳定后，再行颈动脉内膜剥脱的反分期手术。这种方法的主要危险是为围术期脑部并发症。近来，由于冠状动脉旁路移植手术技术的改进，采用非体外循环心脏跳动下旁路移植术，血流动力学稳定，避免了体外循环期间脑的低灌注损伤和升主动脉上的插管操作及体外循环和低温损伤，围术期脑卒中的并发症大大降低。采用反分期手术将是一种上佳选择，条件是外科医生必须熟练掌握心脏跳动下旁路移植的技术。

2. 同时手术

同时手术即在一次麻醉下完成颈动脉内膜剥脱和冠状动脉旁路移植两种手术。最早的文献记载是 Bemhard 于 1972 年报道的 15 个病例，此后，此类文献逐渐增多。同时施行两种手术的好处是避免了颈内动脉内膜剥脱时心肌梗死并发症的发生，和施行心脏旁路移植手术时脑卒中的发生，有时这甚至是唯一可行的手术方案。当然，一次麻醉下完成两种手术，住院天数、医疗费用等均比两种分开手术节省，对患者、医院、社会均有益处。同时施行颈动脉内膜剥脱和冠状动脉旁路移植的标准方法是麻醉后先行颈动脉内膜剥脱，但皮肤切口暂不完全缝合，放置引流片后稀疏缝合数针，再开胸建立体外循环，然后完成冠状动脉旁路移植手术，不过在颈动脉内膜剥脱时，另一组医生可同时在腿上采集大隐静脉，以节省手术时间。

Rizzo 等采用在暴露颈动脉后即开胸，放置体外循环插管但不开始体外循环，待颈动脉内膜剥脱完成后才开始体外循环，完成冠状动脉旁路移植手术的方法。为使手术更安全，可在颈动脉需要加宽补片缝合时使用自体心包。

Minami 于 1989 年介绍了一种改良的手术方法，即在体外循环下，先后完成颈动脉内膜剥脱和冠状

动脉旁路移植手术。其优点是肝素化脑血栓形成的概率明显下降，低温可以减少脑氧消耗量，有利于脑保护，同时血流动力学能得到保障，行颈动脉内膜剥脱时不需要使用分流技术。Minami 报道，用这种改良的方法施行颈动脉内膜剥脱和冠状动脉搭桥手术 116 例，手术死亡率为 1.7%，脑卒中的发生率为 4.3%。Weiss 于 1992 年亦报道了 23 例在体外循环、中度低温（20℃）、主动脉阻断下行颈动脉内膜剥脱和旁路移植手术结果，仅 1 例死亡，全组没有脑部并发症发生。此种方法的缺点是延长了体外循环时间和主动脉阻断时间，这是与近年来心外科医生积极努力缩短体外循环和主动脉阻断时间的趋势不相符的。同时，低温的损伤也是其不足之处，现代心外科医生在冠状动脉旁路移植时，采用浅低温、常温技术就是为了避免低温损伤。

3. 术后处理要点

一般来讲，同期施行颈动脉内膜剥脱和冠状动脉旁路移植手术后的早期处理，与单纯冠状动脉搭桥手术无明显区别，术后维持血流动力学稳定不但有利于心脏恢复，同时也有利于脑功能恢复，术后早期可应用利尿剂减轻水肿。

关于抗凝治疗问题，一般不主张应用强的抗凝治疗。冠状动脉旁路移植术后常规应用阿司匹林治疗，对颈动脉内膜剥脱术后直接缝合或应用静脉补片修补的患者来说已经足够，除非应用人工材料补片修补颈动脉或对侧颈动脉有严重病变未处理，特别是有溃疡斑块时，在确定无手术野出血后可考虑应用肝素，随后改为华法林等长期抗凝治疗。术后阿司匹林应用的时间，国外一般从术后 6 小时开始。作者采用在单纯冠状动脉旁路移植手术后第一次进食时开始，效果良好。术后近期桥体血栓形成率极低。如果在冠心病合并严重颈动脉狭窄时，不采用分期手术，也不采用同期手术，仅单纯行冠状动脉旁路移植术，术后脑卒中的危险性极高，应在确定无手术野出血后，立即应用肝素抗凝，对预防脑卒中是较为有利的。

五、冠心病合并颈动脉狭窄处理方案

1. 颈动脉内膜剥脱术（CEA）

现行 AHA（美国心脏协会）指南推荐颈动脉狭窄 50% ~ 99% 的有症状患者，若其围术期卒中或死亡风险不超过 6%，可进行 CEA。对于无症状患者，AHA 指南推荐狭窄在 60% ~ 99%，围术期卒中或死亡风险不超过 3% 的患者可进行 CEA。2005 年美国神经病学学会指南推荐，符合标准的患者年龄应在 40 ~ 75 岁之间，并且预期寿命至少 5 年。

2. 颈动脉支架术

颈动脉支架术是 CEA 合理的替代手段，尤其对 CEA 治疗存在高风险的患者。虽然没有随机研究比较带有和不带有血栓保护装置（EDPs）的血管内支架术（CAS）的差异，但看起来使用 EDPs 对于降低 CAS 过程中的卒中风险是至关重要的。CAS 前后要求进行细致的神经功能评估。医疗保险和补助服务中心（CMS）的报销仅限制在合格机构和医生所使用的经食品和药品管理局（FDA）批准的支架以及在治疗狭窄超过 70% 的有症状高危患者和纳入 B 类调查装置免除试验或批准后研究的高危患者中（狭窄大于 50% 有症状患者，狭窄大于 80% 无症状患者）所使用的 EDPs。目前，缺少充分的证据支持 CAS 可用于狭窄小于 80% 的无症状高危患者，或不具有高危特征的任何患者。正在进行的随机试验将会明确，未来 CAS 在低危患者中的作用。对于无症状高危患者，需要进一步研究来确定 CAS 与最佳药物治疗之间的优劣。

冠心病患者合并颈动脉狭窄时的诊断、治疗方案有时很难确定，Minami 报道了他们的处理方案，很有特色且很实用。所有冠心病患者在行冠状动脉旁路移植手术前，要特别注意周围神经系统和中枢神经系统的病史和症状，然后行多普勒超声检查。若多普勒超声检查发现颈总动脉或颈内动脉狭窄大于 50%，则行颈动脉造影检查。若颈动脉造影显示狭窄大于 75%，即行冠状动脉搭桥加颈动脉内膜剥脱手术。若多普勒超声检查显示颈动脉狭窄大于 75%，又有症状，即行冠状动脉旁路移植加颈动脉内膜剥脱手术。若是无症状性狭窄，再行二氧化碳刺激的头颅多普勒超声检查。如灌注储备能力减低，不论有无颈动脉狭窄症状，即行冠状动脉旁路移植加颈动脉内膜剥脱；若灌注储备能力正常，但有明显的血栓形成，或有形态学病变如溃疡性病变等，也需要行颈动脉内膜剥脱；若没有溃疡性病变，可单纯行冠状动脉旁路移植术，但需要给予抗凝治疗并定期超声多普勒复查。

第四节 冠心病合并瓣膜疾病

一、概述

在成年瓣膜病患者中，据文献报道，约有 10% ~ 50% 行瓣膜手术的患者因合并冠心病，需要同时行冠状动脉搭桥手术。瓣膜病和冠心病之间病理生理上的相互作用常相当复杂。

瓣膜病可以改变心室形态与功能；同时，冠心病通过改变心肌收缩力、改变心室的几何形态及功能，加重对患者的影响。严重的冠心病可以引起阶段性或整个心室壁的运动异常，而且可以降低心肌的收缩力。局部的心肌缺血可以导致心室形态的扭曲，从而影响心室功能及房室瓣的关闭不全。具有冠状动脉梗阻的瓣膜病变患者，不一定合并心绞痛症状。临床上，对此类患者无论有无症状，均应同时行外科搭桥手术，对维护围术期病理生理学的稳定起重要作用。瓣膜置换术合并冠状动脉搭桥术的早期及晚期死亡率要明显高于单纯的瓣膜置换术。外科医生手术前对患者的心肌功能状态要做仔细的评价，而且充分理解瓣膜手术围术期前、后负荷的改变对心室功能的影响。

在临床治疗瓣膜病变同时合并冠状动脉病变的成年患者中，对于左心室功能的评价是非常重要的。临床检查时，应注意有无左心室功能衰竭的症状和体征。通过对患者病史、物理检查以及实验室检查全面评价左心室功能情况，如活动后及体位性的呼吸困难；双肺哮鸣音和心脏杂音，肢体水肿；以及其他的心室功能衰竭的症状和体征。术前区别心功能衰竭是来自瓣膜病变，还是由于冠状动脉病变形成的心肌缺血造成可逆或不可逆的心肌功能不全是非常重要的。可以根据心电图各导联的变化判断以前心肌梗死的部位，根据超声心动图判断局部心室壁的异常运动；超声心动图和核素扫描可以判断存活心肌的功能及范围；心导管检查可以测量左心室舒张末压、肺动脉压以及通过行冠状动脉造影评价左、右心室的功能，了解冠状动脉的解剖情况；核素心肌灌注扫描有助于区分缺血心肌区域的存活心肌和坏死的心肌瘢痕，对评价缺血心肌区心肌活性及心肌功能有重要意义。所有这些术前检查，对于行瓣膜置换术合并冠状动脉搭桥手术患者是非常重要的，因为这些检查可以充分估计手术的危险性，并且可以于手术前制订周密的手术计划。

心脏瓣膜病合并冠心病的发病率各家报道不一：在风湿性心脏瓣膜病中，尸检结果表明，平均发病率为 13%，其中主动脉瓣病变和主动脉瓣病变合并二尖瓣病变的发病率最高，分别为 18% 和 21%，而单纯性二尖瓣病变合并冠心病的机会较少，约为 8%。老年性主动脉瓣钙化合并冠心病的机会可高达 50% ~ 70%。瓣膜病合并冠状动脉病变，随着年龄的增长而明显增加。Lacy 等报告 210 例各类心脏瓣膜病，在行瓣膜置换术前常规进行冠状动脉造影检查，83 例（41%）有冠状动脉病变，其中 45 例（22%）有明显冠状动脉狭窄（狭窄 > 50%），多见于 45 岁以上的患者，40 岁以下者仅 1 例有单支冠状动脉病变，而 60 岁以上者发病率明显升高，达 40% 左右。

急性心肌梗死的患者，发病 2 周内，约 20% ~ 50% 的患者可出现由于乳头肌功能不全引起的一过性心尖部收缩期杂音，其中 1% ~ 5% 的患者发生严重二尖瓣关闭不全。心肌梗死引起的乳头肌断裂的发生率 < 1%，但预后很差，70% 的患者发生心源性休克，其中 70% 在 24 小时内死亡，总的死亡率可达 90%，占死于急性心肌梗死患者的 1% ~ 5%。

从北京安贞医院近期对 100 例瓣膜病合并冠心病患者手术的统计和总结，有如下特点：

1. 瓣膜病合并冠心病的比例约为 10%，大部分患者是通过冠状动脉造影发现的（60% ~ 70%）。

2. 影响冠心病发生的高血压、高血脂、高血糖等因素均不很明确，或影响仅处于轻中度水平。

3. 瓣膜病合并冠心病的冠状动脉造影者，其中单支或两支病变占大多数，仅有约 20% 者为三支病变；另外，病变的冠状动脉狭窄程度在 45% ~ 50% 的患者表现为 50% ~ 70% 的局限性狭窄。

这些特点说明了为什么瓣膜病合并冠心病患者常以瓣膜病表现为主，而掩盖了心肌缺血的症状。因此，手术前对于 40 ~ 50 岁以上的患者作为高危人群，争取做冠状动脉造影检查是非常重要的。

对于瓣膜病变合并冠状动脉病变的患者，最有效的治疗方法就是外科手术。由于瓣膜病变的种类不同，我们在以下的内容中，将不同的瓣膜病与冠心病相结合分类介绍，其中包括：①主动脉瓣狭窄合并冠心病；②主动脉瓣关闭不全合并冠心病；③二尖瓣关闭不全合并冠心病；④二尖瓣狭窄合并冠心病；⑤主动脉瓣狭窄伴二尖瓣关闭不全合并冠心病；⑥主动脉瓣关闭不全伴二尖瓣关闭不全合并冠心病。以下就每一项疾病的临床表现、病理生理改变、手术和围术期的处理原则、近期和远期结果进行讨论。

二、主动脉瓣狭窄合并冠心病

主动脉瓣狭窄在成人瓣膜病中是常见的病变。在主动脉瓣退行性变形成钙化导致主动脉瓣狭窄的患者（年龄多为 60 ~ 80 岁）中多合并冠心病。在男性中，先天性主动脉瓣两瓣化畸形的患者，甚至年轻时就可能患有冠心病，因此，主动脉瓣狭窄经常合并有冠心病。虽主动脉狭窄以及冠心病的外科治疗可以显著地、直接地改善病情，并且治疗效果相对持久，疗效满意。

1. 临床表现

主动脉瓣狭窄的患者最初是无症状的，但逐渐开始有心前区疼痛、心力衰竭、晕厥等症状。当合并冠状动脉狭窄时，心绞痛会经常发作。一个完善的病史资料可以清楚地阐述相关症状。心肌缺血的症状和心力衰竭的症状是相对容易区别的。颈动脉的狭窄经常合并有黑蒙或脑卒中。因此，手术前有关颈动脉的特殊检查是必需的，因为主动脉瓣狭窄的杂音也会向颈动脉传导，很难与颈动脉狭窄相区别。

体格检查中的典型证据包括：在心前的主动脉瓣听诊区可以听到逐渐增强或逐渐减弱的收缩期杂音；第 2 心音是单一的；合并有双肺哮鸣音以及组织水肿的症状。由于主动脉瓣狭窄使后负荷增加，心电图可以显示左心室肥厚。如果患者最近或以前有心肌梗死，也可显示典型的心肌梗死的心电图。超声心动图可以显示左心室肥厚，以及由于瓣叶钙化和活动性减弱产生的主动脉瓣口缩小。所有有心前区疼痛和主动脉瓣病变的 40 岁以上的患者，都需要做冠状动脉造影，以了解冠状动脉解剖情况。左心导管和右心导管应同时进行检查，以全面评价心肌状态，包括左心室舒张末压、肺动脉压以及主动脉跨瓣压差。

对于主动脉瓣狭窄合并冠心病，同时左心室功能低下的患者，手术前的临床评价比较复杂。左心室功能低下患者的主动脉跨瓣压差较低，瓣口面积的大小及狭窄的严重程度很难精确估算。超声心动图看到的瓣叶活动差以及瓣叶的严重钙化，经常是主动脉瓣重度狭窄的标志。如果超声心动图显示有狭窄存在，而跨瓣压差小，左心室腔内收缩期压力超过 120 mmHg，手术危险相对低，同时手术效果通常较好。较差的心室收缩力、较薄的左心室壁、较低的跨瓣压差，以及较低的左心室腔内的收缩压，通常暗示较高的手术风险，且远期疗效不良。心室收缩力较差，左心室壁厚度正常或增加，当手术前检查证实大量缺血心肌为存活心肌的主动脉瓣狭窄患者，手术后心肌的收缩力能够恢复。其他与心室功能相关的危险因素及手术危险因素包括：患者的年龄、以前有无心脏病史，以及各器官的功能情况，特别是肾功能情况。

有关手术指征和禁忌证，在瓣膜病和冠心病相关章节均有明确讨论。应该注意左心室很大、心肌收缩力差、射血分数较低、跨瓣压差低于 30 mmHg、左心室腔内收缩期压力低于 120 mmHg、心排血量较低，此类患者手术风险很大，要慎重选择手术指征。

2. 病理生理改变

主动脉瓣狭窄的特点是左心室后负荷高度增加，主动脉瓣狭窄患者的所有症状和体征都来源于此。大多数患者最初左心室收缩功能是正常的，射血分数也可维持在正常范围。此病的晚期，患者左心室明显肥厚，随着左心室的扩大以及心肌收缩力的下降，发展至心功能衰竭。在本病的任一阶段，如果伴发重症的冠状动脉狭窄，均可导致心室壁的运动障碍。若有三支冠状动脉病变，可以早期引发心功能衰竭。

重症主动脉瓣狭窄及左心室功能正常的患者，主动脉瓣置换术后，后负荷会明显降低。

由于大多数主动脉狭窄的患者都有左心室肥厚，在主动脉阻断期间，有可能造成心内膜下心肌梗死。虽然冠状动脉搭桥手术可以改善心肌供血，增加心肌收缩力，但有的患者在手术后可以造成心肌的顿抑，表现为整个或局部心肌收缩力短暂降低。这点对于手术前心室功能较差的患者有重要的病理生理学意义。

手术后患者左心室流出道梗阻的解除，可以增加心排血量，改善重要脏器的灌注；手术同时改善心肌缺血，可以唤醒冬眠的缺血心肌，从而明显改善心室功能。此种手术使患者双重受益，决定了外科治

疗效果是最佳的。

3. 围术期处理

主动脉瓣置换合并冠状动脉搭桥手术的监测基本与心脏常规手术相似。所有患者都应由桡动脉的连续动脉血压及动脉血气监测，Swan-Ganz 导管也经常用来监测肺动脉压，定期测量心排血量，及连续监测混合血的氧饱和度。

4. 心外科手术

基本操作与单独冠状动脉外科或瓣膜外科是类似的。这里主要有几点应该注意：

（1）心肌保护：建议顺行灌注和逆行灌注可以相结合使用，最初的心脏停搏液剂量为 15 mL/kg，可以是一半顺行灌注，另一半逆行灌注，然后手术中采取持续逆行灌注。逆行灌注可以不中断手术，不影响手术视野，使用方便，有利于肥厚心肌的保护。

（2）冠状动脉左前降支有明显狭窄时，应先用左乳内动脉进行搭桥，其他桥可应用大隐静脉。普通患者一般选择机械瓣膜，当患者年龄大于 70 岁时，为避免长期进行抗凝治疗，因此瓣膜置换常选择生物瓣或同种瓣。对于 60 ~ 70 岁之间的患者，选择生物瓣或机械瓣，目前尚无定论，可酌情慎重选择。

（3）手术步骤：首先行大隐静脉与冠状动脉远端吻合口吻合，然后切开主动脉根部，行主动脉瓣置换后，缝合主动脉切口，行左乳内动脉远端与冠状动脉吻合。上述步骤完成后，充分排出左心室气体后，开放升主动脉阻断，用侧壁钳部分钳夹主动脉壁，吻合静脉桥的近端吻合口。目前，也有采取在主动脉阻断过程中行静脉桥的近端吻合。虽然延长了手术中心肌的缺血时间，但避免了第 2 次阻断造成潜在的主动脉壁的撕裂、硬化斑块脱落以及缝合线的损伤。这种方法对二次手术来说是相当重要的，特别是以前做过冠状动脉搭桥手术，再次行侧壁钳部分钳夹主动脉壁几乎是不可能的。

（4）若手术后心律不稳定，应在心房、心室分别安放临时心脏起搏导线。房室顺序起搏对于维护手术后血流动力学稳定起重要作用。因为主动脉瓣狭窄患者的左心室顺应性下降及左心室肥厚，减少和抑制室上性心律失常，可以提高心排血量。

（5）心脏手术完成，心脏复苏后，在辅助循环过程中，对于左心室肥厚的患者，逐渐增加并保持左心室一定的充盈是非常重要的，可以减少收缩期左心室流出道的狭窄，对于顺应性较差的心室可以提供充足的前负荷。

（6）对于在减流量过程中，停体外循环比较困难的患者，要应用一定量的正性肌力药物，如肾上腺素、多巴胺、多巴酚丁胺以及磷酸二酯酶抑制剂（米力农）等。肾上腺素的用量为 0.05 ~ 0.15 μg（kg · min），多巴胺和多巴酚丁胺剂量为 5 ~ 10 μg（kg · min），米力农的负荷剂量为 50 μg/kg，随后维持剂量为 0.5 μg（kg · min）。对于心功能较差的患者，单独使用肾上腺素临床效果不佳时，米力农与肾上腺素合用的效果较为明显。另外，应避免应用血管收缩药物，如去氧肾上腺素（新福林）等。使用正性肌力药物后，观察 20 ~ 30 分钟，若仍然无法顺利脱机，要果断使用 IABP。

三、主动脉瓣关闭不全合并冠心病

主动脉瓣关闭不全与主动脉狭窄不同，在老年人中发病率不高，因此很少合并冠心病。

在主动脉瓣置换合并冠状动脉搭桥手术中，主动脉瓣关闭不全的患者只占 10% ~ 25%。主动脉瓣关闭不全合并冠状动脉搭桥手术方法与前期描述的相同。但主动脉瓣关闭不全的病理生理学改变与主动脉瓣狭窄是不同的，这就会对手术中以及围术期的治疗产生影响。

1. 临床表现

主动脉瓣关闭不全合并冠心病通常有三种表现形式：

（1）主动脉瓣关闭不全通常是在因冠心病症状而进行检查时偶尔发现的。

（2）主动脉瓣关闭不全在常规体格检查时，因心脏杂音而被发现，同时进一步检查时发现患有冠心病。

（3）瓣膜病变的临床表现出现时，多已有严重的左心室负荷过重，心功能失代偿，而直接显现心功能衰竭，或缺血性损害。

主动脉瓣关闭不全合并冠心病的手术前检查基本与主动脉瓣狭窄合并冠心病相同。由于主动脉瓣关闭不全，患者通常在病程中前期不表现临床症状，但左心室功能进行性严重损害已经形成，后者直接影响手术期死亡率和患者远期生存质量，所以注意此类患者的早期诊断是十分重要的。

2. 病理生理学

主动脉瓣关闭不全可以增加左心室的前负荷，使左心室扩大。急性主动脉瓣关闭不全使左心室舒张末压突然增加，以及心室排血量减少，患者临床症状经常会非常严重。由于冠心病造成的左心室功能不全，也经常造成左心室的扩大。主动脉瓣置换手术可立即减轻左心室的前负荷，增加心肌的收缩力。冠状动脉搭桥手术可以改善心肌缺血，恢复冬眠心肌的功能，增加心肌收缩力。

主动脉瓣关闭不全的手术指征一直存在着争论。有的长期主动脉瓣关闭不全的患者没有临床症状，超声心动图检查对此类患者进行早期诊断，对指导早期手术治疗起着重要的作用。超声心动图检查主动脉瓣反流程度为中度到重度时，应及早行主动脉瓣置换术。即使此类患者没有症状，没有左心室失代偿的表现，此时行主动脉瓣置换术，也可以减轻心脏的负荷，预防不可逆的心功能不全的发生，且有较好的手术效果。主动脉瓣置换术可以减轻心脏前负荷，且不会增加心脏的后负荷，早期手术对患者是有益的。同时患有冠心病的患者，缺 r 性心肌可以损害心脏功能，但比重不一定会很大。相比之下，主动脉瓣关闭不全引起的心脏负荷增加，造成整个心室功能的降低，一般缺血性引起的心室心肌运动异常是阶段性的。所以，从心脏功能改善的角度讲，对主动脉瓣关闭不全的外科处理的好坏更为重要。

3. 围术期处理

本病种的手术方法完全类似予主动脉瓣狭窄合并冠心病的外科治疗。主动脉瓣关闭不全的停跳液灌注一般采取冠状静脉窦逆行灌注，因为主动脉根部灌注停跳液会大部分漏入左心室，影响灌注效果。虽然有学者提出，冠状静脉窦逆行灌注对右心室不能提供充足的保护，但最近研究证明，对主动脉瓣关闭不全合并冠心病的患者，单独使用冠状静脉窦逆行灌注可以对左、右心室均提供充足的保护。在主动脉瓣置换术合并冠状动脉搭桥手术中，右心室功能衰竭是很少见的。

在围术期管理中，主动脉瓣关闭不全的处理方法与主动脉瓣狭窄不同。因为主动脉瓣关闭不全患者的左心室适当增加前负荷不能改善心肌收缩力，围术期细致地调整心脏的前后负荷是成功的关键。手术后心率维持在 90 ~ 100 次 /min；常规应用血管扩张药；结合应用一定的正性肌力药增加心肌的收缩力，减轻心脏负荷，是治疗中重要的三个环节。危重病情的患者，围术期可使用 IABP，增加心肌灌注及减轻心脏负荷。左心室辅助装置主要应用于没有合并疾病，且左心室功能能够迅速改善的年轻患者。

四、二尖瓣关闭不全合并冠心病

在成人心脏外科领域，对二尖瓣关闭不全合并冠心病患者的治疗一直存在着挑战。完整的二尖瓣结构主要包括：心室壁、腱索、乳头肌、瓣环、瓣叶及心房壁。二尖瓣的正常功能主要依赖于二尖瓣各部结构的功能正常。同样，二尖瓣的正常功能对维护正常的心室功能起着重要作用。二尖瓣关闭不全合并冠心病患者临床一般情况较差，且由于患者心肌缺血病变与二尖瓣病变相互作用，病理生理学改变较为复杂，外科治疗较为困难，造成手术风险较高。

其中心肌缺血导致二尖瓣关闭不全并不少见，发生率占冠心病的 20% 左右，常需手术治疗。但手术成功率较其他原因所致的关闭不全为低，原因是手术结果不仅受瓣膜的影响，更受心肌功能的影响。乳头肌断裂引起的二尖瓣关闭不全为急性心肌梗死的并发症，很早就被认识了。1935 年霍普金斯医院报告了第 1 例，心肌梗死合并二尖瓣关闭不全的尸检结果，1984 年第 1 例患者在死前被确诊，1965 年 Austen 医生和同事们在美国麻省总医院成功地为患者进行了手术矫治。

此类患者与单纯患二尖瓣关闭不全或单纯患冠心病的患者，在病理生理学改变和围术期治疗的方法等方面没有明显差别，且患者心功能多数是正常的。但是由于手术可能较为复杂，手术时间相对较长，制定完善的心肌保护方案是非常重要的。

1. 临床表现

本病从没有症状到心源性休克的患者，临床表现各不相同。有的患者除了能够在二尖瓣听诊区可以

听到收缩期二尖瓣关闭不全的心脏杂音外，临床上可能没有任何其他的症状和体征；此类患者多为明显的二尖瓣关闭不全合并没有症状的冠心病；当二尖瓣关闭不全进一步发展，患者可以产生胸闷、气短、呼吸困难等心功能衰竭的典型症状，如为急性心肌梗死合并乳头肌断裂，患者主要表现为肺水肿和低血压，或两者并存。冠状动脉的病变多是在瓣膜检查过程中发现的。另一类患者以心肌缺血性表现为主，如心前区疼痛等，如同时合并中度到重度的二尖瓣关闭不全，提示二尖瓣关闭不全多是由于急性心肌梗死造成心室壁或乳头肌功能障碍形成的。晚期重症高危患者有急性心功能衰竭或心源性休克的表现。

体格检查可发现心尖部Ⅰ~Ⅲ级收缩期杂音，心界扩大，第2心音亢进。

辅助检查：

（1）心电图：除冠心病缺血改变外，可发现左心室高电压和肥厚，也可见房颤、室性期前收缩等心律失常现象。

（2）胸部X线：肺瘀血，肺动脉高压，左心房室增大，食管吞钡可见左心房受压征象。

（3）超声心动图：左心房室扩大，二尖瓣可见明显反流，可见断裂乳头肌和瓣叶对合不良及脱垂等情况以及瓣环扩大和室壁运动异常。经食管超声检查可以提供关于二尖瓣不全的程度、心室形态、心室壁的运动状态、心功能情况以及二尖瓣关闭不全的原因等信息。对二尖瓣的结构和功能、腱索的解剖、乳头肌的功能以及邻近心室壁的功能进行评价。这些相关资料对制定二尖瓣的手术方法，预计手术的风险有较大的作用。二尖瓣关闭不全易于确诊，不必行心导管检查。

（4）冠状动脉造影：怀疑冠心病者需行冠状动脉和左心室造影检查，可了解冠状动脉病变的动脉分支和严重程度及心功能状态，为手术提供重要依据。

（5）在急性心肌梗死期间放置Swan–Ganz导管，有助于诊断和血流动力学的检测。

2. 病理生理学

二尖瓣关闭不全增加了心室的前负荷，减少心脏后负荷。心肌缺血性改变使心肌的收缩力减低，促进心室扩大以及心室的充盈压增加。心室肌的协同作用失代偿，也可以产生肺动脉高压及三尖瓣反流。当冠心病是在二尖瓣关闭不全检查过程中发现的，其病理生理学改变以二尖瓣关闭不全为主。由于二尖瓣关闭不全，使肺静脉压升高，肺间质或肺泡性肺水肿，使血氧含量下降，更进一步加重心肌缺血和左心功能不全，也可发生全心衰竭。

冠心病通过影响心室壁局部运动的心室功能引起二尖瓣关闭不全时，其病理生理学改变较为复杂。冠心病引起心室功能障碍，使左心室扩大且伴随着二尖瓣环的扩大，产生二尖瓣关闭不全，多可通过二尖瓣环成形进行治疗。局部心室壁的运动异常可以通过影响乳头肌功能和邻近的心室壁功能，继发的心室扩张、心室功能降低，使二尖瓣环扩大，二尖瓣关闭不全加重。因此，综上所述，二尖瓣功能与心室功能的相互作用是复杂的。冠心病变引发的二尖瓣关闭不全多可通过二尖瓣环成形进行治疗。

二尖瓣成形或二尖瓣置换术后，左心室收缩期射血不会再进入低压的左心房，必须要克服体循环阻力，因此左心室的后负荷增加了，左心室做功也同样增加了。由于长期的二尖瓣关闭不全，使左心室的收缩功能受到严重影响。若合并冠心病，心肌缺血对心功能产生严重影响，即使这种影响是可逆的，冬眠心肌的恢复也需要一定时间。在上述的病理性改变的基础之上，若左心室后负荷突然增加，在临床上处理较为困难，且危险性较大。二尖瓣成形或二尖瓣置换术后，由于肺动脉压力不能立即下降，常继发右心功能衰竭，有症状的二尖瓣关闭不全合并有症状的冠心病，通常是联合手术的指征。如果心肌缺血是可逆的，心室功能差不是手术的禁忌证。如果心肌缺血是不可逆的，二尖瓣手术要慎重进行，此类患者术后很难适应增加的心室后负荷，且远期效果是不满意的。因此，手术前利用心肌核素扫描评价心肌活性是非常重要的。

3. 围术期处理此类患者的治疗要注意如下特点

（1）二尖瓣关闭不全合并冠心病术前重要的诊断包括除外是否合并其他瓣膜病。如果二尖瓣关闭不全是由于可逆的心肌缺血引起的，单纯的冠状动脉搭桥即可使其改善，因此术前区别是否为功能性的二尖瓣关闭不全是非常重要的。

（2）手术前没有心功能衰竭、没有或只是短促的二尖瓣收缩期杂音、肺动脉压力是正常的、经食管超声心动图检查二尖瓣有轻度关闭不全，此类患者一般不需要行二尖瓣手术。若患者有较重的二尖瓣关闭不全，心导管检查肺动脉压力较高，多是由于冠心病引起的心室扩大造成二尖瓣关闭不全，或单纯是二尖瓣本身异常产生的关闭不全，一般只需要行二尖瓣环成形手术。患者如果存在二尖瓣腱索断裂，或腱索延长，需要同时行腱索成形。总之，二尖瓣关闭不全合并冠心病一般行二尖瓣成形合并冠状动脉搭桥术，尽量避免行二尖瓣置换。经食管超声心动图检查应为手术中常规项目。

（3）体外循环的建立与前面描述的内容基本相同，腔静脉引流一般采用上下腔静脉分别插管，以利于二尖瓣结构的暴露。主动脉阻断后，停跳液可以采取顺行灌注或逆行灌注。对危重患者，一般不采用左乳内动脉，应尽快建立体外循环。

（4）二尖瓣关闭不全外科手术的第一选择是二尖瓣成形术。如果成形效果不佳，可以选择机械瓣膜置换。不管做何种瓣膜置换，常保留乳头肌和瓣环的连续性。在不妨碍机械瓣膜活动的情况下，行瓣膜后叶保留。二尖瓣前叶一般全部或部分切除，避免造成左心室流出道梗阻或影响瓣膜的机械功能。保留乳头肌和瓣环的连续性对维护近期或远期心室功能是重要的，而且对近期或远期的生存率也有直接的影响。

（5）心肌梗死造成二尖瓣乳头肌断裂的患者通常需要行二尖瓣置换术。有些外科医生报道已成功进行二尖瓣腱索再植术。虽然二尖瓣腱索可以再植，但很难恢复二尖瓣的正常功能，而且晚期可能再次断裂。由于此术式操作时间长，远期效果差，目前学术上一直存在争论。

（6）手术采用左心房经房间沟切口，因为此切口距离二尖瓣环近，且切口可向下延长至下腔静脉与右心房连接处，也可向上延长至上腔静脉与右心房的连接处，进入左心房顶部，利于暴露二尖瓣环。对于左心房小的患者，需要另外行房间隔切口，以帮助暴露二尖瓣环。

（7）围术期应重视右心功能问题，注意液体的入量，检测中心静脉压和肺动脉压，右心功能不全应尽可能早期诊断、早期治疗。

五、二尖瓣狭窄合并冠心病

由于二尖瓣狭窄减少了左心室的负荷，二尖瓣狭窄合并冠心病的患者通常有良好的左心室功能，并且围术期管理也较为容易。冠心病可以引起左心室功能降低，但临床上很少见。二尖瓣狭窄的患者常合并肺动脉高压，经常可以引起三尖瓣关闭不全，严重的可发展为右心功能衰竭。由于此类患者病史较长，多表现为劳累后心慌、气短、胸闷、憋气等症状。体检可以发现明显的心脏杂音，借助超声心动图、胸部 x 线检查，如为器质性瓣膜病很容易诊断。如患者有心绞痛症状，年龄大于 40 岁，更应怀疑有冠心病并存。据阜外心血管病医院 1988—1995 年对 550 例 40 岁以上的瓣膜病患者进行常规冠状动脉造影检查的结果，在这类患者中冠心病发病率为 13.8%（76/550），其中男性发生率为 19%（65/343），女性发生率为 5.3%（11/207）。

1. 临床表现

患者临床症状主要以瓣膜病变的表现为主。合并心脏功能衰竭的患者常有呼吸急促、端坐呼吸以及疲劳等症状。大部分患者都有心房纤颤。由于二尖瓣狭窄患者左心室负荷减低，因此合并有冠心病的患者心绞痛症状不明显。二尖瓣狭窄可使左心房压力增加，产生肺动脉高压，从而使右心室负荷增加，心电图常显示心律失常、心房纤颤、室性期前收缩、与瓣膜病变有关的左右心室肥厚、心房扩大、ST–T 改变等。胸部 X 线显示肺瘀血，肺动脉段突出，双心房扩大影像，这些征象与各瓣膜本身病变和继发改变有关，在有室壁瘤的情况下可见左心室局部扩张。超声心动图可协助确诊二尖瓣狭窄，显示收缩功能被保护的小的左心室，右心室通常是扩大的，右心室壁是肥厚的。也可见到冠心病导致的室壁运动失常和心脏舒张功能下降。如有室壁瘤，可见心室壁反向运动。心导管检查可以显示二尖瓣口有压力阶差，同时可以测量肺动脉压和中心静脉压。肺动脉压增高的程度是二尖瓣狭窄严重程度的标志，也可以提醒外科医生术后可能发生右心功能衰竭。中心静脉压的升高是右心室失代偿的潜在标志。心脏核素检查可发现心肌缺血、室壁运动异常、射血分数下降。瓣膜病变所致的肺动脉高压，肺血流分布异常。必须行冠状动脉造影方可确诊冠状动脉狭窄或阻塞以及病变远端血管情况，对于手术方法选择至关重要。

2. 病理生理学

与其他疾病不同，二尖瓣狭窄与冠心病没有明显的协同作用。冠心病到二尖瓣病变晚期才对左心室功能起到明显作用。由于长期二尖瓣狭窄可使右心功能受到明显损伤，甚至产生右心室高电压，而冠心病对右心室的影响是不明显的。极少数患者冠状动脉弥漫性病变或明显心肌缺血时，心室功能受到严重影响，外科手术风险明显提高。

手术指征主要根据二尖瓣狭窄的严重程度。有明显心功能衰竭，或低心排且瓣口面积小于 1.0 cm^2，应行瓣膜置换术；若合并冠心病，可同时行冠状动脉搭桥术。少数患者有明显的冠心病，而仅有轻度的二尖瓣狭窄，可行冠状动脉搭桥术，同时行二尖瓣交界处切开。

3. 围术期处理

检测、灌注方法、手术步骤与二尖瓣关闭不全合并冠心病手术相同。经食管超声心动图对评价二尖瓣交界切开或成形的效果有重要作用。在大多数二尖瓣狭窄的患者，瓣叶和瓣下结构广泛发生不可逆的病理性损害，需要行二尖瓣置换术。患者由于长期二尖瓣狭窄，一般都患有心房纤颤，以及二尖瓣机械瓣置换，两者都是抗凝药应用的指征。

经食管超声心动图对评价手术后左、右心室功能有重要作用。右心功能衰竭在术后早期经常发生。在体外循环减流量时，依靠经食管超声可以区分左心功能衰竭还是右心功能衰竭。如果需要正性肌力药物，应把术后肺动脉压和右心功能衰竭作为重要因素考虑进去。为增加右心室肌肉收缩力，减轻肺循环阻力，目前临床可以应用异丙肾上腺素、多巴胺、米力农以及儿茶酚胺等药物。正性肌力药物的正确选择以及控制患者的液体入量，可改善心功能状态。经食管超声可以根据左、右心的功能状态和充盈状态，指导临床输入液体和血液的量。由于本病术后主要以右心系统问题为主，主动脉内球囊反搏对右心系统不能有直接作用，因此主动脉内球囊反搏在本病术后很少应用。右心系统严重不良者，为使二尖瓣置换后肺动脉压降低和右心功能有所改善，早期可以临时应用右心辅助装置。

六、主动脉瓣狭窄伴二尖瓣关闭不全合并冠心病

主动脉瓣狭窄伴二尖瓣关闭不全合并冠心病的患者，经常以主动脉瓣狭窄的症状为主。

由于主动脉瓣狭窄增加了心肌的额外负担和氧耗，再合并冠心病，心绞痛是主要症状。在主动脉瓣狭窄被缓解后，左心室收缩压明显降低，功能性二尖瓣反流会明显缓解。如果二尖瓣本身没有明显病变，无须手术处理。

1. 临床表现

本病患者多与主动脉瓣狭窄合并冠心病的患者的临床表现相似，心绞痛、心功能衰竭以及晕厥等症状单一或共同存在。术前需要掌握患者的病史和体格检查等资料。主动脉瓣狭窄、二尖瓣关闭不全的收缩期杂音可以听到。心电图显示左心室肥厚及陈旧性心肌梗死。超声心动图是诊断联合瓣膜病的主要工具，对二尖瓣的解剖结构进行细致检查，正确评价二尖瓣的病变程度十分重要。如果二尖瓣没有解剖结构的改变，在主动脉瓣置换术后或左心室流出道梗阻解除，减轻了左心室的压力，可以使二尖瓣关闭不全得以缓解。此类患者可以仅做主动脉瓣置换术。

2. 病理生理学

充分理解主动脉瓣狭窄伴二尖瓣关闭不全相关的病理生理特点相当重要。主动脉瓣狭窄可以增加左心室的后负荷，可以增加产生二尖瓣关闭不全的机会，且主动脉瓣狭窄的症状产生明显早于二尖瓣关闭不全。由于病变发现早，联合病变的左心室功能比单独的二尖瓣关闭不全合并冠心病要好，左心室扩张不严重，心肌顺应性改变要晚。如果二尖瓣没有结构改变，主动脉瓣狭窄解除后，心室功能改善、心室内径缩小、二尖瓣环缩小、二尖瓣关闭不全会明显减少，无须行外科处理。由于症状发现得早，肺动脉高压、三尖瓣关闭不全、右心功能不全等症状不明显。左心室流出道梗阻的解除可以使左心室功能改善，患者感觉症状明显减轻。

手术指征与主动脉瓣狭窄合并冠心病相同。重症主动脉瓣狭窄如果同时合并冠心病，在主动脉瓣置换的同时，需要行冠状动脉搭桥。如果二尖瓣关闭不全是严重的或有结构的病理改变，需要行二尖瓣成

形或置换术。心室扩大和心肌变薄的终末期瓣膜病患者，心脏手术是禁忌的。

3. 围术期处理

麻醉的方法及体外循环灌注的方法与前述主动脉瓣或二尖瓣病变合并冠心病的处理方法是相同的。应该强调的是：

（1）术中的经食管超声心动图在冠状动脉搭桥前后对二尖瓣功能的监测很重要，是选择二尖瓣病变处理方法的主要依据。二尖瓣关闭不全严重或有结构上的病理改变，应考虑行二尖瓣成形或置换术。如果是单纯的瓣环扩大或中心性反流，可以仅进行二尖瓣成形。若二尖瓣病变较轻，可直接进行主动脉瓣置换和冠状动脉搭桥。

（2）在处理主动脉瓣狭窄、二尖瓣关闭不全及冠心病之前，先行远端静脉桥的吻合。吻合后，若二尖瓣需要处理，先行处理二尖瓣，因为主动脉瓣置换后，局部僵硬，二尖瓣显露及操作均困难。完成二尖瓣外科处理后，行主动脉瓣置换，缝合主动脉切口。完成乳内动脉与前降支吻合，开放循环前，行静脉桥的近端吻合。

（3）此类患者一般心功能状态较好，体外循环减流量较为容易。二尖瓣手术可以额外增加手术时间，增加心肌损伤，因此，手术中要注意心肌保护，合理使用逆行灌注。如果患者左心室功能差，或存在残余的二尖瓣反流，体外循环减流量较为困难，可以考虑应用正性肌力药物或主动脉内球囊反搏。

七、主动脉瓣关闭不全伴二尖瓣关闭不全合并冠心病

本病患者不多，通常是风湿性心脏病合并冠心病。此类患者由于两种瓣膜因素造成心室负荷过重以及合并冠心病，病情复杂，术前精确分析、评价病情较为困难，主要包括：对于二尖瓣关闭不全的病理生理改变及病变的严重程度的分析；两个瓣膜病变造成心室负荷过重，而对于左心室收缩功能正确评价；术前对缺血性心肌活性的了解，以判断缺血性心肌对心功能的影响。

大多数患者的临床表现是心功能衰竭。具有主动脉瓣、二尖瓣同时关闭不全的患者，很少以心绞痛作为首发症状。临床上在两瓣膜的各自听诊区可以听到相关杂音，患者心功能衰竭的症状表现为：两肺听到哮鸣音和器官水肿等。如果有心肌梗死，心电图会有典型表现，超声心动图会看到阶段性室壁运动障碍，以及瓣膜病引起的心室扩大和功能异常。心导管检查可以确定冠状动脉的狭窄，以及瓣膜关闭不全的程度，通过心脏内测量压力，可以计算出心脏的功能指数。此类患者精确的估测心脏功能是困难的，虽然主动脉瓣及二尖瓣关闭不全增加了心脏负荷，缺血性心肌可以使心肌收缩力减弱，但是由于二尖瓣关闭不全，左心室射血可以进入低压的左心房，使射血分数增大，而掩盖了左心室收缩功能严重受损的实质。

1. 病理生理学

随着心脏的扩大，左心功能衰竭的症状和体征逐渐发展，如果两个瓣膜病变是风湿性心脏病引起的，瓣膜病变占主要，缺血性的冠心病是次要病变。更多的患者是主动脉瓣关闭不全合并严重的冠心病，二尖瓣关闭不全继发于心肌缺血。主动脉瓣关闭不全及二尖瓣关闭不全的手术治疗，可以减轻心脏的容量负荷，冠状动脉搭桥术可以改善心肌收缩力，减轻二尖瓣的关闭不全。二尖瓣关闭不全的改善也可使左心室的后负荷增加。由于涉及因素较多，很难预测手术后心室功能的改善程度。

2. 围术期处理

具体的手术方法和治疗特点前面已经介绍。除此之外，此类患者主要是手术中的心肌保护和手术后减低心脏后负荷。

在体外循环减流量、停机的过程以及围术期管理中，在注意维持心率的基础上适时应用血管扩张剂、正性肌力药物（如多巴胺），减轻后负荷是相当重要的。药物治疗效果不佳的患者，可尽早辅以主动脉内球囊反搏。

3. 结果

本组的早期死亡率较高，如果心脏衰竭较为严重，其死亡率超过一般双瓣置换术和冠状动脉搭桥的两倍，尤其以三支冠状动脉病变更为突出。住院死亡及远期死亡的主要原因包括：严重的二尖瓣反流、

低心排血量综合征等。

第五节 冠心病合并主动脉疾病

主动脉疾病是凶险的心血管疾病。主动脉疾病和冠心病的危险因素大致相同，如高血压、糖尿病和高血脂等。缺血性心脏病是影响主动脉外科治疗近、远期疗效的高危因素之一。发病率一般为10%左右，尤其在动脉粥样硬化引起的动脉瘤患者中最常见。Larson，Edwards对161例主动脉夹层患者进行尸检，发现有25%的病例同时患有严重的冠状动脉粥样硬化。众所周知，单纯主动脉手术的并发症发生率和死亡率均较一般心脏手术高，如果合并冠状动脉病变，治疗将更为复杂。如何在术前发现、诊断冠心病，如何制定手术方案，以及术中的处理方法，是心外科医生面临的难题。

一、主动脉夹层合并冠状动脉病变

1. 病变及类型

主动脉夹层直接累及冠状动脉开口和冠状动脉自身的动脉粥样硬化。Kawahito等报道，急性A型主动脉夹层致心肌缺血的发生率为5.7% ~ 11.3%，尸检检出率为7%。虽然主动脉夹层直接累及冠状动脉的情况较少见，但预后不佳。对主动脉夹层特别是急性A型主动脉夹层手术前，是否需要行冠状动脉造影检查明确冠状动脉情况，Motalle-bzadeh等回顾性分析74例急性A型主动脉夹层23例行冠状动脉造影检查患者的临床资料，结果术前冠状动脉造影不能降低同期行冠状动脉旁路移植术的数量及住院病死率，并可能因延长术前准备的时间而影响预后。Neri等将主动脉夹层累及冠状动脉分为三型：

A型：冠状动脉开口处的内膜片剥离，将影响冠状动脉灌注。

B型：主动脉夹层直接累及冠状动脉。

C型：冠状动脉完全断裂。

2. 主动脉夹层累及冠状动脉对预后的影响

Kawahito等分析12例累及冠状动脉开口的急性A型主动脉夹层病例，住院病死率高达33%（4/12），死亡原因为不能脱机3例，术后低心排血量综合征1例。认为主动脉夹层累及冠状动脉导致的心肌缺血死亡率明显升高，尽快手术、积极的血运重建可以挽救此类危重病例。急性A型主动脉夹层手术前和手术中及时发现冠状动脉的病变和累及程度，是与预后密切相关的。出现下列情况后应积极准备手术，术中尽早恢复冠状动脉灌注：

（1）术前出现急性心肌梗死、不明原因的右心或左心功能不全。

（2）术中发现主动脉夹层累及冠状动脉或冠状动脉受压。

（3）术中探查冠状动脉呈条索状，提示冠状动脉有粥样硬化性病变。

（4）心脏复跳后出现心肌颜色改变、心电图ST-T改变。为缩短手术和心肌缺血的时间，移植血管材料一般选用大隐静脉，如患者一般情况允许且年龄不大，可选用乳内动脉与前降支吻合；对于年龄 > 50岁的慢性A型主动脉夹层患者，可在术前行冠状动脉造影检查，了解冠状动脉情况。

二、主动脉瘤合并冠心病

1. 胸主动脉瘤和冠心病动脉粥样硬化性

胸主动脉瘤的危险因素与冠心病相似，Cam-bria等报道160例胸腹主动脉瘤患者术前行核素检查，发现16例心肌节段性缺血。与主动脉夹层的结果不同，大多数作者认为，胸主动脉瘤手术同期行冠状动脉旁路移植术，不增加手术的并发症和病死率。

2. 腹主动脉瘤合并冠心病

腹主动脉瘤合并冠心病的治疗方案是目前国内外争论的焦点。腹主动脉瘤的病因大多是动脉粥样硬化，伴发冠心病的机会更多。Gersh等发现，需要手术的腹主动脉瘤患者中有50%伴有心肌缺血的临床症状。有文献报道连续观察的395例冠状动脉旁路移植术前患者中，10.1%患者的腹主动脉直

径 > 3 cm，其中 4 例患者的直径 > 5 cm；年龄 > 60 岁的冠心病患者伴有腹主动脉瘤的可能性增加。另外，多支病变伴发腹主动脉瘤的可能性要远远高于单支病变。在腹主动脉替换术前行冠状动脉旁路移植术，可以降低心肌梗死的发生率，但是可以增加等待再次手术的间期中主动脉破裂的危险。Lachat 等报道，行冠状动脉旁路移植术后腹主动脉瘤破裂的发生率高达 30%。其破裂机制为第一次手术（体外循环和非体外循环）后全身炎症反应导致瘤体的破裂。心肌梗死也是腹主动脉瘤围术期死亡的重要原因。合并严重冠心病的腹主动脉瘤患者的手术死亡率，高于传统单纯腹主动脉瘤手术的 4 倍。所以，对于有严重的冠心病合并严重腹主动脉瘤的患者，同期行冠状动脉旁路移植术和腹主动脉替换术，应看作为适宜的治疗方案。有文献总结了 26 例同期行冠状动脉旁路移植术和腹主动脉替换术患者的资料提示，术后病死率与术前的低左心室射血分数、体外循环时间延长及术后呼吸衰竭明显相关。Lachat 等对 42 例冠心病合并主动脉瘤（胸主动脉瘤 6 例，肾下型腹主动脉瘤 36 例）患者，采用同期行冠状动脉旁路移植术和支架植入术的治疗方案，发现可以得到更好的结果。严重的冠心病合并严重的腹主动脉瘤应同期手术治疗，如果患者经济条件允许，可以同期行冠状动脉旁路移植术 + 支架植入术。如果冠心病和腹主动脉瘤的严重程度不同，可以考虑先治疗病变较重的疾病，但应在手术间隔中严密观察患者病情的变化。

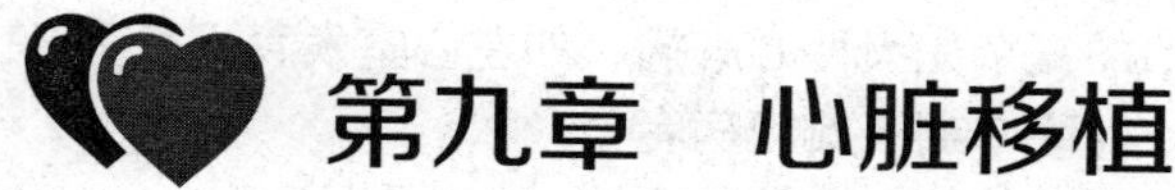

第九章　心脏移植

第一节　术前检查和手术指征

一、术前检查

（一）实验室检查

1. 血液学与凝血机制有关检查

其包括全血细胞计数与分类，血小板与网织红细胞计数，P 与纤维蛋白原，BT+CT，PT+APTT。

2. 生化检查

血生化全套检查，血糖异常者加查糖化血红蛋白及糖耐量试验。

3. 大小便常规与大便潜血试验。

4. 细菌学检查

咽部、中段尿及痰细菌培养，女性患者应做阴道分泌物细胞学与细菌学检查，有结核病史者应做 PPD（结核菌素）试验，ASO（抗链球菌溶血素 O）及 ESR（血沉）。

5. 病毒血清学检查

此项包括乙肝两对半，甲肝、丙肝病毒抗体，HIV（艾滋病病毒）抗体，梅毒血清抗体，CMV（巨细胞病毒）抗体，疱疹病毒抗体，Epstein–Barr 病毒抗体，柯萨奇病毒和埃可病毒抗体。

6. 免疫学配型检查

ABO 血型测定，HLA（人类白细胞抗原）分型 A、B、DR 等，HLA 抗体测定，群体淋巴细胞毒抗体试验。

（二）器械检查

1. 全腹 B 型超声检查。
2. 疑似溃疡病者做胃镜检查。
3. 胸部 X 线片，了解肺部、心脏及血管情况。
4. 12 导联心电图。
5. 超声心动图检查了解心功能、心脏结构及肺动脉压力等。
6. 对于心脏超声肺动脉压大于 60 mmHg 的患者考虑行右心导管检查了解全肺阻力。
7. 肺功能测定（年龄 > 50 岁者），并做憋气试验。
8. 生化肾功能异常者应行肾灌注显像了解肾功能。

二、受体手术适应证及禁忌证

（一）适应证

1. 终末期心力衰竭伴或不伴有室性心律失常，经系统完善的内科治疗或常规外科手术均无法使其治愈，预测寿命 < 1 年。

2. 其他脏器（肝、肾、肺等）无不可逆性损伤。

3. 患者及其家属能理解与积极配合移植手术治疗。

4. 适合心脏移植的常见病症

（1）晚期原发性心肌病，包括扩张型、肥厚型与限制型心肌病，以及慢性克山病等。

（2）无法用搭桥手术或激光心肌打孔治疗的严重冠心病。

（3）无法用纠治手术根治的复杂先天性心脏病，如左心室发育不良等。

（4）无法用换瓣手术治疗的终末期多瓣膜病者。

（5）其他难以手术治疗的心脏外伤、心脏肿瘤等。

（6）心脏移植后移植心脏广泛性冠状动脉硬化、心肌纤维化等。

（二）禁忌证

1. 绝对禁忌证

（1）全身有活动性感染病灶。

（2）近期患心脏外恶性肿瘤。

（3）肺、肝、肾有不可逆性功能衰竭。

（4）严重全身性疾患（如全身结缔组织病等），生存时间有限。

（5）供受者之间 ABO 血型不符合输血原则。

（6）经完善的内科治疗后，测肺血管阻力 PVR > 8 Wood 单位。

（7）血清 HIV 阳性者。

（8）不服从治疗或滥用毒品、酒精中毒者。

（9）精神病及心理不健康者。

2. 相对禁忌证

（1）年龄 > 65 岁者。

（2）陈旧性肺梗死。

（3）合并糖尿病。

（4）脑血管及外周血管病变。

（5）慢性肝炎。

（6）消化性溃疡病、憩室炎。

（7）活动性心肌炎、巨细胞性心肌炎。

（8）心脏恶病质（如体质差、贫血、低蛋白血病、消瘦等）。

第二节　术前准备

一、受体的准备

1. 强心、利尿、扩血管强心治疗以口服为主，必要时可加用静脉用药，以地高辛、多巴胺、肾上腺素为常用。利尿时应记录每日的出入量，口服效果差可应用静脉利尿剂，亦可与白蛋白合用。扩血管治疗以 ACEI（血管紧张素转换酶抑制剂）类、钙离子拮抗剂口服为首选，效果差加用硝普钠、酚妥拉明静脉用药。

2. 抗心律失常治疗：药物可选用盐酸胺碘酮等，当药物系统治疗效果不明显时，可植入临时心内膜起搏器。

3. 必要时可考虑应用主动脉球囊反搏（IABP）、人工心室机械辅助装置（ECMO）或人工心脏等，防治严重的心源性休克，作为过渡至获得供心进行移植手术。

4. 注意除心脏外机体各大脏器的功能保护，尤其是肝、肾功能，如有异常应积极对症处理。

5. 条件允许情况下鼓励患者正常饮食，多下地活动，不宜长久卧床，慎防感冒。

6. 对于术前的介入管路，应严格无菌操作及换药，避免感染，必要时加用抗生素。

7. 避免术前输血。

8. 术前应做受体心理素质粗略评估及全面的心理护理，同时做好家属的思想工作，使其配合围术期及远期的治疗。

9. 无菌隔离室准备。

二、供体的准备

（一）供体准备一般原则

1. 组织配型

（1）ABO 血型相容性试验。

（2）淋巴细胞毒抗体试验：PRA ＞ 10% 者为阳性。

（3）淋巴细胞交叉配合试验：如受体 PRA ＜ 10% 可不做供受体间淋巴细胞交叉配合试验，如受体 PRA ＞ 10% 则必须加做此试验。

（4）HLA 配型：特别是 HLA–A、HLA–B 与 DR 配型最为重要。

2. 供体的选择

（1）供体年龄：一般认为男性应＜ 40 岁，女性＜ 45 岁。

（2）供心大小：一般要求供者体重、身高与受者体重、身高相差应在 20% 以内。

（3）性别：影响较小。

（4）无重大脏器病史，无传染病、性病史。

（5）组织免疫配型：ABO 血型必须符合输血原则，PRA ＜ 10%（最高不宜超过 15%）。

（二）脑死亡供体的选择标准和供体的管理

供体管理的具体措施和目标包括以下几方面。

1. 在超声检查前的常规供体管理

（1）调整容量，中心静脉压 6 ～ 10 mmHg。

（2）内环境平衡：纠正酸中毒，纠正低氧血症，纠正高碳酸血症。

（3）纠正贫血：目标 HCT（血细胞比容）≥ 30%，Hb（血红蛋白）≥ 10 g/dL）。

（4）调节血管活性药物，平均动脉压≥ 60 mmHg，尽量只使用多巴胺或多巴酚丁胺，尽快撤除肾上腺素或去甲肾上腺素。

（5）目标多巴胺或多巴酚丁胺＜ 10 μg/（kg · min）。

2. 供体心脏超声检查

（1）排除心脏结构异常，如明显左心室肥厚、瓣膜功能障碍、先天性心脏病等。

（2）EF% ≥ 45%，考虑是否应用积极性供体心脏管理，并在手术室进行供体评估。

（3）EF% ＜ 45%，积极性供体心脏管理，建议放置肺动脉导管监测和激素复苏治疗。

3. 激素复苏治疗

（1）T_3 甲状腺素：首剂 4 μg，持续泵入 3 μg/h。

（2）精氨酸血管升压素：首剂 1 μg，持续泵入 0.5 ～ 4 μg/h，逐渐减量使得体循环血管阻力在 800 ～ 1 200 dyn/（s · cm^5）。

（3）甲泼尼龙：15 mg/kg。

（4）胰岛素：至少 1 U/h，减量至维持血糖 120 ～ 180 mg/gl。

4. 积极性血流动力学管理

（1）与激素复苏同时进行。

（2）放置肺动脉导管。

（3）治疗时间≥ 2 小时。

（4）每 15 分钟根据血流动力学变化特点调节液体和正性肌力药物，以减少 α 受体激动剂并达到以下标准：平均动脉压＞ 60 mmHg，中心静脉压 4 ～ 12 mmHg，肺毛细血管楔嵌压 8 ～ 12 mmHg，体循环血管阻力在 800 ~ 1 200 dyn/（s·cm^5），心指数 CI > 2.4 L/（min·m^2），多巴胺或多巴酚丁胺 < 10μg/（kg·mm）。

在调整药物等供体心脏管理过程中可以重复进行心脏超声检查来评价心脏功能的变化，如果通过以上措施供体心脏达到标准就可以进行供心的摘取和保存。

（三）供心采集和保护

消毒铺巾后，剪开心包，阻断远端升主动脉，于升主动脉根部置灌注管，并灌注 4℃冷停搏液。心表面置冰屑降温。同时热缺血计时终止，开始供心冷缺血计时。灌注 2 000 ~ 2 500 mL 停搏液后，停止灌注。剪断上下腔静脉及肺静脉，自阻断钳远端剪断升主动脉和肺动脉，取下供心。待供心取下后，无菌条件下打开 3 层保护袋，最内层放入带冰屑生理盐水 1 000 mL。把供心和阻断钳、灌注管一同放入，并结扎袋口。第二层放入冰屑无菌生理盐水 1 000 mL，结扎袋口。第三层放入冰屑，结扎袋口。将保护袋放入冰箱。如运输时间超过 1 小时，应在取心过程中，用冷晶体 1 000 mL 灌停心脏后，切取下心脏，再顺灌 HTK 液 1 500 mL 后装袋保存。此后每隔 2 小时进行 HTK 液 1 000 mL 的灌注保护。关于供心保护方面目前没有证据显示哪一种供心保护的结果最为优越，但在多器官切取时，很多研究中心都建议在腹腔下腔静脉切开置管引流，便于器官的均匀一致的降温，避免对肝、肾脏的损伤。另外，供心应该放在 4℃冷盐水或保存液中，而不应该使用冰屑，以避免对心脏的冷冻性损伤。

第三节　手术概述

建立体外循环要求上腔静脉插管采用弯头插管，prolene 线缝荷包，尽量高些，升主动脉插管尽量高。在体外循环全身降温至 28 ~ 30℃，开始切除病心。右房切除在右心耳的基底部边缘开始，当切口逐渐接近房室沟时，切口通过房间隔上面进入左房顶部，深部的切口轻轻延至右房附加物的周围（将和心脏一起移走），然后回到房室沟，将切口往下，以上面同样的方式进入左房，接近冠状窦。连接房间隔的上下切口。主动脉与肺动脉尽可能接近地横切，在左房顶部切断肺动脉与主动脉，朝左右肺动脉的开口进行修剪，使之在分叉处形成一较宽的开口。最后将心脏移出患者的胸腔，准备移入供者的心脏。

供心修剪：从下腔向上向右朝右心耳剪开右心房，使右心房成一袖口；对角线剪开四个肺静脉开口，形成左房袖口。

一、经典法

供心的植入从左房袖口与受者残余左房部分开始，右边的缝线把供者左房壁与患者的房间隔相连，开始右房连接，肺动脉的连接用标准的端 – 端连接方式以 4-0 prolene 缝线进行缝合。接口打上标志以便进行后来右心室的排气，最后进行主动脉端 – 端吻合。在牢固地缝合心脏之前，每个心腔内加入等渗的冰盐水，同时在缝好每根缝线之前，往心包里加入等渗的冰盐水，以便获得移植过程中的低温。在阻断钳移开之前，注意左心系统的排气。在主动脉先前放置好的荷包缝合处放置一个排气针，利用强大的负压，同时向肺通气将气体从左心室及右心室排尽，然后打紧缝线。肺动脉缝合注意避免血管扭曲。特点：操作方便，吻合口少（左心房 – 右心房 – 主动脉 – 肺动脉 4 个），速度快，术程短，吻合口漏血少。但术后左心房、右心房的几何结构改变，心房过大，易导致心律失常、房内血液滞留、血栓形成及房室瓣反流等现象，存在双窦房结。

二、全心法

全心法特点是完整保留供心形态。进行受体与供体的左右肺静脉、上下腔静脉、主动脉和肺动脉吻合，共有 6 个吻合口，相对操作复杂，手术时间长。该方法使用较少。

三、双腔静脉法

双腔静脉法操作上要比全心脏原位移植法简单，减少了左心房吻合口漏血的机会，吻合口较多（左心房 – 上腔静脉 – 下腔静脉 – 主动脉 – 肺动脉共 5 个），速度稍慢，术程稍长。术后右心房、左心房的

几何结构无明显改变，具有全心脏原位移植的优点，避免了心房内血流紊乱及房室瓣反流。其手术操作方法除了左心房吻合按标准法进行外，其余操作方法基本与全心脏原位移植方法相同。

第四节　术后早期监护和治疗

一、术后早期的监测

1. 血流动力学

心电图、连续动脉测压、Swan–Ganz 导管监测 CI 与 PAP 变化、CVP 以及 CO 监测。Swan–Canz 管一般于术后 2 ~ 3 日拔除，其他有创管道视情况尽早拔除，拔除的管道均送培养。

2. 器械检查

每天做超声心动图了解 EF、右心房、右心室及三尖瓣反流程度与心包内积液情况，同时测量等容舒张时间，DTI 法了解左心室舒张功能及左心室增厚率。每日拍床旁胸片，做床旁心电图，必要时 B 超了解双侧胸腔及肝脏情况。术后 1 周起隔日进行上述检查至术后 14 天。

3. 实验室检查

每日查三大常规加大便 OB、肝肾功能、心肌酶、血糖及电解质，隔日做痰培养、血培养及粪培养，口服环孢霉素后第三日起查 CsA 血药谷浓度及服药后 2 小时的浓度。

4. 心肌内心电图监测

术后 2 周之间每日上、下午均行 IMEG 监测，记录阻抗及 R 波振幅。

5. 持续引流量监测

术后监测各种引流液情况，详细记录、了解胃液及心包纵隔引流液的性质、颜色，移植后持续每小时测尿量，尽早拔除导尿管后，每日测尿量。

6. 心内膜心肌活检（EMB）

如 LCG 及 IMEG 有排异倾向，立即进行 EMB 检查。

二、术后早期的药物治疗

1. 预防性抗感染

采用注射用头孢哌酮钠舒巴坦钠（2.0 g，静脉注射，每 12 小时 1 次）加阿莫西林，5 日后具体视菌培养及药敏结果改用敏感抗生素阿昔洛韦抗病毒；CMV 感染者采用更昔洛韦；抗生素应用 3 天后加用抗真菌药氟康唑。每日消毒液漱口等。

2. 强心利尿扩血管

术后常规应用多巴胺、多巴酚丁胺；必要时以异丙肾上腺素调节心率在 100 ~ 110 次 / 分左右。根据循环状况，可适当应用少量肾上腺素。严格限制液体摄入量，尽量减轻容量负荷。术后头 48 ~ 72 小时内用呋塞米加强利尿，每日液体出入量负 500 ~ 1 000 mL。术后必要时可以应用硝酸甘油，改善冠脉及外周循环。

3. 降肺动脉压

早期应用扩血管药物，尤其应选用扩张肺血管较强的药物，如 PGE_1、硝普钠、培哚普利（ACEI）等，必要时吸 NO。

4. 促胃肠功能恢复

加用中药制剂促进胃肠蠕动，术后第二天可以应用双歧杆菌三联活菌胶囊以利胃肠道菌群建立。

5. 保护胃黏膜

手术当日开始应用注射用奥米拉唑钠（40 mg，静脉注射，每日 1 次），4 日后改口服雷尼替丁，消化道出血予奥曲肽及相应止血处理。

6. 营养心肌

果糖 -1，6- 二磷酸、磷酸肌酸钠、GIK 液及能量合剂等。

7. 抗心律失常

盐酸胺碘酮、普萘洛尔、普罗帕酮、利多卡因、去乙酰毛花苷注射液、异丙肾上腺素等，注意排除排斥反应。

8. 保肝

必要时可给予还原型谷胱甘肽、多烯磷脂酰胆碱注射液、大剂量的维生素 C、能量合剂、葡醛内酯片、二羟二丁基醚等。

9. 护肾及肾血管保护

必要时可给予苯磺酸氨氯地平片（高血压可加量），饮食营养结构限制、复方肾病用氨基酸注射液等。

10. 营养支持术后早期，人体白蛋白及脂乳等静脉营养补充；食欲佳者，营养室予配餐，饮食可采用匀浆饮食或鼻饲。

11. 慎用药物

大环内酯药物、抗真菌类、他汀类降血脂药、苯妥英钠类等影响肝药酶的药物影响 CsA 代谢，以及慎用肾毒性药物，如氨基糖苷类等。

三、术后早期主要并发症及处理

1. 右心功能不全

（1）强心：多巴胺 3 ~ 8 μg/（kg·h）泵入，肾上腺素 0.05 ~ 0.2 μg/（kg·h）泵入。

（2）利尿：呋塞米 200 mg/50 mL 泵入，依尿量调节，或大剂量（呋塞米）冲击应用利尿合剂及白蛋白。

（3）降肺动脉压：PGE（前列腺素）13 ~ 10 μg/（kg·h）泵入，严重时用 NO 吸入。

（4）应用心肌营养药物：磷酸肌酸 1.0 g，每 12 小时 1 次。

（5）限制入液量，使体内液体每日呈负平衡。

（6）每日检查 UCG（超声心电图），了解三尖瓣反流情况。

（7）必要时加用超滤，减轻容量负荷，严重时应用 ECMO 或者右心辅助。

2. 高血糖

（1）应用静脉胰岛素 4 ~ 12 U/h 泵入，严密监测血糖变化，每 2 小时测 1 次指血，调整胰岛素用量。

（2）注意血清钾的变化，及时补钾。

（3）调整代谢性酸中毒，补充适当的碳酸氢钠。

（4）1 周后改用皮下胰岛素或口服降糖药格列齐特、二甲双胍。

3. 肾功能不全及肾衰

（1）去除对肾功能有损坏的药物，使用噻尼哌或者注射用巴利昔单抗时减少 CsA 用量。

（2）利尿泵入呋塞米或大剂量呋塞米冲击，应用利尿合剂，给予罂粟碱 30 mg，肌内注射，每 12 小时 1 次。

（3）严密观察尿量及血肌酐变化，如尿量低于每公斤体重 1 mL 持续 10 小时或血肌酐相对值 24 小时超过 1 mmol/dL，考虑血液透析。

（4）持续肾脏替代治疗（CRRT）：应用无肝素透析管道，出入量每日负平衡 1 000 ~ 1 500 mL。

（5）肾移植。

4. 急性排斥反应

（1）1 中有 IMEG（心肌内心电图）、UCG 及活检证实的急性排斥反应发生。

（2）甲泼尼龙冲击治疗 1 000 mg/500 mL 生理盐水，静脉注射，连续 3 天。

（3）冲击后恢复泼尼松口服 1 mg/（kg·d），逐日递减，加大 CsA 用量，CO 控制在 400 ng/mL 以上。

（4）甲泼尼龙冲击治疗效果不佳时，应考虑加用 ATG 或 ALG 或 OKT_3。RATG1.5 mg/kg 或 ALC 10 mg/kg，连续 5 天，OKT_3 5 mg/d，连续 10 天。

（5）噻尼哌：1 mg/kg 加入 50 mL 生理盐水静脉泵入。

（6）难治性排斥反应置入心脏辅助装置，尽快寻找供体再次移植。

5. 感染

（1）严格无菌操作，按时做血、痰及介入管道的培养。控制免疫抑制剂浓度，避免过高。

（2）尽早拔除气管插管，尽早进食，建立正常的胃肠道菌群，情况稳定后尽快去除介入管道，改无创监测。

（3）术后应用注射用头孢哌酮钠舒巴坦钠（1.0 g 静脉注射，每 12 小时 1 次）加阿莫西林（2.0 g，静脉注射，每 12 小时 1 次）2 种抗生素。

（4）依培养加药敏结果选用针对性抗生素。

（5）术后 3 天常规应用抗真菌药物。

（6）对于 CMV 阳性患者加用更昔洛韦。

（7）积极清除皮肤及切口感染灶。

6. 深部真菌感染

（1）两性霉素 B（6.25 mg，每日 1 次）或氟康唑（20 mg，每日 1 次）雾化吸入。

（2）两性霉素 B 50 mg，静脉注射，每日 1 次，连用 30 天（20 g < 总量 < 3.6 g）；或氟康唑首剂 400 mg 静脉注射，每日 1 次，后改为 200 mg 静脉注射，每日 1 次。

（3）每日复查肝、肾功能。

第五节 抗免疫排斥反应治疗

一、心脏移植术后常用免疫排斥药物

1. 环孢素 A（CsA）

环孢素 A 1972 年由瑞士山德士药厂从真菌 Tolypocladium inflatum gams 中提取，1980 年用于心脏移植。CsA 是含 11 个氨基酸的环多肽，不溶于水而溶于脂类和有机溶剂中。主要通过干扰淋巴细胞活性阻断参与排斥反应，按体液和细胞效应机制而防止排斥反应的发生。

（1）剂型：有口服剂和注射液，如环孢素软胶囊、环孢素口服溶液等。

（2）用法：口服剂量 2 ~ 8 mg/kg，分 2 次口服。术后早期剂量稍大，以后逐步减量。静脉用药剂量 1.3 ~ 4.0 mg/kg，静脉滴注或每 4 小时注射 1 次，用于不能口服或处理急性排斥的情况。

（3）药物浓度：可用放射免疫分析法（RIA）、高压液相层析法（HPLC）和荧光免疫偏振法（FPIA）来测定药物的谷峰值，具体用量还需根据个体而定。

（4）毒副作用：

①循环系统：高血压。

②泌尿系统：肾毒性，高钾血症，高尿酸血症，低血镁症。

③消化系统：肝毒性，胃肠道不适，厌食，胰腺炎。

④内分泌系统：高脂血症，肥胖，闭经。

⑤神经系统：震颤，头痛，乏力，四肢感觉异常，小儿惊厥，肌无力，肌病，肌痛性痉挛。

⑥皮肤黏膜：多毛症，面容变丑，牙龈增生。

⑦其他：继发感染，恶性肿瘤。

2. 他克莫司

他克莫司 1984 年日本藤泽（Fujisawa）制药公司从真菌 Streptomyce tsukubaensis 培养基中分离出的大环内酯抗生素，不溶于水而溶于有机溶剂。其作用机制是与相应的免疫亲和蛋白 FKBP12 结合后，抑制 calcineurin 的磷酸酶活性来抑制 IL–1β、IL–2、IL–3 等的表达，阻止 T 细胞的激活和增殖。

（1）剂型：有口服胶囊和注射剂 2 种剂型。注射剂 prograf injection 含 5 mg 的 tacrolimus，用于不能口服的患者。

（2）用法：术后静脉每日 0.05 ～ 0.15 mg/kg，分 2 次静脉滴入，每次维持 4 小时。24 ～ 72 小时胃肠功能恢复后改为口服，口服剂量 0.15 ～ 0.3 mg/kg，分 2 次服，每次间隔 12 小时。维持剂量 0.15 mg/kg。

（3）药物浓度：一般推荐移植后早期血药浓度的谷峰在 10 ～ 20 ng/mL，术后 3 个月 5 ～ 15 ng/mL。

（4）毒副作用：

①泌尿系统：肾毒性，高血钙，低血磷，高血钾。

②循环系统：高血压。

③内分泌系统：隐性糖尿病。

④神经系统：神经肌肉异常，癫痫，震颤，幻觉，头痛，失眠，知觉失常，视觉失常，白内障，弱视。

⑤消化系统：胃肠道不适，厌食，便秘，腹泻，恶心。

⑥血液系统：白细胞增生，白细胞减少，贫血，淋巴组织增生。

⑦过敏反应。

3. 吗替麦考酚酯

其是霉菌 Penicillin glaucum 酵解产物中分离的霉酚酸（MPA）的 2- 乙基酯类衍生物，是一种高度选择、非竞争性次黄嘌呤单核苷酸脱氢酶（IMPDH）抑制物，可抑制鸟嘌呤核苷酸的经典合成途径，选择性地抑制淋巴细胞。

（1）剂型：有口服胶囊 250 mg 和片剂 500 mg 2 种剂型。

（2）用法：推荐剂量为术后 72 小时 1 g，一天 2 次；难治性排斥的首次剂量推荐为 1.5 g，一天 2 次。

（3）毒副作用：主要是剂量依赖性的胃肠道反应，其次是白细胞减少、感染等。

（4）消化系统：胃肠功能紊乱，呕吐，腹泻，肝功能受损。

（5）血液系统：骨髓抑制，白细胞减少症，败血症。

（6）神经系统：肌痛，嗜睡。

（7）高血尿酸，高血钾。

4. OKT_3

OKT_3 是美国 Ortho 药物公司利用瘤技术生产的抗 CD_3 分子的单抗。通过特异性与成熟的 T 细胞表面 TcR/CD_3 分子复合物相互作用，导致 T 细胞溶解，并可诱导活化淋巴细胞凋亡而发挥免疫抑制作用。

（1）用法：常规使用方法为 2.5 mg/d 或 5 mg/d，用 250 mL 的生理盐水稀释后快速静脉滴入，连续应用 10 ～ 14 天。

（2）毒副作用：常见的副作用为首剂反应（细胞因子释放综合征），继发感染，血压下降和心动过速等；过敏反应；感染，巨细胞病毒、真菌感染；淋巴细胞增殖紊乱，霍奇金病。

5. ALG/ATG

多克隆抗淋巴细胞抗体是用人的淋巴细胞免疫马、兔等动物后收集血浆中的抗体纯化而来，作用机制与淋巴细胞溶解或封闭淋巴细胞表面的受体有关，对骨髓无抑制作用，主要抑制 T 细胞干扰细胞免疫功能。

（1）用法：肌内注射常用量为 ALG：4 ～ 20 mg/kg，兔 ALG：0.5 ～ 1.0 mg/kg，静脉注射为 ALG：7 ～ 20 mg/kg 稀释于生理盐水中，4 ～ 6 小时滴完。根据血中 CD_3^+T 细胞来调整剂量。

（2）毒副作用：常见的副作用为首剂反应（细胞因子释放综合征），过敏性休克，血小板减少等；过敏反应；感染，巨细胞病毒、真菌感染；淋巴细胞增殖紊乱，霍奇金病。

6. 噻尼哌

人源化的抗 CD_{25}（IL-2 受体）单克隆抗体，作用机制依赖 IL-2 受体的饱和程度和竞争性抑制 IL-2 依赖的 T 细胞增殖，而抗体依赖细胞介导的细胞毒作用，在体外可引起抗 Tac 单抗作用的 T 细胞溶解可能是该药发挥免疫抑制作用的另一机制。

（1）用法：术前 24 小时按 1 mg/kg 给药，用生理盐水 50 mL 稀释后经静脉缓慢注射，术后每 2 周 1 次，共 5 次。

（2）毒副作用：与该药毒副作用少，主要是胃肠道的不适；胃肠道紊乱；感染，巨细胞病毒感染。

7. 舒莱

IL–2 受体由 3 条链组成：IL–2Ra（CD_{25}），IL–2Rb 及 IL–2Rg；静止 T 细胞只表达 IL–2Rb 及 IL–2Rg，同时与 IL–2 结合的亲和力低；活化后的 T 细胞表面表达 CD_{25}，同时与 IL–2 的亲和力高；CD_{25} 是理想的药物干预治疗靶位。舒莱与 CD_{25}（IL–2Ra 链）特异性结合，使 IL–2R 不能完整表达，无法完成与 IL–2 的结合，Tc 无法增殖，从而阻断了 AR 的发生。2 次固定剂量用药后，对 IL–2 的完全阻断可以持续 4 ~ 6 周。用法为术前 2 小时和术后第四天 2 次在静脉注射巴利昔单抗 20 mg。其向人体各部位分布的范围和程度尚未全面研究。应用人体组织进行的体外研究显示，注射用巴利昔单抗仅与淋巴细胞以及巨噬细胞 / 单核细胞结合。临床上未发现成年患者的体重或性别对其分布容积或清除的影响。终末半衰期为 7.2 ± 3.2 天，总人体清除率为 41 ± 19 mg/h。清除半衰期不受年龄（20 ~ 69 岁）、性别和种族的影响。

8. 硫唑嘌呤

硫唑嘌呤是黄色结晶，易溶于碱性溶液，作用机制为在体内分解成 6– 巯基嘌呤，转化成硫代次黄嘌呤核苷酸，从而竞争性抑制次黄嘌呤核苷酸的合成，导致细胞的死亡。

（1）剂型：口服片剂 50 mg 和 100 mg。

（2）用法：移植前 1 ~ 2 天或手术当日按 3 ~ 5 mg/kg 给药，可经静脉给予。术后维持量 1 ~ 2 mg/kg 给药。

（3）毒副作用：

①骨髓抑制，肝功能损害，继发感染，致畸致癌，胃肠道反应等。

②血液系统：骨髓抑制，白细胞减少症。

③消化系统：肝功能受损，胃肠功能紊乱，呕吐，腹泻，胰腺炎。

④过敏反应。

⑤脱发。

9. 环磷酰胺

环磷酰胺为白色结晶，易溶于水，属氮芥类烷化剂，进入人体后被肝脏由细胞色素 P450 裂解成 4– 羟基环磷酰胺和磷酰胺氮芥，干扰正常细胞的有丝分裂过程，使细胞分裂止于 G_2 期，阻止了 T、B 细胞的分化。

（1）用法：用于已有肝功能损害，对服用硫唑嘌呤有禁忌者。

（2）剂量：1 ~ 2 mg/（kg · d），口服给药。

（3）毒副作用。

①胃肠道反应：骨髓抑制，继发感染，致畸致癌，脱发，出血性膀胱炎，肝功能损害。

②消化系统：胃肠道紊乱，恶心，呕吐，腹泻，黏膜溃疡口炎。

③血液系统：血液毒性，白细胞减少，血小板减少。

④皮肤毒性：斑丘疹，瘙痒，脱发。

⑤泌尿生殖器毒性：闭经，精子缺乏，膀胱炎，膀胱出血，肾毒性。

⑥循环系统：心脏毒性，急性心肌炎。

10. 肾上腺皮质激素

肾上腺皮质激素是临床最常用的免疫抑制剂，在器官移植中最常用的是泼尼松、泼尼松龙、甲泼尼龙。肾上腺皮质激素的免疫抑制的机制是多样的，包括抑制巨噬细胞吞噬和处理抗原的能力，溶解 T 细胞，抑制 T 细胞的再循环、转化和增殖，抑制抗体的形成等多个方面。

（1）用法：可于移植前 1 ~ 2 天每日口服泼尼松 150 ~ 200 mg，术中用甲泼尼龙 250 ~ 500 mg 静脉注射，术后逐步减量，3 日后改口服泼尼松，起始剂量 90 ~ 100 mg/d，3 个月后减到 15 ~ 20 mg/d，1 年后的维持剂量为 5 ~ 10 mg/d。在急性排斥反应时，用冲击疗法甲泼尼龙 5 ~ 10 mg/d，共 3 天，再转为口服用泼尼松，从大剂量开始缓慢减到维持量。

（2）毒副作用：

①中枢神经症状，水钠潴留，消化性溃疡，继发感染等，糖尿病，骨质疏松，高血压等。

②水及电解质：水钠潴留，充血性心力衰竭，低钾性碱中毒，蛋白分解负氮平衡。

③循环系统高血压。

④内分泌系统：肥胖，高脂血症，柯兴体态，糖耐量异常，糖尿病，月经失调，抑制儿童生长发育。

⑤运动系统：肌病，肌无力，类固醇肌病，骨质疏松症，病理性骨折，无菌性坏死。

⑥皮肤改变：妨碍伤口愈合，皮肤薄脆，瘀点瘀斑，皮肤萎缩。

⑦消化系统：消化性溃疡，出血，穿孔，胰腺炎，食管炎，肠穿孔，胆石症。

⑧神经系统：颅高压，癫痫发作，眩晕，欣快，失眠，情绪变化，个性变化，重度抑郁，精神分裂。

⑨掩盖感染，机会性感染，过敏反应，虚脱，心脏停搏，支气管痉挛，低血压，心律不齐。

二、环孢霉素和 C2 的监测性治疗

环孢霉素是 20 世纪 80 年代心脏移植获得突破性发展的里程碑，尽管近年来有作用机制近似的 FK506 等新型药物的问世，但由于价格等因素限制和研究经验不足，环孢霉素依然是应用最多的药物。根据国际心肺移植协会的统计，术后随访 5 年时仍有超过 80% 的患者使用环孢霉素。环孢霉素在脏器移植术后的应用已经有数十年的历史，研究证明环孢 A 的临床应用浓度存在一个范围很小的“治疗窗”，如果高出此范围容易发生机体免疫抑制过度，而容易发生感染、高血压等副作用，而低出此范围则容易发生排斥反应。调节环孢霉素剂量以维持有效浓度并尽量减少副作用非常重要，同时也非常困难。经典的药物效果监测方法是空腹血液中环孢霉素浓度的检测（称之为 CO 浓度），并引入了治疗性药物检测的概念。尽管这种 CO 的方法较之以往有了很大进步也获得了广泛应用，但近些年来越来越多的研究显示 CO 治疗窗与临床的免疫排斥反应时间的发生相关性并不好，这是由于环孢霉素的吸收和清除在不同个体都有很大的变异性。环孢霉素的药代动力学特点可以和饮食、原发疾病、合并服用的药物、种族、移植后的时间和环孢霉素的剂量相关。移植环孢霉素吸收的因子包括脂肪的摄取、疾病状态（囊性纤维化）和其他抑制细胞色素氧化酶 CYP3A4 的药物等，这些因素都会影响准确预测环孢霉素的覆盖情况。

2002 年器官移植 Neoral-C_2 专家回顾评论组（CONCERT）评价总结了成人肾移植、肝移植、心脏移植、肺移植等患者的相关独立的资料。结论认为移植术后 AUCO-4 能够充分代表 Neoral 的吸收情况，并能很好地预测急性排斥反应的发生。而 C_2 是最好的与之相关的单一时间点，CO 则相关性较差。这是最近几年的环孢霉素的药代动力学和药效动力学的研究的最大的突破，它可以最大限度发挥药效并同时尽可能避免其副作用。近几年在国外大的移植中心已经开始在临床上试用 C_2 代替 CO 来进行药物效果监测。

环孢霉素的理想目标 C_2 浓度还没有统一的标准，尤其在心脏移植领域的研究更少，目前比较多的一种意见是先借鉴肾移植的浓度标准，再来探索适合心脏移植到 C_2 的目标浓度。

三、泼尼松的应用与撤离

泼尼松早期撤离：移植术后 1 ~ 3 个月就开始尝试，最终在 48% ~ 70% 的患者可最终长期停用泼尼松。在早期撤离中，一般都使用一些替代性诱导药物，如 ATC 和 OKT_3 等。Taylor 等报道在 374 例患者中有 30% 泼尼松早期成功撤离，其短期和长期死亡率均明显降低。晚期急性排斥反应发生率也明显减少，冠脉血管病也明显减少（4.15% vs 9.5%）。Prieto 也报道早期术后撤离组发生高血胆固醇和高血压者明显减少。Gregory 等在移植术中用 500 mg 甲泼尼龙，术后第一天 125 mg（每 8 小时 1 次）。接着用泼尼松，初始剂量 0.125 mg/（kg·d），一直持续到 ATG 诱导 7 天或 OKT_3 诱导 14 天后。然后泼尼松开始 1 mg/（kg·d）持续 1 周，再以 5 mg/d 快速减量。结果显示有 49% 早期能成功地撤离泼尼松，而且撤离组发生排斥反应概率也少于未撤离组。

泼尼松的后期撤离，即在移植术后 6 个月或更晚进行撤离。有研究表明急性排斥多发生在术后前 6 个月，因此后期撤离多选择在 6 个月后进行尝试，有报道最终有 80% 患者可长期停用，而且一般不使用诱导性药物。Olivari 等报道晚期撤离组在体重增加、脂质异常和高血压等方面无明显变化，而在青光

眼和骨质疏松等骨病则明显减少。Timothy 等报道了 57 例心脏移植患者在使用环孢霉素、硫唑嘌呤（骁悉）和泼尼松三联方案后，进行撤离泼尼松的临床研究结果。在术后 6 个月开始，泼尼松由原来的 1 mg/（kg · d）每次减量 5 mg/d，维持 2 ～ 3 个月进行活检，若排斥反应小于 3A 级，则继续进行减量直到完全撤离。若发生 3A 以上排斥反应，则恢复原来维持的泼尼松剂量。术后每年均做冠脉照影以明确有无冠脉血管病形成。结果显示，心脏移植 2 年后有超过 70% 的患者已经停用泼尼松。采用此逐步撤离泼尼松的方案，总体患者的 1 年、2 年、3 年和 4 年的生存率分别为 98.10% ± 2%，93.12% ± 3.18%，93.12% ± 3.18%，88.13% 土 6.10%，同时在避免明显免疫排斥和感染概率方面效果良好。而移植术后 1 年和 2 年的冠状动脉血管病发生率分别为 2.14% 和 8.11%。

目前泼尼松的用法和撤离的研究工作仍然很少，很多研究结果还未得到公认，因此许多移植中心仍采用经典的泼尼松维持疗法。ISHLT 在 2000 年报告中指出心脏移植术后 5 年 70% 患者仍长期服用泼尼松。在这些患者中无疑有部分患者并不需要这些带有明显副作用的大剂量的泼尼松治疗。泼尼松的撤离可以有效地分离出一组所谓的“免疫特惠人群”，可减少泼尼松长期应用带来的副作用，同时在长期生存率、免疫排斥和冠脉血管病等方面临床效果仍然良好。泼尼松撤离的时间各个研究中心方案不已，但根据心脏移植急性排斥多发生在 3 ～ 6 个月以内的观点，似乎在 3 ～ 6 个月后再进行泼尼松的撤离更安全些，但还需要进行严格的进一步的对比研究。

第六节　免疫排斥反应监测技术

一、无创免疫排斥反应监测

在监测移植术后免疫排斥反应的方法中，心肌活检自从 19 世纪 70 年代起一直作为公认的金标准在全世界广泛采用。但是心肌活检所带来的创伤大、费用高等问题一直困扰着心脏外科医师。一般来说，按照标准的方案心脏移植术后患者在第一年内至少将会接受 10 次左右的心肌活检，以检测其心脏排斥反应的状态，同时在以后的几年里还会定期进行。尽管全世界统计所有心肌活检结果中有 75% 是阴性的，但是鉴于没有其他理想的替代技术，因此患者在以后的免疫状态评估时心肌活检还得要常规进行。心肌活检不但费时费力费钱，很多时候还受时间的限制，出现明显症状而进行心肌活检时往往心肌的免疫排斥已经发生和存在一段时间了，也就是说心肌活检不能很好地早期地实时监测移植的心脏的免疫排斥的状态。因此心脏移植术后无创免疫检测技术的研究一直是全世界的研究热点，但是目前尚没有理想的无创检测方法。以下简单介绍一下几种国际无创监测技术的研究热点。

（一）组织多普勒超声技术

组织多普勒超声心动图（TDE）又被称为组织多普勒成像（TDI）或多普勒心肌显像（DMI）。在实际中应用的开端是在 1992 年，即 McDicken 将彩色编码技术应用于模拟组织而评价组织速度的大小和方向，从而导致了这项技术在心脏功能评价、心脏激动学研究的广泛应用。通过选择性测量心肌运动获得低速高幅度信号来量化心肌舒张和收缩速率，同时要过滤掉区域内血细胞移动所造成的高速低幅度信号。由于其高度瞬时化和对速度范围的分解，脉冲组织多普勒显像对于诊断心脏移植排斥早期引起的舒张功能障碍特别有效，比传统的超声心动图能更早检测心室功能的变化。

根据心肌组织运动成像方式的不同，TDE 平面实时成像分为三类：组织速度成像的彩色二维组织速度图（Colour-TVI or CDMI）以及基于速度成像的多普勒组织能量图（DTE）、多普勒组织加速度图（DTA）、变应率成像（SRI）；彩色 M 型组织多普勒超声心动图（M-TDE），脉冲组织多普勒超声心动图（PW-TDE）等。非实时成像主要是在获取高帧频二维速度成像基础上的合成重建，即经后处理而得到的成像，主要为曲线化解剖 M 型技术。

目前在心脏移植领域组织多普勒监测技术的指标预测和急性排斥反应的相关性的研究仍然比较少。Aranda-JJ 等研究报道移植成功预测的敏感度为 93%，特异性为 71%。Michael 等利用 ALOCASSD-2200 超声系统研究移植排斥反应的监测结果。结果显示舒张早期室壁运动峰速和松弛时间对临床排斥反应高度敏感性，相关性分别为90.0%和93.3%。舒张参数的变化对阴性和阳性预测的灵敏度分别为96%和92%。而收缩参数的变化对于移植物血管病的预测率为92%～97%，排除准确率为80%，结果可用于指导术后长期监测的冠造时间的选择。Michael D. 等在心脏移植术后心肌排斥反应监测中尝试了组织多普勒技术，研究中尝试了多种指标，具体包括：

1. 收缩期室壁运动峰速Sm。
2. 舒张早期室壁运动峰速Em。
3. 收缩时间TSm（从第一心音到收缩运动峰速时间）。
4. 舒张早期时间TEm（从第二心音开始到舒张早期峰值）。
5. 收缩和舒张早期室壁加速度Sm/TSm，Em/TEm。在研究中发现Sm和Em在心脏移植术后发生排斥反应时均明显降低，而TSm则有明显延长的变化。

总之，组织多普勒技术无论在心脏功能还是在心脏电生理方面均发挥着巨大的作用，尤其是近年来在二维基础上的合成重建即后处理功能的强大将会使这一技术更加成熟。TDE的腔内成像、三维成像将促使它的应用研究领域更加广泛，多形式实时成像的显示更有助于开阔我们对心肌组织病理的研究视野。

（二）心肌内心电图技术

在开展心脏移植的早期阶段，人们就认识到排斥反应会改变QRS波群的电压值。免疫排斥时的特征性病理变化——淋巴细胞对移植物的浸润，间质水肿，心肌细胞的坏死，会引起相关心肌组织电传导特性的变化。因此，在早些时候有人用体表心电图QRS波幅的变化来监测免疫排斥反应的发生，但体表心电图和QRS波幅的变化可能是由外界因素引起的，例如：体重、电极的具体位置和电解质的失衡等会影响最终结果的准确性。另外，随着环孢素A的使用，典型的排斥反应期间心肌间质广泛水肿的情况越来越少见，而排斥反应期间心电图的改变也越来越少监测到。因此传统的体表心电图并非监测排斥反应的可靠方法。虽然某些时候心电图的细微变化确实也提示排斥反应的发生，但是它和组织学检查结果的相关程度却远未达到能作为诊断工具的地步。

有大宗的回顾性研究表明，可日常进行的无创排斥反应监测系统可提高心脏移植患者的远期存活率。目前来看，最安全、方便、有效和最有前景的排斥监测手段是电生理和组织多普勒，心电生理方法具有连续、无创、远距、可连续进行测量的特性，而心脏超声技术使得能够安全评估心脏结构和功能的变化，能够进一步减少心内膜活检的需要。将几种无创监测手段结合起来建立一个排斥反应诊断评分系统，可能是未来临床研究的方向之一。当然，这需要多中心联合的，大样本的回顾性和前瞻性分析。

（三）外周血淋巴细胞分子生物学技术

近年来获得技术重大突破的外周血无创实时的分子生物学检测技术是最有希望获得临床推广应用的方法之一，已经引起全世界越来越多的器官移植专家的重视。2006年4月的国际心肺移植年会上，综合采用最新分子生物学技术的异体器官移植基因图谱检测技术（AlloMap）被设为一个独立的大会专题，来自全世界各国的众多移植专家对其进行了热烈的讨论。分子生物学技术监测免疫排斥反应在心脏移植领域的应用是一个崭新的重要课题，其原理为使用定量实时反转录聚合酶联反应（RT-PCR）技术，利用对血液中单核粒细胞等免疫细胞的成千上万种信使核糖核酸（mRNA）基因表达状态的筛选分析，来评估机体的免疫排斥系统的实时状态，从而迅速及时地监测机体对移植物的排斥反应程度。事实上，利用外周血淋巴细胞的不同种类基因表达来预测移植术后的免疫排斥反应在近几年来一直是人们研究的热点，众多研究结果显示涉及机体免疫排斥反应的多种基因表达的监测都可能与临床心肌活检所确定的免疫排斥程度具有相关性，但是具体哪一种或者哪几种基因的相关性最好，对于大样本的临床观察结果会如何，种种类似的问题一直没有得到较好的回答。直到研究协作组的AlloMap技术在美国几家先进移植中心的初步研究获得令人满意的结果，才预示着在此领域的无创实时检测研究真正走向了临床应用阶段。

Yamani M. H. 在2005年报道了在69例心脏移植患者的利用AlloMap技术进行实时免疫排斥检测的研究，结果显示心脏移植术后血管增殖疾病患者的AlloMap评分远高于冠脉正常的移植患者（32.2 ± 3.9 vs $26.1 + 6.5$，$P < 0.001$）。2006年国际心肺移植年会上哥德比来大学心脏移植研究中心主任M. C. Deng报告了使用AlloMap来监测和预测心脏移植术后慢性冠脉增殖性疾病的初步结果，这些研究检测

了与慢性冠脉增殖性疾病相关的基因表达，提示心脏移植术后早期不同的基因表达形式可以预测将来发展慢性冠脉增殖性疾病的风险。2005 年 Fvans R. W. 总结了美国 5 家使用无创外周血分子生物学检测和心肌活检的经济学费用的对比，心肌活检至少要花费 3 297 美元，而使用无创外周血分子生物学技术则可以明显减少其费用，全美国至少可以每年节省 120 万美元。在 2006 年 4 月刚刚结束的国际心肺移植大会上维也纳大学心脏外科 O. Zwkermann 博士报告了 AlloMap 在临床应用的结果，并分析了将来可能推广的应用方案。他指出 AlloMap 检测自从 2005 年出现以来很快被一些移植中心采用，并被越来越多的机构用作为心肌活检外的临床免疫排斥监测方法，还将继续评估所有的数据结果。这种分子学监测是心脏移植领域巨大的进展，是一种移植患者很容易接受的免疫监测方法。多伦多大学心胸外科主任 Shaf Keshavjee 讨论了肺移植应用 AlloMap 进行免疫监测的结果，提示 AlloMap 也可以成功地用于心脏外其他的器官移植的监测。

总之，这种无创实时的免疫检测技术已经在国际上一些先进移植中心得到成功应用，取得了令人兴奋的初步成果，而且从 2005 年 4 月开始进行的 CARGOII 研究已经把范围扩展到欧、美、澳三大洲 19 个心脏移植中心，有计划地在国际范围内进行深入的研究。其目标包括：

1. 在国际范围内鉴别诊断患者有无免疫排斥反应。
2. 预测将来的急性细胞排斥反应和移植物的功能衰竭。
3. 检测和指导免疫抑制药物。
4. 诊断和预测体液排斥反应。
5. 心脏移植患者慢性冠脉血管性疾病的危险分级。

在 2006 年 4 月刚刚结束国际心肺移植年会上，众多国际移植专家一致认为 CARGO Ⅱ 的研究将给心脏移植研究领域提供无与伦比的基因和分子诊断研究资源，将会在移植术后无创免疫检测领域开辟有效的新途径。

二、心肌活检

心内膜心肌活检术是应用心内膜心肌活检钳经心腔钳取适量的活体心内膜心肌标本，供临床作组织病理学等检查或研究的一种介入性诊断技术。目前临床上应用最为广泛的是经静脉（右股静脉或颈内静脉）径路的右心室心内膜心肌活检。

（一）适应证

1. 前检查及移植后排斥反应的监测和分级。
2. 抗肿瘤药物应用后引起心肌毒性反应的观察。
3. 寻找不明原因心脏扩大和心力衰竭的病因。
4. 对原因不明的胸痛和心律失常患者，其冠状动脉造影排除了冠状动脉病变，需除外原发性扩张型心肌病与慢性病毒性心肌炎者。
5. 鉴别限制型心肌病和缩窄性心包炎。
6. 心内膜纤维增生症。
7. 明确继发性心肌病的病因。
8. 心脏肿瘤。
9. 放射性心肌损伤。
10. 心脏小血管病。
11. 右室发育不良致室性心动过速。
12. Fabry 病（成人）和 Pompe 病（儿童）。

（二）禁忌证

1. 有出血性疾患，如严重的血小板减少症、抗凝血系统疾病等。
2. 正在接受抗凝治疗者。
3. [illegible]腔内或心壁有附壁血栓者。

4. 心肌梗死后。

5. 先天性解剖异常。

6. 心脏极度扩大，患者一般情况差或重要脏器有严重病变者。

7. 某些原因致使患者不能平卧或不能与操作者相配合。

（三）操作方法

1. 主要方法

（1）经右股静脉径路右心室心内膜心肌活检。

（2）经右颈内静脉径路右心室心内膜心肌活检。

（3）经股动脉逆行径路左心室心内膜心肌活检。

2. 主要并发症

心肌活检的总并发症发生率为 1% ~ 2%，病死率不足 0.1%。

（1）心脏穿孔：是心内膜心肌活检最常见的严重并发症。据统计发生率在 0.1% ~ 0.56%，多见于右心室心内膜心肌活检，轻的心脏穿孔系活检钳取材过深引起的渗血性心包炎无须特殊处理，卧床休息数日即可恢复；严重的心室壁穿孔可导致大量心包积液，引起心脏压塞，需及时处理，必要时需开胸手术。

（2）心律失常：以频发室性早搏最为常见，偶可诱发短阵的室性心动过速和引起房室传导阻滞。

（3）栓塞：最为常见的是肺栓塞和脑栓塞。

（4）房室瓣损伤：多为三尖瓣的损伤，轻者无须处理，重症给予强心、利尿、扩血管，必要时需手术治疗。

（5）感染。

3. 经胸多普勒超声引导下的右心室心内膜心肌活检

（1）操作过程：

①患者取仰卧位，面罩给氧。

②右侧颈内静脉穿刺，置入 8.5 F 的漂浮导管外鞘管，局部固定，旁路连通输液保持管腔通畅。

③以 0.1% 肝素盐水浸泡 7 F 的 Cordis 心肌活检钳，经外鞘管送入颈内静脉。以多普勒超声心动探头于心尖部打出心尖四腔心切面，在经胸多普勒超声引导下将活检钳送入右心房，经三尖瓣口进入右心室。经超声仔细确认活检钳头端位于右心室，并避开乳头肌、腱素等重要瓣下结构后，咬取 3 ~ 4 块心肌组织送检。若心尖四腔切面声像效果欠满意，可改经剑突下四腔心切面进行引导。

④操作前后，常规超声观察有无心包积液和三尖瓣反流情况，明确有无发生心室穿孔等严重并发症；操作过程，全程心电监测，观察心电、血压等变化。

⑤若无明显并发症，即可拔除外鞘管，加压 5 分钟，覆盖消毒敷料。术后监护 6 小时，测量血压、呼吸脉搏，早期可下床活动。给予抗生素。

（2）注意事项：

①送入活检钳前，根据从外鞘管外口到乳头水平的距离大致估计一下活检钳要送入的长度。

②外鞘管外口、上腔静脉入口和三尖瓣口并不在一直线上，可将活检钳头端适当窝成一定弧度以适应从上腔静脉入口到三尖瓣口的生理角度。

③当在心尖四腔心切面探及活检钳声像时，应固定超声探头位置，保持好该切面，由活检人员变化活检钳方向，通过三尖瓣口。当活检钳进入右心室时，触及右心室壁可诱发室性早搏。

④咬取心肌组织前，应在超声下仔细辨认活检钳头端的毗邻结构，避开乳头肌和腱索等重要结构。

⑤对于某些肺气肿或桶状胸的患者，其心尖四腔心的切面因肺组织遮挡而导致声像不清，可以改用剑突下四腔心切面，也可取得很好的效果。

第七节 心脏移植术后并发症防治

心脏移植手术仍是高风险手术，围手术期死亡率仍然高于心外科其他种类手术。据 ISHLT 数据统计近 2 年来 5 000 多例心脏移植中，在院死亡率达 7.4%，根据 CTRD 的统计，心脏移植术后 1 个月内的生存率为 93%。心脏移植的患者是终末期心脏病患者，移植入相对正常的心脏，这使得围手术期的处理与其他心脏外科手术有所不同，术后的并发症各式各样，各个系统都可能发生，而且并非独立存在，有时可造成恶性循环。下面对较常见并发症讨论如下。

一、感染

感染是心脏移植术后死亡和发生并发症的重要原因。手术后第 1 个月内发生感染的机会最大，而后迅速下降，可达 17%。细菌感染在术后 1 个月内常见，真菌感染的高峰期也在术后 1 个月以内，而病毒感染常见于术后 2 个月，原虫则要在术后 3 ～ 5 个月左右到达其感染概率的高峰期。其中细菌感染 50% 的细菌为 G^+ 菌，其中 75% 左右是葡萄球菌，而由 G^+ 菌引起的细菌感染为 40% 左右。多数感染是与免疫抑制剂的强度过大有关，有迹象表明，免疫抑制剂的强度越小，发生感染的机会就越少。对于感染的预防应在术前充分做好病原学的实验室检查，对于有心衰合并感染的患者应积极应用有效的抗菌药物治疗至细菌培养阴性再行移植手术。手术中在取心及吻合的过程中严格无菌操作，尽量缩短手术时间。术后尽早拔除气管插管及各种介入性插管，及早恢复饮食，建立正常的胃肠道菌群，拔除的插管均送实验室培养。带气管插管期间应用纤维支气管镜吸痰。随着实验室的培养及时调整抗感染药物。术后体温不能明确反应感染程度，与服用大剂量激素有关，应积极做实验室检查，针对不同部位的菌群及药敏对症选用抗感染药物。

二、急性排斥

排斥反应：开始 30 天内由排斥引起的死亡主要是超急排和急排。急性细胞介导的排斥反应是早期死亡的重要因素，可造成术后第一年内 20% 的死亡，其在术后 1 个月内达到危险高峰，此后迅速下降。开始 1 个月内大约有 40% 的合作会发生 1 次或 1 次以上的急性排斥反应。对于受体而言，女性以及年轻的成年患者，女性供体，OKT_3 的术前诱导治疗以及术前 CMV 的血清抗体阳性都是急性排斥发生的危险因素，供、受体之间 PRA 大于 10% 及 HLA-DR 点的不匹配也是急性排斥的危险因素。移植手术之前，应详细了解受体的病史及生活史，对女性患者要了解其分娩史，术前准备时仔细检查受体的各项免疫、生化及病原指标，对供体应尽可能多地了解与手术有关的相关资料，确保手术期的顺利。减少急性排斥反应的发生，除详细的术前准备外，正确有效的免疫药物治疗及监测极为重要。近来的研究普遍认为在实质性器官移植中 C2 在反映 CsA 血药浓度曲线面积（AUC）方面比 CO 有更好的相关性，能够更好地反映 CsA 在体内的药物动力学情况，指导 CsA 剂量的调整。在心脏移植患者中使用 C2 指导 CsA 剂量的调整比起使用 CO 来，可以减少所用 CsA 的剂量，这样就降低了药物的副作用，但是同时并不会增加急性排斥的发生率。但 C2 在术后早期受饮食、抗真菌药物、机体组织的吸收影响较大，检测数值不够稳定。急性排斥反应的监测心内膜活检是较确切的指标，但它是有创检查，费用高，存在并发症，亦会出现假阴性率，故不能反复使用。无创可靠的监测方法是研究的方向。

三、右心功能不全和右心衰

心脏移植术后右心功能不全和右心衰是围术期常见的并发症，原因不明确。右心室在解剖学上比起左心室来其心室壁要更薄些，对于缺血和再灌注的损伤尤其敏感。同时由于心脏移植患者术前长期心衰造成左房压高，肺血管阻力通常在移植前会处在一个相对较高的水平，虽然移植术后左房压力下降，但肺血管阻力不会立即下降，通常需要 1 ～ 2 周才会恢复到正常范围。因此术后早期的右心功能不全跟肺血管阻力高有密切关系，特别是在右心室保护不良或者供心相对较小的情况下发生右心功能不全的机会就更大了。有学者认为供心的心脏通常难以承受超过 50 mmHg 的右心后负荷，当肺动脉收缩压超过 55 mmHg 时往往会发生术后右心功能衰竭。术后可通过 CVP 及三尖瓣反流的情况了解右心功能。可以看出术前肺动脉压高术后三尖瓣反流程度重，术前肺动脉压不高术后仍会出现中、重度的三尖瓣反流，说明术后右心功能不全不单与术前肺动脉压有关。术后的右心功能不全大多数是可逆的，三尖瓣关闭不全出现及程度的高峰期是术后的 3 ～ 7 天，随后逐渐减轻，大部分病例 2 周后可恢复。治疗在术后早期应用多巴胺、盐酸肾上腺素、PGE_1、硝酸甘油等药物，每日应用白蛋白，加强利尿，术后 1 周内每日液体量负平衡，对于严重的右心衰可加用超滤以减少体内液体量，或用 ECMO 行右心辅助，疗效比较确切。

四、肾功能不全和肾衰

心脏移植肾衰是术后近期、远期都会面临的并发症。心脏移植的患者由于术前长期的心衰，心排出量长期低下，肾灌注不良，加之为减轻体液潴留而长期大剂量服用利尿药，术前肾的储备功能差。手术时体外循环的打击，术后低心排，以及 CsA 对肾脏的损伤都是引起移植术后肾功能不全的主要原因。术前肾功能异常，术后肾功能会进一步恶化，术前肾功能正常的患者术后出现了肾功能恶化，说明 CsA 对肾脏的损害是很明显的。如果术后早期出现尿少或 Cr 高于 1.7 mg/dL，可以推迟 CsA 的使用时间，同时建议使用注射用巴利昔单抗、噻尼哌、ATC 或 OKT_3 等免疫替代药物。当 Cr 高于 2.5 mg/dL，可以增加严重的感染和肾衰的机会。

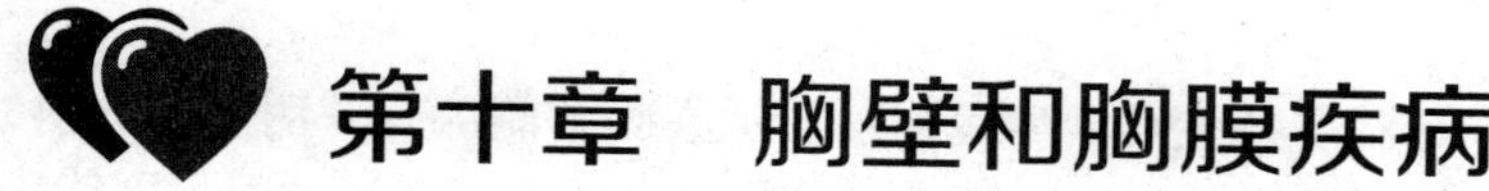

第十章　胸壁和胸膜疾病

第一节　胸壁畸形

胸壁畸形多为先天性疾病，常见的肋骨发育畸形，表现为肋骨分叉、融合、数目增多或减少，也有由于一侧肋骨发育障碍致胸壁不对称等畸形。除颈肋引起胸腔出口综合征外，其余肋骨畸形多无症状，不需要治疗。胸骨畸形可造成胸腔容量改变，引起一系列病理生理改变，一般要求尽早矫正。

一、漏斗胸

（一）概述

漏斗胸为最常见的先天性胸骨畸形，约占胸壁畸形的 85%，是胸廓全体发生变形的一种畸形。为胸骨向下凹陷，与其相连的肋软骨也随之向背侧凹陷，多从第 3 肋软骨开始到第 7 肋软骨，在胸骨剑突上为凹陷的最低点，严重者胸骨最深凹陷可触及脊柱，剑突的前端向前方翘起，肋弓部向外突出，形成船样或漏斗样畸形。漏斗胸的凹陷范围大小各异，较大者向上可达上胸部，胸骨柄由前上向后下倾斜。按照外形可将漏斗胸分为左右对称性和不对称两种，年龄小的患者多为对称性凹陷。随着年龄增长胸骨向右旋转，右侧肋骨和肋软骨的凹陷较左侧深，后胸部多为圆背或平背状，逐渐成为不对称性凹陷。漏斗胸患者可见向右脊柱的侧弯，年龄小时不易出现，至青春期后脊柱侧弯比较明显。漏斗胸压迫心脏和肺脏多向左侧胸腔移位。

漏斗胸的发病率 1/400 ~ 1/300，但有地区差异性；男性较女性容易发病，比例为 4 ∶ 1。86% 的漏斗胸患者在出生时及 1 岁内即被发现，仅不到 5% 的患者到青春期后被发现。畸形的发展呈进行性加重，可导致胸腔容积减小，影响呼吸循环系统的功能。可最终死于肺部并发症。

（二）病因和发病机制

漏斗胸发病机制仍没有定论，有关的病因学包括以下几种：

1. 多认为漏斗胸是由于下胸部的肋骨和肋软骨生长发育过度，挤压胸骨移位代偿性向后移位所致。

2. 有人认为是膈肌发育异常，膈肌中心腱缩短，膈肌功能性异常，但膈肌发育异常理论尚未得到充分证实。

3. 呼吸道梗阻使得患儿出现吸气性呼吸困难而用力吸气，呼吸肌牵拉胸壁向后运动，长时间就会形成漏斗胸。

4. 遗传因素：45% 的漏斗胸患儿有家族史，属伴性显性遗传。

5. 其他：骨碱性磷酸酶降低；微量元素缺乏，特别是钙、磷、维生素 D 等。

（三）病理生理

实际上，漏斗胸是胸骨体及其剑突的畸形，胸骨体纵轴和横轴均向后方凹陷，双侧肋软骨由于生长过长，也随之从一侧乳头线到另一侧乳头线，以对称或不对称的各种深度向后弯曲。如有胸骨旋转，多弯向右侧，影响右侧乳腺发育比左侧差。漏斗为一极深的胸骨中央凹陷，其最深点多在剑突稍上部位，最严重时胸骨内面可接触胸椎内面，将心脏推向左胸腔，漏斗深处可放入患者的拳头，甚至可容纳500 mL液体。但是，左、右侧胸腔的前后径通常正常。另一种漏斗胸畸形是从一侧乳头线到另一侧乳头线为浅而宽的盘状凹陷，向后凹陷不深，但占据较多的胸腔空间。心脏可无移位，只是受压抵达脊椎腹面。畸形的胸骨及其肋软骨凹陷入胸腔内的实际体积比中央凹陷畸形更多，因此，可引起更为严重的病理生理改变。

由于心脏左移或前后径受压变小，X线胸片显示心脏右侧部有一明显的放射线半透明区，胸部CT及心血管造影显示右心受压及右心室流出道受阻。此种患者在直立运动时，不能增加心排血量，严重影响患者的运动量及耐力。心导管检查描记右室压力，可发现舒张期斜坡或平坦，类似缩窄性心包炎的指征。漏斗胸患者可合并左肺发育不良或缺如，也可合并左侧缺肢畸形。

（四）临床表现

婴儿期漏斗胸压迫症状较轻者常未被注意。有些虽有吸气性喘鸣和胸骨吸入性凹陷，但常未能检查出呼吸道阻塞的原因。患儿常体形瘦弱，不好动，易得上呼吸道感染，活动能力受到限制。用力呼气量和最大通气量明显减少。活动时出现心慌、气短和呼吸困难。体征除胸廓畸形外，常有轻度驼背、腹部凸出等特殊体型。

胸骨体（特别是剑突根部）及其相应的两侧第3 ~ 6肋软骨向内即陷，致使前胸壁状似漏斗，心脏受压移位，肺也因胸廓畸形而运动受限，影响患儿的心肺功能。患儿活动后心悸气促，常发上呼吸道和肺部感染，甚至发生心力衰竭。症状在3岁以后逐趋明显，凹胸，凸肚，消瘦，发育差。漏斗胸常是先天性畸形，不仅累及患有不良影响，应积极治疗。漏斗胸是胸骨、肋软骨及一部分肋骨向脊柱凹陷形成漏斗状的一种畸形，绝大多数漏斗胸的胸骨从第二或第三肋软骨水平开始向后，到剑突稍上一点处为最低点，再返向前形成一船样畸形。两侧或外侧，向内凹陷变形，形成漏斗胸的两侧壁。漏斗胸的肋骨走行斜度较正常人大，肋骨由后上方急骤向前下方凹陷，使前后变近，严重时胸骨最深凹陷处可以抵达脊术。

年龄小的漏斗胸患者畸形往往是对称性的，随着年龄的增长，漏斗胸畸形逐渐变得不对称，胸骨往往向右侧旋转，右侧肋软骨的凹陷往往较左侧深，右侧乳腺发育较左侧差。后胸部多为平背或圆背，脊柱侧弯随年龄逐渐加重，年龄小时不易出现脊柱侧弯，青春期以后患者的脊柱侧弯较明显。

漏斗胸畸形压迫心肺，心脏多数向左侧胸腔移位。儿童往往表现为一种独特的虚弱姿势：颈向前伸，圆形削肩，罐状腹。胸骨体剑突交界处凹陷最深。有家族倾向或伴有先天性心脏病。

（五）诊断

依据胸部X线前后位像，漏斗胸采用下列评定方法：

1. 漏斗胸指数

漏斗胸指数 = a × b × c/A × B × C，当其 > 0.2，即有手术指征。

a. 漏斗胸凹陷外口纵径长度；A. 后前位胸片上胸骨长度。

b. 漏斗胸凹陷外口横径长度；B. 后前位胸片上胸部横径。

c. 漏斗胸凹陷外口水平线至凹陷最深处长度；C. 侧位胸片上胸骨角水平后缘与椎前缘间距。

2. 胸脊间距

根据胸部侧位片所得胸骨凹陷后缘与脊椎前缘间距，当此距离 > 7 cm为轻度，5 ~ 7 cm为中度，< 5 cm为重度漏斗胸。

（六）治疗

1. 治疗原则

漏斗胸影响心肺功能及有精神负担的，应该手术治疗。漏斗胸指数 > 0.2的考虑手术。

2. 术前准备

（1）胸部X线、CT检查，了解畸形程度，肺功能检查，心电图，超声心动图了解心肺功能状态。

（2）伴有肺炎、支气管炎，或者支气管哮喘的患者术前进行解痉，氧疗和抗生素控制肺部感染。

（3）术前心理护理：年龄较大的患儿思想顾虑较重，主要表现在对手术、麻醉的恐惧；术前营养

支持：因胸骨压迫心、肺、食管，部分漏斗胸患儿发育迟缓，体质瘦弱，易发生呼吸道感染，进食后有食物反流现象。指导患儿进食高蛋白、高热量、高维生素饮食。必要时静脉输液，补充能量、维生素，应用抗生素和止血药物；一般术前准备：据气温变化增减衣服，防止受凉感冒。指导患儿练习有效咳嗽，咳痰和腹式呼吸，练习床上大小便。

3. 治疗方案

1）非手术治疗。

对于3岁以前的患儿有假性漏斗胸，畸形有自然矫正的可能。对于无呼吸循环症状，无精神负担，可不手术。

2）手术治疗。

（1）手术指征：①有呼吸循环症状，发育受影响，易发生疲劳倦怠者，是手术绝对适应证。②有轻度呼吸循环症状，胸廓变形较重，精神上压力较大者应手术。③漏斗胸指数 > 0.2 的需手术。④美容上考虑矫形者。

（2）手术禁忌证：脊柱侧弯明显应为手术禁忌，因为此患儿多伴有不对称性肋软骨下陷畸形，术后脊柱侧弯加重，心肺功能恶化。相对禁忌证：漏斗胸合并 Marfan 综合征，手术复发率高，但手术是安全，有效的。

（3）手术时机：手术时机的选择尚有争论，多数专家认为 3 ~ 10 岁手术为宜，也有人主张只要看到明显的畸形，无论年龄大小都应立即手术，而不应该等到有严重的临床症状以后再手术，年龄越轻，治疗效果越好，需要手术的范围越小。婴幼儿手术时很少需要输血，也很少需要切除肋骨软骨关节以外的部分，较大年龄的患者往往需切除骨质肋，也往往需要输血。

（4）手术方法：漏斗胸手术方法很多，大致分为胸骨翻转术和胸骨抬举术两大类。

①胸骨翻转术：

a. 带上、下血管蒂胸骨翻转术：胸腹部正中皮肤切口将两侧胸大肌分别向外侧游离，显露凹陷的胸骨和两侧畸形的肋骨及肋软骨，并沿腹直肌外缘游离腹直肌至脐水平，切开肋弓下缘，用手指游离胸骨及两侧肋软骨内面的胸膜，直至凹陷畸形的外侧，自畸形肋软骨的两侧起始部切断第 7 至第 3 肋软骨及肋间肌，在第 2 肋间水平分离出两侧的胸廓内动静脉，并向上下各游离出 4 ~ 5 cm，用线锯在此水平横断胸骨，使凹陷的胸骨和两侧肋软骨完全游离，然后将胸骨板及肋软骨带着胸廓内动静脉及腹直肌均呈十字交叉状态。翻转后的胸骨原来最凹陷处变成最突出的部分，可以适当加以修剪，使胸骨变平整。用不锈钢丝缝合胸骨横行断端，并用涤纶线缝合相应的每一根肋软骨断端及肋间肌，缝合时切除过长的肋软骨，使翻转后的胸骨肋软骨板能够非常合适的固定在原来的位置，固定后在胸骨后放置闭式引流管，然后缝合胸大肌、皮下组织和皮肤。

本法术中不切断胸廓内动静脉和腹直肌，胸骨的血液循环能够保持正常，确保了术后胸骨的正常成长发育，只要术中将胸廓内动静脉充分游离 4 ~ 5 cm 长度，手术翻转时一般不会遇到任何困难，胸廓内动静脉及腹直肌虽然呈十字形交叉，但动脉搏动有力，静脉不会淤滞。手术后胸壁稳定，无反常呼吸，患者可以早日下地活动，畸形纠正效果满意。个别患者术后 2 ~ 3 个月后出现上胸部横断胸骨处轻度局限凹陷，有人主张用胸骨牵引架进行牵引，可以纠正上述缺陷。

b. 带腹直肌蒂胸骨翻转术：此法与带上，下血管蒂胸骨翻转术的不同在于本法切断胸廓内动静脉，只保留腹直肌蒂作为血液供应的来源。手术操作与前法基本相同，只是在横断胸骨时先结扎切断胸廓内动静脉，然后再横断胸骨，将胸骨及肋软肌板带着腹直肌蒂翻转 180°，修整变形的胸骨板后缝合固定在原来的位置。

c. 无蒂胸肌翻转术（和田法）：采用胸骨正中或双侧乳腺下横切口，游离胸大肌和腹直肌，显露畸形的胸骨、肋软骨和肋骨，从畸形开始凹陷的部位稍骨侧自肋弓开始向上依次切开两侧肋软骨骨膜，切断肋软骨，并将肋软骨和胸肌自骨膜内剥出，在胸骨向下凹陷的上一肋间处横断胸骨，完整并剪除可能附着的部分肋间肌和软组织等，用抗生素溶液冲洗后，用钢丝将翻转 180° 的胸骨板固定在胸骨柄处，剪除过长的肋软骨，然后用涤纶线缝合固定在相应的肋骨部位，缝合肌肉及皮肤。

d. 胸骨翻转加重叠术：部分患者上胸部扁平或凹陷，手术中可以在胸骨板翻转后，将胸骨上端的前面切成斜面状，插入胸骨柄前面的骨膜，使部分胸肌重叠，胸骨板向上移，用钢丝将重叠的胸骨缝合固定，用涤纶线缝合肋软骨，部分过长的肋软骨也重叠缝合，这样术后的胸廓外形纠正的更加满意。胸骨翻转术比较适合于成年后患者，因为成年胸骨抬高术等均难以整复。胸肌翻转术后并未发现胸骨血运障碍，而使胸骨遭到破坏或被机体排斥。手术效果满意。

②胸骨抬举术：

a. 肋骨成形术：单侧较深而不涉及胸骨的漏斗胸，可以行肋骨成形术。方法是从中线向患侧作一曲线切口，在肋软骨骨膜和肋骨骨膜下解剖畸形的肋软骨和肋骨，做多个横行切口纠正畸形后，将肋软骨向上拉向胸骨，用缝线将肋软骨缝在胸骨前面，然后缝合骨，用缝线将肋软骨缝在胸骨前面，然后缝合皮肤，这种手术简单，适合于较轻的漏斗胸。

b. 胸骨抬高术：是将畸形的全长肋软骨（第 3 ~ 6 肋软骨），自肋软骨骨膜下切除使胸骨自第 2 肋骨以下完全游离，在胸骨的上端相当于第 2 肋骨水平的胸骨板作横行截骨，在截骨处钳入肋软骨片，并缝合固定，这样就使胸骨抬起了。然后再将第 2 肋软骨由内前向外后斜行切断，将肋软骨的内侧端重叠在肋软骨的外侧端上缝合固定，即三点固定法，最后将肋间肌和腹直肌分别缝合在胸骨上，并缝合皮肤。这种方法术后可能出现反常呼吸，有人用金属针或金属板加强固定，可以避免术后反常呼吸及术后胸骨再度塌陷。此法的缺点是需要再次手术取除固定金属材料，因此不受欢迎。

c. 胸骨肋骨抬高术：特别适用于肋软骨肋骨骨质都比较柔韧的较年轻的患者。正中切开皮肤后，显露凹陷的胸骨及肋软骨，在肋软骨骨膜下将肋骨游离出来，在接近胸骨处切断第 3 ~ 7 肋软骨，并将各肋间肌向侧方切开，使肋骨及肋软骨前端具有充分的游离性，将肋软骨腹面作多处横行楔状切除，使肋软骨向上抬起，恢复到正常的走行位置，剪除过长的肋软骨，用涤纶线将相应的肋软骨断端缝合，使胸廓的前后径加大接近正常形态，两侧肋软骨向上牵拉的合力将凹陷的胸骨向上抬起，故称胸骨肋骨抬高术。

d. Nus 手术（胸腔镜胸骨抬举术）：是一种治疗漏斗胸的新型微创技术，20 世纪 90 年代末已广泛应用于欧美等国家。广泛对称的漏斗胸尤其合并平胸是手术的最佳选择。

选择支撑部位及钢板长度：在胸廓凹陷最低点做标记，并做横线，于漏斗嵴选择适当肋间隙位置，经胸廓凹陷最低点两侧腋中线之距离减 1 cm 为备选支架长度，用折弯器将支撑钢板塑形；取双侧腋前线至腋中线间横行切口，长 2 cm，切开皮肤在皮下组织层次从胸廓外向内侧水平横向潜行分离至预先选择进入胸廓的肋间隙处；制作胸骨后隧道：在胸腔镜直视下，在预选的肋间隙用长弯钳或 Loren 穿通器穿过胸壁，穿过胸骨后纵隔直至对侧胸壁穿出点，最后经皮下隧道达对侧切口；退出长钳或穿通器，引入粗线（带）；插入钢板，将粗线与支撑板牢靠固定，牵拉粗线，在胸腔镜的监视下，支撑板弓形向后穿过隧道；再度塑形支撑板，使其与胸壁弧度完全一致旋转支撑钢板 180° ，使其弓形向上，支撑于胸骨后；麻醉师膨肺，排除胸腔气体，以胸壁肌肉筋膜包埋缝合固定钢板两端。

特点：在保证术后胸壁的稳定性和矫形效果的同时，手术创伤小，简化了手术程序，出血少，手术时间大大缩短，术后恢复快。

（六）术后及处理

1. 一般处理

（1）卧位：术后尽量卧硬板床，适当半卧位，避免用力向上牵拉上肢。术后可给予胸带固定，限制胸廓活动，防止胸骨板活动。

（2）由于胸壁手术呼吸受限、术后疼痛、排痰不利等，易致肺部感染，需术后雾化吸入、必要时吸痰。因胸骨前后间隙剥离面较大，渗出液较多，需随时观察引流液，及时换药，在换药时自上而下挤压创面，促使积液排除，预防感染。

2. 术后并发症的观察和处理

（1）气胸：因手术过程中剥离胸骨、肋骨时可能使胸膜受损。术后密切观察患儿的呼吸状态、频率和节律，定时听诊双肺呼吸音是否清晰、一致，有无鼻翼扇动、口唇发绀等缺氧征，及早发现处理。少

量气胸可行胸穿，大量气胸则须放置胸腔闭式引流。

（2）肺部感染：鼓励患者咳痰，抗生素雾化吸入，吸痰，尽早做痰培养，选择敏感抗生素。

（3）胸骨后积血：彻底引流胸骨后积血，可术后持续负压吸引，促进残腔闭合，如残腔无愈合可能则进行转移腹直肌瓣充填消灭残腔。

（4）翻转胸骨板浮动：翻转胸骨板固定不良，造成纵隔摆动，反常呼吸运动即可诊断。处理应重新胸廓加压包扎，无效应重新进行固定。

二、鸡胸

（一）概述

鸡胸亦称鸽胸，即胸骨向前突起，两侧肋软骨下陷的胸壁畸形，可分为对称性和不对称性鸡胸，只有20%合并脊柱侧弯。是一种进行性畸形，常在青春期突然加重。此畸形远较漏斗胸少见，两者发生率之比为1 ∶ 6 ~ 1 ∶ 10。

病因不清，可能与遗传有关，肋软骨过度增生，迫使胸骨向前隆起。畸形的胸廓能压迫心脏和引起胸腔容积下降，影响患者的心肺功能。

（二）临床表现

根据临床表现畸形可以分三种：Ⅰ型：最常见，胸骨中下1/3交界处向前凸出，剑突指向脊柱，第4 ~ 8肋软骨或其相连的肋骨前端亦向内弯曲，使胸骨前凸更加明显；Ⅱ型，胸骨柄及上部肋软骨向前前凸起，胸骨体及下部肋软骨向内凹陷，剑突指向前面，胸骨的纵断面大致呈“Z”形，又称凸胸鸽胸；Ⅲ型，一侧有几个肋软骨凸起，胸骨无前凸，而是沿纵轴向健侧旋转，对侧相应肋软骨向内凹陷，本型也称漏斗胸的亚型。

胸骨前凸畸形程度不一，但引起心肺受压的症状一般较少。轻者无生理功能的影响，亦可无临床症状。重者可引起通气功能受限，肺顺应性下降，肺气肿渐加重，易疲劳、反复呼吸道感染、支气管哮喘等。畸形还可引起患儿精神心理负担。

（三）治疗

畸形轻者对心肺功能无影响，亦无临床症状，不需手术治疗。畸形重者，可导致胸腔正常空间改变及胸廓活动受限而影响心肺功能，患者精神负担多较重，因此需手术治疗。常用的矫正手术方法有胸骨翻转法和胸骨沉降法两种。胸骨翻转法又分为带上下血管蒂的胸骨翻转术和带腹直肌蒂的胸骨翻转术两种。目前类似Nuss手术的微创方法矫治鸡胸已开始在临床应用，近期效果良好，而且创伤小，矫正后的胸廓更直观。

第二节　肋软骨炎

肋软骨炎是胸外科门诊常见疾病之一，分为化脓性和非化脓性肋软骨炎两种。化脓性肋软骨炎又分为原发性和继发性。根据是否伴有肋软骨肿胀，非化脓性肋软骨炎分为单纯肋软骨炎和Tietze综合征，后者临床最常见。

一、非化脓性肋软骨炎

1921年，Tietze首先报道并定义Tietze综合征，为肋软骨与胸（肋）骨交界处不明原因的非化脓性肋软骨炎性病变，是一种表现为局限性疼痛伴肿胀的自限性疾病。临床常见的肋软骨炎即是Tietze综合征。

（一）流行病学、病因及病理学

肋软骨炎多见于20 ~ 30岁及40 ~ 50岁两个年龄段患者，左、右侧发病率无异，70% ~ 80%为单侧单发病变，无显著性别倾向，国内文献报道女性多见。

肋软骨炎发病原因不明，有以下假说：①目前多数学者认为，与肋软骨膜微小创伤以及胸肋关节韧带局部应力异常造成劳损有关；②与上呼吸道病毒感染有关；③可能与免疫或内分泌异常引起肋软骨营养障碍有关。

病理学检查显示，肋软骨呈良性膨胀性增生，细胞体积增大，软骨膜纤维增厚，血管过度生成。软骨膜在损伤后修复过程中，软骨细胞大量增生，软骨膜纤维增厚，致软骨膜与骨膜粘连、硬化，肋软骨应力平衡失调，骨膜张力增高，牵扯、刺激肋软骨膜表面肋间神经的前皮支神经末梢，从而产生持续且定位明确的疼痛。

（二）临床表现和诊断

各个肋软骨均可发病，但是最多发生在胸骨旁第 2 ～ 4 肋软骨与肋骨交接处，偶亦可见于肋弓。轻者仅感轻度胸闷，前胸疼痛多为钝痛、隐痛，偶伴刺样痛。疼痛点固定不变，咳嗽、深呼吸、扩展胸壁等胸廓过度活动可使疼痛加重。严重者肩臂惧动，甚或累及上半侧躯体。此病病程长短不一，多在 3 ～ 4 周自行痊愈，但部分患者可反复发作，迁延数月甚至数年，体格检查可见受累肋软骨局部肿胀隆起，质硬，表面光滑而边界不清，基底固定，局部压痛明显，但无皮肤红、热征象，挤压胸廓时疼痛加剧。累及多根肋软骨时，可呈“串珠状”畸形。

辅助检查包括血象和血沉均无异常改变，胸部 X 线检查因肋软骨不显影也无阳性发现。CT 可清楚地显示肋软骨肿胀及软骨骨化，但不能显示软骨骨膜下活动性炎症。MRI 能够显示骨、软骨、滑膜及骨髓的活动性炎性改变，其特异性和敏感性均较高。有人提出 B 超能显示 X 线不能显示的肋软骨肿胀及结构改建，避免 CT 容积效应及体位影响而出现的假阳性或假阴性，且容易双侧对比，准确观察肿胀变化，可作为本病的筛选检查。肋软骨炎是一种常见的良性疾病，详细询问病史，认真查体及简便必要的辅助检查，在排除其他疾病后，根据临床表现和体征可以明确诊断，所以临床医生很少采用 MRI、超声波或放射性核素骨显像等复杂检查。

（三）治疗

1. 保守治疗

①对症治疗，主要是阿司匹林或其他非甾体类镇痛消炎药。②疼痛明显、对症治疗欠佳，可于肿胀软骨骨膜注射长效类固醇激素局部封闭治疗。③其他治疗，包括热敷、超声波、低剂量激光、磁疗以及紫外线照射等物理治疗，目的是消炎消肿，减轻神经末梢刺激，促进血液循环，改善局部营养。抗感染治疗对肋软骨炎无效。④中医认为本病属“胸痹、胁痛”范畴，机制为情志不畅、肝郁气滞、风邪侵袭、痹阻经络、气虚血瘀。治疗以疏肝解郁、理气健脾、补气活血、消肿散瘀止痛之法，如柴胡疏肝散、复元活血汤、补阳还五汤、逍遥散结汤等，可缓解疼痛，但治愈率较低，常反复发作，对肋软骨肿大增粗无作用。

2. 手术治疗

少数非手术治疗无效，反复发作，肋软骨肿大明显且症状严重，以及不能排除恶性病变，应进行病变肋软骨切除，达到治愈。传统手术方法为骨膜内肋软骨切除，注意只要求将肿大增粗的肋软骨切除，保留骨膜及胸壁其他组织，切除肋软骨时勿损伤胸廓内动静脉。闭合性微创手术方法，十字形切开肿大肋软骨之上的骨膜或刺孔减压术，因肋软骨膜松弛而解除对神经末梢的牵张刺激，使疼痛缓解。锁骨下区为颈胸星状神经节支配，持续疼痛刺激传入可导致疼痛，局部缺血而加重疼痛，偶尔可行星状神经节阻滞以控制疼痛，并缓解局部缺血。

二、化脓性肋软骨炎

化脓性肋软骨炎是一种少见的外科感染，分原发性和继发性。前者多为血源性感染，病原菌多为结核杆菌、伤寒、副伤寒杆菌、铜绿假单胞菌、葡萄球菌、链球菌、大肠杆菌、肺炎球菌等。文献报道继发性居多，为胸外科少见而严重的术后并发症。

（一）病因

化脓性肋软骨炎多数因手术创伤所致。术野暴露时间过长，组织干燥，细菌污染，过度牵拉胸骨，钢丝固定或术中操作损伤骨膜，均可能破坏肋软骨血供，尤其某些手术切断肋软骨断端裸露。此外，术区渗血引流不畅，电灼造成组织坏死，骨蜡、钢丝等异物存留等也增加炎症感染的机会。

（二）病理

组织学上肋软骨是肋骨与胸骨之间的连接，系透明软骨，由软骨细胞和基质组成，自身无血管，肋软骨膜是唯一的血供。损伤软骨膜和感染使肋软骨骨膜游离，肋软骨丧失血供，发生肋软骨无菌性坏死或继发感染，受感染的软骨坏死崩解过程较慢，感染病变不能通过吸收而消退，最终感染坏死的肋软骨形成死骨，成为异物。

疼痛可能因脓液聚集，软骨膜内压力增高刺激软骨膜神经所致。肋软骨出现退行性变后钙盐沉积、水分减少、基质流失、表面皲裂更易被细菌侵袭。因解剖学特点，第 1 ~ 4 肋软骨单独存在，感染较少向邻近肋软骨蔓延，第 5 ~ 10 肋软骨互相连接形成肋弓，并借助剑突与对侧相连，感染可蔓延至同侧和对侧多根肋软骨。

因感染缺血坏死的肋软骨表面不光滑，呈虫蚀样改变或变细呈鼠尾状，周围有脓液及肉芽组织形成。累及范围分为三型，Ⅰ型为单一肋软骨感染，Ⅱ型为一侧多根肋软骨感染，Ⅲ型为双侧多发肋软骨感染。

（三）临床表现及诊断

前胸壁固定性、持续性胀痛，不能自行缓解，拒绝触诊，如累及胸锁关节，则上肢运动受限。重者因惧怕疼痛而不敢深呼吸、咳嗽，容易引起肺部感染。全身症状较轻，体温可正常，局部皮肤可有或无红肿，触诊局部质地硬韧伴明显压痛是最常见体征，后期可有波动感及窦道形成，感染可迁延数周数月不愈。

穿刺抽液细菌培养多提示条件致病菌，病情发展缓慢，局部反应轻重不一，不易早期确诊，临床怀疑可行 B 超、CT、MRI、骨扫描等检查。

（四）治疗

疾病早期，诊断明确，先行保守治疗，采用针对性抗生素有效控制感染。镇痛药及理疗、封闭治疗无效。因肋软骨血供特殊，抗感染能力弱，至疾病后期可形成局限性感染灶，抗生素治疗效果不佳，此时处理原则是手术彻底清除病变肋软骨。未能有效控制的感染灶可全身扩散，出现致命性血行感染、纵隔感染及胸膜腔感染。术前可外敷金黄散，形成窦道者予祛腐生肌膏，促进坏死及脓性分泌物尽早脱落，创面肉芽组织生长，减轻炎症反应及疼痛，促进炎症局限，为手术创造条件。

手术要点：

（1）广泛切除感染和坏死的肋软骨及相连的少许健康肋软骨，肋弓、剑突、胸骨的受累部位也要彻底切除到达正常组织，用过氧化氢溶液、生理盐水、甲硝唑溶液彻底冲洗创面，可一期缝合。

（2）术中仔细止血，置放有效引流并保持通畅，术后加压包扎，使创面贴合紧密，防止积液。

（3）术后根据细菌培养结果选择敏感抗生素，应用 1 ~ 2 周。有学者认为，对于严重广泛化脓性肋软骨炎，第5肋以上需将胸骨旁至与肋骨连接处之间的肋软骨整段切除，第5肋骨以下因肋软骨互相连接，需广泛切除整个肋弓，缝合外侧部分切口，中央部分开放引流，由肉芽组织填充二期愈合。也有人不同意扩大清除，因肋软骨切除过多会影响胸壁稳定性，推荐自正常肋软骨 1 ~ 2 cm 处切除病变软骨即可。术后复发的主要原因是对病变范围估计不足、切除不彻底。

（4）注意术中勿损伤胸廓内动静脉，若切除双侧肋弓可产生胸廓变形，影响术后呼吸功能，严重时可造成呼吸衰竭，术后应加强呼吸道管理，并适当固定胸廓。

（5）清创肋软骨切除术后有可能发生残端肋骨骨髓炎，病程迁延数日不愈，需反复手术。

（6）胸大肌及腹直肌血运良好，抗感染能力强，可以转移此肌瓣填充清创后的组织缺损，尤其适于累及胸锁关节，部分锁骨切除者。

（五）预防

消毒范围应充分，术中严格无菌操作，尽量缩短手术时间，减少不必要的电灼和损伤，注意保护肋软骨膜，早期足量应用有效抗生素。手术如需切断肋软骨，可通过预防性手术技术，注意保留切除部位肋软骨骨膜，包埋缝合肋软骨残端，从而改善软骨残端血供，避免软骨裸露。

第三节　胸壁结核

一、概述

胸壁结核为最常见的胸壁疾病，指胸壁软组织、肋骨、肋软骨或胸骨因结核杆菌感染而形成的脓肿或者慢性窦道。多继发于肺结核、纵隔淋巴结核和胸膜结核，直接由原发肋骨或胸骨结核性骨髓炎而形成的非常少见。病变多见于胸前壁，胸侧壁次之，脊柱旁更少。多发于青、中年，常见于 20 ~ 40 岁，年老体弱者亦可发生。有时胸壁结核和原发灶可同时存在。虽然不是致命的疾病，但病程长，脓肿溃破形成窦道不易愈合，如诊治不当则长期不愈，反复发作，甚至致残。应积极的治疗。

二、病因和病理

胸壁结核多继发于肺结核或胸膜结核。结核杆菌主要通过以下途径侵及胸壁：①淋巴途径：肺或胸膜结核通过胸膜粘连部的淋巴管，转移至胸骨旁肋间和胸椎旁淋巴结，进一步穿透肋间组织，在胸壁软组织中形成结核性脓肿，是发生胸壁结核最常见的一种感染方式。②直接蔓延：由表浅的胸膜或肺结核灶经过胸膜的粘连部直接扩散到胸壁的各层组织内，发生干酪样病变。手术中可见胸壁的结核灶直接与肺的结核病变相通，或者窦道与包裹性结核胸膜炎相连。③血行播散：结核杆菌经过血液循环侵入肋骨或胸骨，引起结核性骨髓炎，随着病变的进展，穿破骨质的破坏，在胸壁软组织内形成病灶。临床上少见。胸壁结核与原发结核灶可同时存在，原发结核灶也可能成为陈旧病灶，如继发于结核性胸膜炎，胸膜炎可能已痊愈或仅留下胸膜增厚改变。

胸壁结核好发于腋后线前方的第 3 ~ 7 肋骨部，结核病灶常穿透肋间肌，在肋间肌里、外各形成一个脓腔，中间有窦道相通呈哑铃状；有的脓腔经数条不规则的窦道通向四方，并在其远端形成小的脓腔；有的窦道可途经 2 ~ 3 根肋骨下面延伸至较远部位，形成胸部的广泛病灶。由于重力坠积作用，发生于后胸壁的结核，脓液可向下向外流注而表现为侧胸壁或脊柱旁脓肿；发生于前胸壁者，则可出现上腹壁脓肿。脓肿如有继发感染，则可自行破溃，也可因穿刺或切开引流形成经久不愈的窦道。

三、临床表现和诊断

胸壁结核多无明显的全身症状，若原发结核病变尚有活动，可有低热、乏力、盗汗及消瘦等症状。大多数患者只有局部无红、肿、痛的脓肿，故谓之冷脓肿；合并化脓菌感染时，可出现急性炎症的局部表现及全身反应；脓肿穿破皮肤将形成经久不愈的慢性窦道，排出稀薄、混浊、无臭味的脓液，可伴有干酪样物质。

胸壁出现无痛性肿块，局部可触及波动和轻压痛，或肿块穿破皮肤形成经久不愈的窦道，应首先考虑胸壁结核。包块穿刺抽出无臭味脓汁或混有干酪样物质，涂片及细菌培养阴性，多可确定诊断。已形成胸壁窦道者，取窦道肉芽组织活检，常能证实有结核病变。X 线检查除可发现肺结核、胸膜结核病变外，尚可发现肋骨或胸骨骨质破坏及软组织阴影。若无骨质破坏或仅有肋软骨破坏，X 线可无异常发现，因此，X 线检查阴性亦不能排除胸壁结核的诊断。对胸壁结核患者应注意脊柱检查及摄片，以排除脊柱结核所致的脓肿。

胸壁结核因其窦道曲折，分支多，病变范围多难明确。有的病灶在背侧上方，而脓肿或窦道口可在前胸、腋下，甚至胸骨旁，即使造影亦难以显示脓肿或窦道的全部范围。

四、鉴别诊断

胸壁结核应与以下疾病进行鉴别：

1. 化脓性胸壁脓肿

局部有急性炎症表现，并常有全身感染症状，病程较短且于脓腋中多可查到化脓菌。

2. 脊柱结核及脊柱旁脓肿

脊柱X线或胸部MRI检查即可确诊。

3. 外穿性结核性脓胸

包块经穿刺后，可见明显缩小，不久又可迅速隆起。胸部X线检查即可确定诊断。

4. 乳房结核

一般位于女性胸大肌浅部，前胸壁乳房处。临床上较少见。

5. 胸壁肿瘤

常见的胸壁肿瘤有：软骨瘤、软骨肉瘤、纤维肉瘤、神经纤维瘤及海绵状血管瘤。有此软组织肿瘤，可类似胸壁寒性脓肿，因而诊断时应加以区别。

6. 肋软骨病

多见于青年女性，病变常累及一侧或双侧的第2～4肋软骨，受累的肋软骨明显隆起压痛较轻，可行局部注射可地松50 mg封闭，如保守治疗无效可考虑行手术切除。

7. 放线菌病

为一慢性、化脓性病变，常形成肉芽肿，易向邻近组织扩散，不受解剖屏障的限制，如溃破可形成多发性窦道，对抗生素特别是青霉素敏感。

五、治疗

（一）治疗原则

胸壁结核治疗包括全身治疗、局部治疗和手术治疗三种，全身治疗基本原则：早期、联合、适量、规则、全程应用抗结核药物；胸壁寒性脓肿合并细菌感染时，宜早期切开引流；寒性脓肿较大、胸壁组织破坏广泛或窦道溃烂已形成可手术治疗。

（二）全身治疗

胸壁结核是全身结核的一部分，在病情尚未稳定、其他部位有活动性结核病变时，暂不手术，给予正规抗结核治疗3～6个月后复查，全身结核性脓毒血症基本控制后再考虑手术。

（三）局部治疗

胸壁结核合并细菌感染时，行脓肿切开引流。无合并细菌感染时，不应切开引流，行无菌穿刺抽脓后局部注射抗结核药物。每周穿刺1～2次，部分患者可治愈。

（四）手术治疗

1. 手术指征

胸壁结核诊断成立，无论是胸壁结核脓肿或慢性窦道，只要病情稳定，无身体其他部位活动性病变，应行彻底的病灶除术。

2. 术前准备

（1）术前换药：已存在混合感染或脓肿已溃破，进行胸壁结核病灶清除，术前原则上先切开引流，换药使局部的炎症消退。

（2）术前用抗结核药（链霉素、异烟肼）治疗2～4周，以防手术造成结核播散。

（3）有瘘孔者术前应加用青霉素治疗。

（4）术前营养支持治疗：结核患者常处于高消耗，代谢呈负氮平衡，机体抵抗力差，应给予包括纠正贫血、补充热量、适当补充维生素、纠正电解质紊乱的治疗。

（5）其他并发症的准备：①多部位结核，包括脊柱结核，肺结核、颈淋巴结结核等，主要看这些部位的结核对脏器功能的损害和结核的控制情况，分清轻重缓急，确定外科治疗的先后顺序。②糖尿病患者应注意控制血糖。③合并心脏病应控制血压，降压不宜太快，幅度不能太大，以免影响重要脏器的血供。

（6）术前预案：在明确诊断并肯定手术适应证后制定手术预案，包括麻醉的选择、体位、切口设计、手术方式、手术中的困难和处理方式，做出全面周密的安排。

3. 手术方法

彻底病灶清除术。

4. 手术步骤

（1）体位：按病灶部位采取仰卧位或侧卧位，病灶部位向上。

（2）切口：以脓肿为中心，沿肋骨走向做皮肤切口。如有窦道或局部皮肤累及，可做梭形切口，切除窦道和累及皮肤。

（3）切除浅层脓肿：一般胸壁冷脓肿分为浅层及深层两部分。手术原则是浅层脓肿应彻底切除；深层脓肿应刮除病灶，切除覆盖脓腔的组织，以利填充肌瓣。作浅层脓肿切除时，在切开皮肤并皮下分离至适当大的范围后，切开肌层，将脓肿自肌层分离至肋骨平面的浅、深脓腔交接处，将浅层脓肿壁全部切除。

（4）清除深层脓肿病灶：用探针沿窦道探查肋骨内面的深层脓腔：将受累的肋骨和遮盖脓腔的肋骨、骨膜、肋间肌充分切除，显露脓腔底部；然后，将底部的干酪样坏死组织和肉芽组织刮除。

（5）缝合切口：用生理盐水冲洗局部，将链霉素粉撒于残腔内，根据残腔大小，再将附近肌肉分离成瓣，转移充填空腔，用细肠线将肌瓣缝合固定在腔底，最后缝合皮肤。术前有窦道者，宜放胶皮片引流。切口加压包扎。

5. 术中注意事项

（1）脓腔切开前，用无菌巾保护切口，避免脓液污染健康的组织，切开脓腔时吸尽脓液，清除干酪样物。

（2）彻底清除受累的胸壁组织，包括皮肤、皮下组织，已破坏的无骨膜的死骨、部分肋骨、肋软骨。

（3）胸壁结核的窦道有时有两个脓腔相通，也有一个脓腔发出多个窦道，手术中应仔细探寻窦道及深部的哑铃形脓肿，如果窦道位于肋骨下面，可能存在小的脓腔，彻底刮除所有的窦道、脓腔及肉芽组织，防止复发。位于脓腔上面的肋骨也需彻底切除，使脓腔完全敞开，不留任何残腔。

（4）创面彻底止血，并用大量生理盐水冲洗，也可再用5%的碳酸氢钠液冲洗浸泡；创面缺损较大用邻近肌瓣填塞，常用胸大肌、胸小肌、前锯肌、腹外斜肌、背阔肌及斜方肌等。

（5）胸壁结核可与肺及胸膜病变相通，防止复发，术中通常需进胸清除肺及胸膜病变。

（6）在清除脓腔深层时，应十分小心，以免切破胸膜，造成气胸，污染胸腔。

6. 术后观察及处理

（1）一般处理：①术后局部加压包扎2周，根据伤口渗血情况决定引流管的拔除时间，一般可在1～2天后取出；②全身抗结核治疗半年以上；③预防肺部并发症，术后应用抗生素，尽早下床活动。

（2）并发症的观察及处理：

①皮下血肿：术中止血不彻底，引流不畅或加压包扎过松可引起血肿，如术后早期出现持续低热，切口疼痛，切口触及硬结，皮肤瘀斑等，应考虑血肿可能。小的血肿可自行吸收，不要特殊处理。不能吸收的可穿刺抽血或开放引流。如有活动性出血应重新结扎止血后缝合切口。渗血较多的可应用维生素K等止血药物，或少量输血，有时可外加沙袋加压。

②皮瓣缺血坏死：由于皮肤切除过多，皮下组织游离过于广，皮瓣缺乏足够的血供及加压过紧而导致皮瓣坏死。早期皮肤切缘苍白无出血点或缝合皮肤张力过大，再发展可见皮肤边缘逐渐发黑，与正常皮肤分界明显。发生皮瓣坏死后待边界清楚后切除坏死部分，保持创面清洁。小的创面无须植皮，大的创面需转移皮瓣或植皮。

③切口裂开：患者全身情况差，结核控制不满意，病灶清除不彻底，皮肤及皮下污染重均可导致切口不愈合。患者拆线时或拆线后切口逐渐裂开，或突然咳嗽时发生切口敷料渗出淡红色血液。皮肤裂开后尽量清除切口内异物，待创面干净后可行二期缝合。同时加强营养支持。

④切口感染：一般术后3天后出现切口疼痛，伴发热，血象示白细胞计数及中性粒细胞增加，提示

切口感染可能。尽早拆除缝线充分引流，定时换药。

⑤肌瓣坏死：术后切口渗出物及渗液较多，体温可不正常，有感染征象考虑肌瓣坏死可能。尽早引流，清除无生机的肌肉组织，保持创面干净。

⑥结核复发：术后抗结核治疗过程中仍有结核的全身中毒症状，未发现其他部位的结核病灶，胸壁原手术部位出现红肿疼痛等诊断为复发。确诊后需再次手术。

第四节 胸壁肿瘤

一、概述

胸壁肿瘤是指除皮肤、皮下组织及乳腺以外，发生在胸壁骨骼及软组织的肿瘤。胸壁肿瘤分为原发性和继发性两类，各占一半。原发性胸壁肿瘤，可分为良性和恶性两类。恶性肿瘤来源于胸壁软组织，如纤维肉瘤、神经纤维肉瘤、血管肉瘤及横纹肌肉瘤等；来源于胸壁骨及软骨，如骨肉瘤、软骨肉瘤、Ewing 肉瘤、骨软骨肉瘤、骨髓瘤等。良性肿瘤来源于胸壁软组织，如脂肪瘤、纤维瘤、神经纤维瘤及神经鞘瘤等；来源于胸壁骨及软骨，如骨纤维瘤、软骨瘤、骨软骨瘤、骨囊肿及骨纤维结构不良等。继发性胸壁肿瘤多为转移性骨骼及软组织肿瘤，以及邻近的乳腺、膈及纵隔的原发肿瘤直接侵犯胸壁。

二、临床表现及诊断

临床表现取决于肿瘤部位、大小、生长速度及对邻近器官的压迫程度，最常见的症状是胸壁包块和局部疼痛。良性肿瘤生长缓慢，除在胸壁查到包块外，一般无症状。肿瘤生长速度快，且有严重持续疼痛者多为恶性，或良性肿瘤有恶性变的征兆。

诊断主要依靠病史、症状、体征和肿块的特点，结合以下辅助检查。

1. 实验室检查

肋骨骨髓瘤患者尿本周蛋白阳性；有广泛骨质破坏的恶性肿瘤，血清碱性磷酸酶增高有助于诊断。

2. X 线检查

可显示胸壁软组织影。肿块位于胸骨或软组织块影伴骨质破坏者，多为恶性肿瘤。良性肿瘤随访中出现生长速度增快，往往是恶性变的表现。某些胸壁肿瘤有特定的 X 线特征，如：①骨肉瘤表现为骨质广泛破坏、放射状新骨形成；②软骨肉瘤表现为肋骨破坏，伴有点状或片状钙化灶；③ Ewing 肉瘤表现为骨质破坏，皮质增厚，骨膜骨质增生，形成层状结构，出现所谓“洋葱皮”样影像；④骨或软骨瘤表现为高密度影其间有点片状骨质形成，但无骨质破坏；⑤肋骨巨细胞瘤表现为肋骨局部膨大，变窄，内有骨梁，呈皂泡样透亮区，骨皮质薄如蛋壳；⑥骨纤维结构不良表现为肋骨局限性膨大、疏松，膨大的骨质内为密度较均匀的纤维组织。

3. CT 检查

可以判断瘤体的部位、大小、范围及转移情况。

4. MRI 检查

可明确瘤体与神经、血管的关系，并可从不同层面观察肿瘤，但在评价肺实质内转移性病灶方面精确度不如 CT。

5. 组织活检

虽然胸壁肿瘤的临床及 X 线特征对诊断具有重要意义，但定性诊断仍依赖于组织活检。值得注意的是，有些肿瘤如软骨肉瘤，部分瘤体组织学可表现为良性，而另一部分则为恶性，故完整切除肿瘤组织活检，即施行组织活检的同时完成对肿瘤的治疗，优于切开活检或穿刺活检。

三、治疗

（一）治疗原则

除 Ewing 肉瘤及来源于淋巴组织的肿瘤可行放疗化疗等综合治疗外，不论良性或恶性的原发胸壁肿瘤，一经诊断均应及时手术治疗，既能明确诊断又能切除病灶。继发性肿瘤多属肿瘤晚期，不适合外科治疗，但在原发灶得到有效控制，出现胸壁单发孤立转移灶时，也可考虑手术切除。

（二）手术治疗

1. 术前准备

（1）做好胸壁重建准备。

（2）予有效的抗感染治疗控制局部感染。

（3）对慢性支气管炎患者，术前应给予足量抗生素。

（4）对生长迅速的恶性肿瘤，术前最好行放疗或化疗，控制肿瘤生长后再行手术。

2. 手术要点

手术应包括病灶切除及胸壁重建。

（1）胸壁肿瘤切除术：①胸壁恶性肿瘤应行广泛切除，包括完整切除肿瘤周围 4 cm 的正常胸壁及该区域的引流淋巴结，切除所有受累的骨骼及紧贴肿瘤的肺、胸腺及心包组织。若肿瘤位于肋骨，则应切除整根受累的肋骨及其肋骨骨膜，还应部分切除与其相邻的上、下数根肋骨；若肿瘤位于前胸壁，则应切除受累的肋弓；若肿瘤位于胸骨，则应完整切除胸骨及与之相邻的肋弓。切缘应超过肿瘤边缘至少 4 cm。②胸壁转移肿瘤、良性肿瘤以及某些恶性程度低的原发肿瘤，应在肿瘤边缘外 2 cm 整块切除胸壁。

（2）胸壁重建术：切除肿瘤后，若切口无污染，均应行胸壁重建，包括骨性胸廓重建和软组织重建。①骨性胸廓重建：一般认为，对可引起气胸的全胸壁骨性缺损必须施行胸壁重建。直径小于 5 cm 的胸壁缺损一般不需重建手术，然而位于肩胛骨尖端附近的缺损，即使直径小于 5 cm，为了避免上肢运动时肩胛骨尖端进入胸腔，应行重建手术修复缺损。而位于高位后壁、直径小于 10 cm 的缺损，由于肩胛骨的保护作用，无须重建骨性胸廓。曾行放疗的患者，全胸壁切除后无须重建骨性胸廓，因为肺已与脏层胸膜粘连而不会发生气胸。重建骨性胸廓除放疗坏死伤口或肿瘤污染伤口外，最好用人工材料，如 Prolene 网、Gore-Tex 补片等。其中，Gore-Tex 补片因其不透水不透气的特性，重建效果更好。②软组织重建：对较小的胸壁缺损，可用邻近肌肉加以覆盖。部位较低的缺损，可用膈肌修补，必要时可压搓膈神经分支使部分膈肌瘫痪膨出，然后将其缝于缺损处加固胸壁。若有胸膜粘连增厚，可将肺缝于缺损处进行修补。对较大胸壁软组织缺损，可采用肌瓣、肌皮瓣修复，常用有背阔肌、胸大肌、腹直肌及前锯肌。大网膜也可用于修补缺损，或在肌瓣修复失败时使用。

3. 术后处理

（1）手术部位适当加压包扎，防止积液及感染。

（2）合理应用抗生素。

（3）加强呼吸道护理，鼓励患者有效地排痰。

（4）必要时行气管切开和辅助呼吸。

四、预后

良性胸壁肿瘤患者预后良好。原发性恶性胸壁肿瘤患者的预后取决于肿瘤细胞类型及胸壁切除范围。若切除范围超过肿瘤边缘 4 cm 以上、肿瘤无复发者，5 年生存率可达 56%，局限切除者仅 29%。软骨肉瘤广泛切除后 5 年生存率可达 96%，而局限切除仅 70%。软骨肉瘤和横纹肌肉瘤的 5 年生存率为 70%，而恶性纤维组织细胞瘤 5 年生存率仅为 38%。若肿瘤复发，则预后不良，5 年生存率仅 17%。

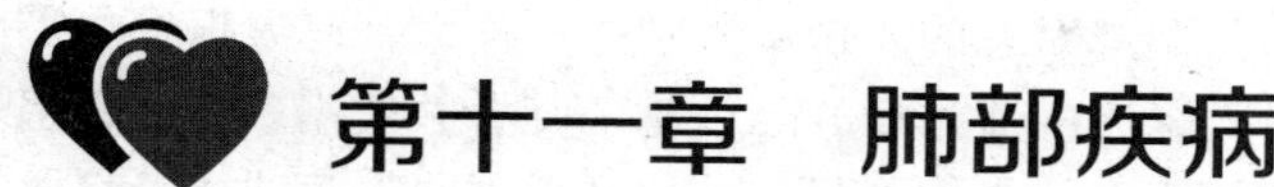

第十一章　肺部疾病

第一节　肺曲霉菌病

一、概述

肺曲霉菌病是一种机会性感染。随着抗生素使用增加，人体菌群失调。近年来曲霉菌所致感染呈逐渐增加趋势。

曲霉菌属真菌，广泛分布于自然界中，目前存在于自然界约有200多种曲霉菌。健康人肺中可存在曲霉菌，一旦机体抵抗力低下，则可致病。家禽、家畜也可感染致病，致病曲霉菌大多是烟曲霉菌（aspergillus fumigatus）。发病与职业有关系，如家禽饲养、酿酒等工作。

二、临床类型

1. 变态反应型

如曲霉菌性支气管炎、肺泡炎、嗜酸性粒细胞增多性肺浸润综合征、曲霉菌性支气管哮喘及过敏性支气管肺曲霉菌病等，此类型与免疫反应有关系，近来报道较多。

2. 败血症型

表现为坏死性支气管肺炎、出血性梗死、脓肿形成及血行播散等。多见于肿瘤等危重末期患者，尤多见于白血病及长期应用广谱抗生素、激素、免疫抑制剂和器官移植患者，预后往往严重。

3. 寄生型或称曲霉菌球

属继发性，病变局限于基础病变的肺空洞内，如陈旧性肺结核空洞、支气管扩张的囊腔、肺囊肿液体排空后残留的囊腔及肺切除术后支气管残端的盲腔等。局限型曲霉菌球近年来报告的病例增多，与广泛应用广谱抗生素，对肺良性病积极手术，和术后对切除标本细致检查有关。

上述三种临床类型肺曲霉菌感染，仅第三种适于手术治疗。

三、临床表现

胸外科医师最关心的是肺曲霉菌球。肺曲霉菌球系菌丝形成的球形团块，病变局限，发展缓慢，可拖延数年。临床表现有咳嗽、咯血、胸痛、低热等，无特征性。较突出的是咯血，有时量大，甚至危及生命。咯血原因尚不甚清楚，有人认为曲霉菌侵蚀肺内血管壁所致，但病理检查不易得到证实。有人认为曲霉菌内毒素有溶血作用，导致大量出血。

四、诊断

X线检查是肺曲霉菌球的主要诊断方法，胸部后前位平片如发现有空洞病变，腔内有球形阴影，球周有新月形透亮区，并可随体位变动而活动时，可以诊断为曲霉菌球。体层X线像可以进一步显示清楚。有时支气管造影可以显示造影剂沿曲霉菌球周围呈环形充盈，也偶有肿块，而无新月形透亮区。

痰曲霉菌检查和培养对诊断有一定帮助，但因曲霉菌广泛存在于自然界，要注意与偶然污染相鉴别。血清沉淀试验和皮肤试验对曲霉菌感染也有一定的诊断意义，但对曲霉菌球患者则不一定是阳性反应。

五、治疗

肺结核空洞患者有无曲霉菌球对总的死亡率区别并不很大，有人报告曲霉菌可以自行分解，排出消失。败血症型曲霉菌感染有人采用两性霉素 B 与氟胞嘧啶合并使用。对曲霉菌球有人采用经支气管，向空洞内滴入碘化钠。但总的说来，效果均不肯定，并且由于曲霉菌球患者咯血发生率高，有大咯血的可能，所以一般主张积极手术治疗。但是否应常规手术切除，则意见尚不一致。手术方式依据病变的部位、周围组织受累情况决定。一般来讲，多行肺叶切除。当病变局限，周围组织无明显病变，局部切除也可取得良好效果。手术切除肺叶时需要注意胸膜腔曲霉菌污染及呼吸道播散问题。对于术后是否必须应用抗菌药物，目前各种意见不一。

过敏型、败血症型曲霉菌感染均不适于手术治疗。曲霉菌性脓胸应采用胸腔引流，胸廓成形术，并同时使用局部药物注入治疗。

第二节　肺动静脉瘘

肺动静脉瘘是一种比较少见的肺血管先天性畸形。由于病变处肺动脉血不流经肺泡进行气体交换而直接进入肺静脉，继而经左心房、左心室进入体循环动脉系统，造成右 - 左血液分流，使体动脉血氧含量降低。其治疗原则是切除病变处肺组织，或用导管介入法堵塞病变处肺动脉。

一、临床表现

肺动静脉瘘的临床表现主要取决于瘘处血液分流量的多寡。许多患者平素无任何症状，仅在常规体检时发现其肺部有异常阴影，或发生并发症（脑栓塞、细菌性心内膜炎、咯血等）时经详细检查方发现此症。瘘处分流量较多者可出现活动后气促、心悸，并呈现三联征象（Reading 1932）——发甜、杵状指和红细胞增多。

典型的肺静脉瘘病例多有发绀、高血红蛋白血症、杵状指、鼻出血。但是临床发现典型病例仅占全部患者 20%。

二、诊断

1. 有前述临床表现者

应进一步检查方能分辨究竟系心脏大血管畸形拟或肺动静脉瘘，下述影像学检查有助于明确诊断。

胸部普通 X 线检查（主要方法）：可发现肺内异常阴影，多呈一族葡萄状（孤立型）或囊形（弥散型），透视下尚可发现阴影的大小、形态随深呼吸和屏气时有所变化。诊断的根本要素是确定供给血管和引流血管。宽大状阴影与肺门相连提示为供给血管。

2. 超声检查

对有发甜和杵状指的患者，超声心动图是必检的项目。其特征性表现为自周围静脉注入发泡剂、右心房显影之后，左心房内延迟出现微气泡影，而不像先天性房间隔缺损等心内畸形，左侧心腔早期即出现气泡影。

放射性核素显像：可见病变区核素浓集分布图像。

3. 磁共振成像（MRI）或 CT

前者更能显示病变处血管异常图像，结合其造影技术，图像更清晰；螺旋 CT 亦有可观的影像效果。

4. 肺动脉造影

经周围静脉插入导管至病变区近段肺动脉，注射造影剂后行电影摄像或录像，可清晰显示肺动静脉缕图像。

通常情况下，选用1、2、4项检查已足以确诊，不必面面俱到。

三、治疗

肺动静脉瘘系血管解剖学上的异常，因此内科疗法无效。外科或介入疗法有其必要性或积极意义。除可消除症状，又能防止该症潜在、可能发生的并发症（细菌性心内膜炎、脑栓塞、出血等）。

手术疗法：

由于大多数肺动静脉瘘位于肺的脏胸膜下，小的、周边的肺动静脉瘘可行局部切除或楔形切除，较大单发或者位置较深的病变或局限于一个肺叶的多发病变，应行肺叶切除。有症状的单发或者多发的肺动静脉瘘是手术治疗的适应证，单发同时伴有家族性遗传性毛细血管扩张症者也应积极手术治疗。近年来，对于孤立性病灶可以通过胸腔镜外科手术行部分肺切除或者完整肺叶切除。

手术切除畸形血管是根治性治疗，可根据病变大小分别行肺叶、肺段或局部切除，但全肺切除要慎重，必须确定对侧肺完全正常，严重的PAVF是双侧肺移植的适应证。PAVF往往位于脏层胸膜下，且瘘周围组织非常薄，很容易破裂出血，必须仔细解剖，细心操作。距肺门较近的PAVF可以行输入动脉结扎术。

介入疗法：栓塞：动脉直径 < 15 mm的PAVF，可以行血管栓塞术，栓塞物可以适用聚乙烯酒精、羊毛栓、不锈钢栓等，也可以用可脱离球囊。栓塞治疗需要一定设备，而且要求具有较丰富的经验。如直径大、结构复杂或形成肺脓肿的应考虑外科切除。

第三节　肺棘球蚴病

一、病因

本病传染的主要途径是消化道。细粒棘球绦虫的终宿主是犬，中间宿主是人。人吞食了被虫卵污染的食物后，在十二指肠内卵壳被消化，孵化为虫蚴，虫蚴穿过消化道黏膜进入门静脉系统。大部分虫蚴滞留于肝脏，少数进入体循环，停留在肺。

肺棘球蚴病约占棘球蚴病的18%，男性多于女性。绝大多数为原发性肺棘球蚴囊肿病，通常是单一囊肿，右肺多于左肺，下叶多于左叶。

二、临床表现

肺棘球蚴病临床表现和囊肿部位、数目及是否产生并发症有着密切关系。在未发生并发症之前，患者常无明显自觉症状，部分可有轻度咳嗽、胸痛、咯血、气急等症状，但程度轻微，易被忽视。

有并发症的临床表现变化较多，囊肿破入支气管是最常见并发症。常有刺激性剧烈咳嗽，咳出大口似“清水”或“苹果架色”黏性疾液，疲液中可找到头节，内含“粉皮”“蛋白”样碎块。如大量内囊皮堵塞喉部及气管时，患者往往窒息猝死，囊肿穿破入胸膜腔时，则形成液气胸、继发细菌感染变成脓胸，病情明显恶化，出现全身中毒症状。病程较长，是肺棘球蚴病造成预后不良的主要原因，有些病例还可出现有呼吸困难、心慌、皮肤瘙痒、荨麻疹、发热甚至过敏性反应或休克等症状，严重者可以致死。

三、诊断

肺棘球蚴病的诊断依据有以下四点：

1. 掌握确实而完整的病史，是保证临床正确诊断的重要条件之一。必须仔细了解有无与狗的密切接触史，是否来自棘球蚴病流行区。

2. X线胸片或CT检查中显示密度均匀、边缘清楚的圆形或椭圆形阴影（图11-1所示）。

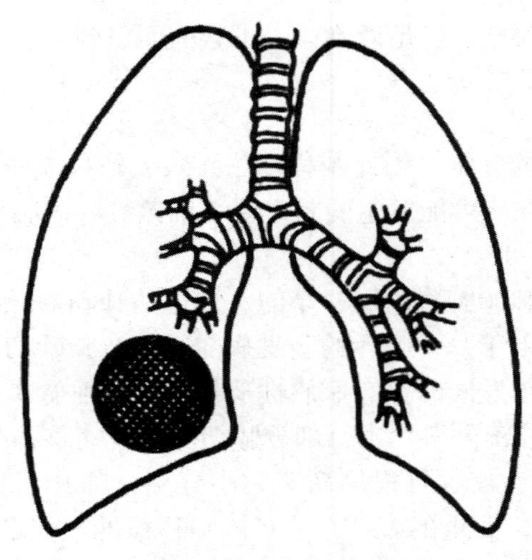

图 11-1　肺棘球蚴病图

（1）如外囊被侵破裂后，当少量空气进入内外囊间隙时，在囊肿顶部形成一弧形透明空气带，称为新月状透光区。

（2）外囊与内囊都破裂，囊液部分排出，空气同时进入外囊及内囊，内囊整个自纤维壁脱离下陷，悬于外囊壁和液面之间，其上方有两层弧形透光带，即所谓的双弓现象，亦称双间隙现象。

（3）内囊、外囊都破裂表现为含气、液的囊腔，且囊膜碎片及子囊漂浮于囊液面上呈波浪状，犹如水上漂浮现象。

（4）囊壁破裂其内容物全部咳净，而又无感染，囊内渗液吸收后为边界清楚的含气囊肿，则呈现类似肺大疱。

在 X 线胸部透视下，肺棘球蚴囊肿可随呼吸运动而变动，即所谓的包虫呼吸样征象。

3. 超声检查对鉴别囊性或实质性病变颇为准确。超声探查肺表面的包虫呈现无回声的液平段或液性暗区等典型液性的囊肿图像。

4. 实验室检查：棘球蚴液皮内试验（Casoni 试验），这是一项简单而且很有价值的方法，目前已成为诊断棘球蚴病常用的主要方法之一，其阳性率可达 85% 以上，同时应用几项免疫学诊断技术，如间接血凝、双向扩散试验和酶标吸附试验等均有助于诊断，

怀疑肺棘球蚴病和肿瘤（实质性）鉴别困难时，最好采用断层摄影或超声检查，这样可能把囊性和实质性肿瘤区别开，但是禁忌用穿刺作为诊断方法，以避免发生囊液外溢发生过敏反应和棘球蚴播散等严重并发症。

由于肺棘球蚴病的一般临床征象缺乏特异性，特别是感染性、多发性、巨大的棘球蚴囊肿，易与胸内其他类似圆形病灶的疾病相混，常被误诊的疾病包括肺癌、结核、肺脓肿、纵隔肿瘤、脑膨出等疾病。因此，在临床实践中熟悉本病的鉴别诊断，对制定正确治疗方案非常重要。

四、治疗

目前，棘球蚴病尚无特殊药物治疗，外科手术仍是治疗肺棘球蚴病唯一可靠有效的方法。原则上应在诊断确立后争取早日手术，目的是完全彻底去除内囊的同时，必须尽最大可能保存肺组织。并防止囊液污染手术野，以免发生囊液外溢产生过敏性反应或棘球蚴头节播散。

应根据囊肿部位、数目、大小、有无并发症及肺支气管继发灶改变的病理类型，选择手术方式。

（一）内囊穿刺摘除术

适用于囊肿较大或较小，无并发症的单纯性肺棘球蚴囊肿。开胸显露囊肿后，用纱布垫严密遮盖囊肿周围肺组织和胸膜腔，避免囊液外溢沾染周围组织。用穿刺针抽吸出部分囊液后，注入少量 10% 氧化钠溶液以杀灭头节，15 分钟后切开外囊，然后取出塌陷的内囊。

内囊完整摘除术：适用于囊肿生长在肺脏表面或边缘、内囊没有感染、周围无明显炎症的棘球蚴囊肿。先小心地切开外囊，在沿外囊与内囊间隙扩大分离面，此时于气管内加压吹氧，使肺膨胀，内囊即可完整摘除。这是一种既能彻底治疗病变，又能最大限度保存肺组织的理想术式之一。不论用哪种方法，在取出内囊后，都必须把外囊近端内壁的支气管开口缝闭，并按照消灭无效腔的外科治疗原则把外囊内壁互相紧贴缝合，以使囊腔迅速愈合。

（二）囊肿摘除术

适用于较小的无并发症、位于肺组织深部的单纯性肺棘球蚴囊肿，将外囊与内囊一并摘除，然后缝合肺组织创面。

肺叶或肺段切除术：适用于并发感染等造成周围肺组织病变的病例和胸腔化脓性感染者，应采取相应的肺切除或引流措施。

（三）电视胸腔镜的应用

传统剖胸手术存在胸部切口长，损伤大，出血多，术后恢复慢等缺点，VATS 恰好可以弥补不足。VATS 下行肺包虫内囊摘除术、局部肺切除术、囊肿部分切除术、肺叶切除术，但适合于无合并感染或钙化的肺细粒棘球蚴病患者。对于合并感染或者粘连严重者、包虫纤维囊钙化较重者，仍需行经典开胸手术处理。

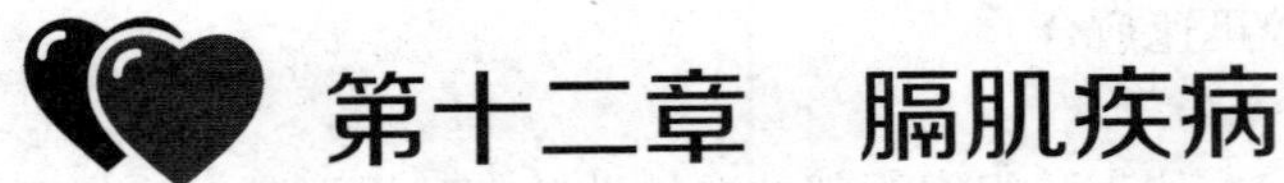

第十二章　膈肌疾病

第一节　先天性膈疝

一、概述

先天性膈疝（congenital diaphragmatic hernia，CDH）是单侧或双侧膈肌发育缺损，腹腔脏器经膈肌缺损疝入胸腔，造成解剖关系异常，引起一系列病理、生理变化的先天性心脏病；属于新生儿危重疾病之一，尤其是重症膈疝，死亡率高。近年来随着对本病认识的提高，先天性膈疝的产前诊断及产后治疗方法有了很大提高，但仍有约 20% 的患儿死于先天性膈疝合并肺发育不良和肺动脉高压；因此新生儿围术期处理，关系到患儿存活率和生存质量。

二、病因和病理生理

胚胎发育中膈肌部分缺损为 CDH 发病基础。膈肌周边附着部位分 3 部分，即胸骨部、肋骨部及脊柱部。膈疝的好发部位有 3 处：

胸腹裂孔疝：双侧肋骨后缘与腰部肋弓外缘之间各有一个三角形小间隙，称胸腹裂孔（Bochdalek 孔），经此裂孔可形成后外侧疝，亦称 Bochdalek 疝。正常胎儿横膈发育于妊娠第 4 ~ 12 周，若原始横膈与胸腹膜融合不完全，形成膈肌缺损，腹腔脏器疝入胸腔形成膈疝。此类疝多无疝囊，80% 发生在左侧，偶有双侧膈肌缺损。胃、大网膜、小肠等腹腔器官均可经胸腹裂孔疝入胸腔。新生儿期即可发病。

胸骨旁疝：胸骨外侧缘与双侧肋骨内侧缘之间各形成三角形小间隙，称 Morgagni 孔，经此裂孔可形成后外侧疝，亦称 Morgagni 裂孔疝。胚胎时期若起源于剑突的肌束发育障碍或未能与起源于肋骨部的膈肌相交接，则在胸骨旁形成膈肌缺损。此类疝多半都有疝囊，90% 发生在右侧，部分胃、结肠或网膜可经胸骨旁裂孔疝入胸内。儿童期很少发病，多在成年和肥胖或创伤时才出现症状。

食管裂孔疝，食管裂孔呈梭形，周缘与食管壁之间有较坚韧的结缔组织连接，其前后壁连接紧密而两侧较弱，如有缺损，称食管裂孔疝。少数发病于幼年的患者，由于先天性发育障碍的因素，形成了较大的食管裂孔和裂孔周围组织薄弱；近年来多认为后天性因素是主要的，与肥胖及慢性腹腔压力升高有关。

三、临床表现

新生儿期即被发现的患者常伴有肺发育不良和肺动脉高压并发症。胸腹裂孔疝由于疝孔较大，腹腔脏器疝入患侧胸腔，纵隔移位，呼吸循环功能均受影响。临床上表现胸闷、呼吸困难、发绀、心率快等呼吸循环症状；如患者出现肠梗阻症状，多出现恶心、呕吐症状。体检患侧胸部呼吸动度减弱，叩诊呈浊音或鼓音，听诊呼吸音减弱或消失，有时可听到肠鸣音。腹部柔软空虚，呈舟状。

胸骨旁裂孔疝常在成年后出现症状。由于疝孔较小，临床上常无症状，仅在常规查体或因其他疾病检查胸片时偶然发现。主要表现为下胸部或上腹部隐痛，很少出现肠梗阻症状。

四、诊断

根据患者出生时或逐渐出现的呼吸急促、青紫、反复呕吐等症状，结合影像学检查结果，可以做出临床诊断。

产前B超可早期发现先天性膈疝，超声显示胎儿胸腔胃、肠、肝等，结果可指导孕妇在产前做好相应的预防措施，并为产后的及时治疗提供机会。通常于胎龄为25孕周即可通过产前超声检查提示CDH。因此，孕妇应于孕龄为22 ~ 26孕周进行1次全面、系统的产前超声检查，并且对疑似或高危孕妇进行追踪检查，这对避免漏诊、误诊CDH具有重要意义。

胸腹部X线检查：胸片显示患侧胸腔含有液气平面的胃肠影像和纵隔移位，腹片显示胃肠道含气减少。必要时行钡餐及胸腹部CT检查可明确诊断。目前CT多平面重组（MPR）技术的开展和应用越来越广泛，可显示膈肌的连续性、膈肌裂孔的位置，CTMPR能够准确测量膈肌裂孔左右径，有助于制定治疗方案，对外科手术帮助大。

五、治疗

先天性膈疝诊断明确，患者有症状，首选手术。以往认为，急症CDH患儿需急诊手术，但目前研究表明，肺发育不良的程度是决定患儿预后的最重要因素，CDH患者往往合并肺发育不良，在呼吸循环稳定之前行急诊手术可降低患儿肺的顺应性，且急诊手术不能提高患儿存活率；而适当延迟手术时机，待患儿生命体征，特别是心、肺功能稳定后，再行外科手术，既能增加患儿手术耐受力，又可以提高CDH存活率；目前高频震荡通气和体外膜肺氧合等措施可以帮助CDH患儿维持正常血氧饱和度，重症患儿给予气管插管呼吸机辅助呼吸提高肺顺应性。

先天性膈疝术前置胃管进行胃肠减压，避免麻醉和手术过程中胃肠道胀气使得疝入的腹腔脏器体积增大，视野暴露不佳。

术前置胃管，防止胃肠胀气影响手术视野。找到膈肌缺损处，将疝内容物还纳入腹腔。如粘连重，复位困难，可将疝口剪开扩大。疝内容物还纳入腹腔后，清晰解剖疝周围的膈肌，膈肌缝合采用膈肌折叠术或7号线间断褥式缝合，结扎最后2根线时嘱麻醉师胀肺，排出胸腔气体时结扎，留置胸腔引流管于胸腔，逐层关胸或关腹。

手术方法有传统的经腹膈疝修补术、经胸膈疝修补术及近几年新兴的微创腹腔镜、胸腔镜膈疝修补术。

单纯先天性膈疝可经腹或经胸还纳疝内容物于腹腔，恢复其正常解剖位置。经腹手术比经胸手术有以下优势：更容易复位腹腔脏器、容易缝合后边缘隔膜、容易处理肠旋转不良以及避免胸廓切开术相关的肌肉骨骼异常。所以左侧膈疝建议经腹手术，经上腹部正中切口；右侧膈疝因有肝脏阻挡，建议经胸手术，采取经第8肋间进胸。

腹腔镜手术相比开放手术，具有微创的效果，有创伤小、恢复快优点，同时可治疗肠旋转不良、腹股沟斜疝。腹腔镜的缺点是疝内容物复位后，腹腔空间更加狭小，操作将更加困难，有时需中转开腹治疗。

胸腔镜优点是利用自然的胸腔，操作空间大，更清晰观察膈肌缺损情况，修补更容易；缺点是不能了解是否合并肠旋转不良，回纳是否存在肠扭转的情况。

微创治疗CDH具有术中出血少、术后进食早、恢复快、切口小、住院时间短等优点，达到微创、美容的效果，减少切口疝风险，减少胸部畸形，降低术后疼痛，掌握好手术指征、选择正确的手术径路和手术方式是提高手术安全性与疗效的保证。

第二节　膈肌膨出

膈膨出是指膈肌完整无缺损，膈肌肌肉纤维不同程度的麻痹或萎缩，造成部分膈肌或全部膈肌上升。膈膨升是胸外科的罕见疾病，1774年Petit首次描述，1829年Beclard定名。国外报道发病率$< 0.05\%$，膈膨出任何年龄均可发现，男女发病率相当，成人胸部X线片检查其发病率约1/10 000，左侧明显高于

右侧，左：右约为9 ∶ 1。

一、病因和发病机制

（一）病因

膈膨出分先天性和后天性（获得性）两种。

1. 先天性膈膨出

胚胎期横膈肌肉组织发育异常，导致膈肌逐渐伸长变薄，上升入胸腔内。整个膈或一侧发育不全，造成全膈或部分性膈膨出。先天性膈膨出常合并其他畸形，例如同侧肺发育不全、胃逆转、肠旋转不良和异位高肾等。

2. 后天性膈膨出

由于膈神经损伤，造成一侧或双侧膈肌萎缩，导致膈肌升高。膈神经损伤的原因有：①肿瘤侵犯或压迫（肺癌纵隔淋巴结转移、纵隔肿瘤、心包或心脏恶性肿瘤、胸膜间皮瘤或胸壁纤维细胞瘤）；②巨大的主动脉弓部瘤压迫左膈神经；③炎症感染（肺炎、肺脓肿、纵隔炎、膈下感染和纵隔淋巴结结核均可损伤膈神经）；④膈神经部分受损伤（肺癌切除、心包切除或胸腺切除术中切断膈神经、心内直视手术时膈神经被心包腔内的冰屑冻伤）；⑤创伤、传染病、肿瘤或结核在颈椎水平侵犯第3 ~ 5胸神经；⑥中央神经系统疾病（感染性多发性神经根炎）；⑦传染病累及膈神经（脊髓灰质炎、单纯疱疹、带状疱疹、白喉）、乙醇或铅中毒和变态反应（注射抗破伤风血清后）。

（二）病理

膈膨出左侧多见，右侧少见，双侧罕见。右侧膈神经分支较左侧多，故部分性膈膨出常见于右侧。先天性膈膨出的膈神经正常，膈肌纤维变薄，病变严重者，肌纤维缺如，膈薄如一张半透明膜，由胸膜、筋膜和腹膜构成。后天性膈膨出的膈肌纤维退化或萎缩，变薄的部分由弹性纤维组织构成。

（三）病理生理

成人正常呼吸状态下，依靠膈肌的运动使胸廓扩张保证肺的通气功能及灌注。单侧膈膨升，膈肌丧失功能使肺活量减少33%。膈膨升患者膈肌的正常运动减弱或消失，甚至出现反常运动，导致通气功能障碍、肺容积降低、肺灌注不足；此外，膈肌负担全部通气量的60%，对主要以腹式呼吸的幼婴，限制通气功能的症状严重。

有些左侧膈膨出患者，由于食管进入胃的角度改变，引起胃食管反流。左膈膨出时胃底上升并导致胃扭转，食物通过贲门或幽门受阻。

二、诊断

（一）临床表现

1. 症状

大多数完全性膈膨出和几乎所有部分性膈膨出的患者多无症状，只在常规X线检查或其他疾病查体时发现。膈膨出的主要症状有呼吸道和消化道症状，儿童和成人的临床表现各异。

膈膨出的新生儿和幼婴常有呼吸道症状，出现呼吸急促、不规则，啼哭或吸奶时喘憋，严重出现呼吸困难或发绀。

完全性膈膨出的儿童可引起胸闷、气短，严重者呼吸困难。患儿易患慢性支气管炎，反复发作肺炎。部分患者出现不明原因的胸痛和非典型的胃肠道症状。如食欲减退、消化不良、发育迟缓，体重不增及间歇性肠梗阻等症状。活动时出现轻度或中度呼吸困难，一般无发绀。

成年人膈膨出的常见呼吸道症状为咳嗽、喘鸣和患侧反复肺部感染，活动时气短，呼吸困难，平卧时或饱食后更明显，多数患者因呼吸道症状就诊发现该病；患者胃肠道症状为反酸、嗳气、上腹牵拉感或胀痛、胃烧灼感。当平卧、头低位或饱食后胃肠道症状常加重，侧卧位缓解。

2. 体征

查体发现患侧胸壁呼吸运动受限，叩诊为浊音，呼吸音低，部分患儿可听到肠鸣音。纵隔健侧移位、

扁平腹及舟状腹，肝脾常不易触及。吸气时健侧上腹部先鼓起，两侧活动不对称。

（二）辅助检查

1. X线表现

膈膨出诊断常规靠X线检查。胸部透视检查可以直观、准确的动态观察膈肌的运动度，胸透可发现患侧膈肌抬高，可升到第三、四肋间隙高度，膈下紧贴胃，膈肌活动受限或消失，患侧膈肌可出现矛盾运动。胸片显示上升的膈肌厚度变薄，像一条光滑完整的曲线。

2. 胃肠道造影或钡灌肠检查

上消化道造影及钡灌肠示不论患者行什么体位，升高的胃、结肠都在完整无缺的膈下。

3. CT表现

患者表现为患侧膈肌抬高，膈面光整、膈肌连续，膈面下方脏器上移，周围结构及组织关系未见明确异常，MPR显示膈肌变薄，但肌纤维连续。有时纵隔可向健侧不同程度移位，患侧肺多存在不同程度膨胀不全。

三、鉴别诊断

（一）膈疝

为先天性或后天性原因导致腹腔内脏器通过膈肌缺损处疝入胸腔形成。X线可见膈肌局部隆起，膈上隆起部分可见胃肠脏器空腔影；胸部CT示胸腔内发现膈肌缺损，可见到肝脾实质脏器及胃肠空腔脏器；患侧肺组织压缩，呈膨胀不全改变，伴充气支气管影，纵隔健侧移位；胃肠道造影或钡灌肠能清楚显示升高的胃或结肠位于膈上。

（二）膈肌肿瘤

多无特异症状。X线检查示膈肌上面显示边缘光滑的圆形或卵圆形致密阴影，可随膈肌运动而上下移动，形态和大小不随呼吸而改变。

（三）胸腔积液

胸腔积液患者于X线检查常可见患侧“膈肌抬高”影，胸腔彩超及胸部CT可发现膈肌完整，胸腔积液。

四、治疗

1. 对无症状的膈膨出可暂予观察，对有呼吸系统症状或胃肠道症状者建议早期手术治疗。对成年患者行心胸外科手术后膈神经麻痹或瘫痪引起膈膨升，由于膈神经麻痹多可在术后1年左右自愈，故应观察1～2年后再决定是否手术治疗。膈膨出的禁忌证是病态肥胖和特定的神经肌肉障碍，病态肥胖的患者或许经内科及外科的肥胖症治疗后呼吸困难得到改善。

2. 手术方式主要有膈肌叠瓦式缝合术（不切开膈肌折叠缝合术）、膈肌折叠缝合术（切开膈肌双层褥式缝合术）、三层膈肌折叠术。临床工作中以前两者最为常用。手术又分为开放及微创两种。

开放手术即传统开胸手术，术前置胃管，患者气管插管，全身麻醉后，取侧卧位，常规消毒、铺巾，胸部后外切口，经第7肋间经胸。探查胸腔有无粘连，切断下肺韧带，使用卵圆钳钳夹起靠近松弛的膈肌，经手指仔细触诊，排除无腹腔脏器粘连，用7号丝线由前外向后内方向皱褶连续缝合膈肌，共缝4～6针。注意缝线不要穿透膈肌，以免损伤腹腔脏器。也不要缝到膈神经的分支。最后一起打结，完成膈肌折叠。

胸腔镜膈肌折叠术：患者术前置胃管，全身麻醉，双腔气管插管，健侧卧位，手术使用三切口方式。取腋中线第5肋约1.5 cm切口为胸腔镜观察孔，两个操作孔分别位于第8肋腋前线和腋后线，大小约2 cm。进胸探查有无胸腔积液，有无胸膜粘连。切断下肺韧带，找到松弛的膈肌，使用卵圆钳钳夹起靠近前胸壁松弛的膈肌，经卵圆钳仔细触诊，排除无腹腔脏器粘连，从卵圆钳上方用7号线，U型缝合，缝合结束后，见膈顶高度降低到第8后肋水平，手术满意，最后可行患侧胸腔的胸膜摩擦术。术后放置胸腔引流管，逐层关胸。

第三节 食管裂孔疝

一、概述

食管裂孔疝是食管腹段、胃贲门部或腹腔内脏经食管裂孔疝入胸腔的良性消化道疾病。多见于40岁以上女性，随年龄的增长发病率升高，西方国家发病率高，国内病率为3.0%。先天因素有食管裂孔发育不良，后天因素为腹内压长期增高，比如肥胖、腹水、多次妊娠、长期咳嗽、慢性便秘等。随着食管裂孔的逐渐扩大，食管韧带松弛，食管下段括约肌功能减弱，易发生胃液反流入食管，导致胃食管反流病。随着食管裂孔的逐渐扩大，食管韧带松弛和食管下段括约肌功能减弱，导致胃食管反流病。

二、病因和分型

（一）滑动型食管裂孔疝（可复性裂孔疝）

滑动型食管裂孔疝又称Ⅰ型疝，临床上最常见的类型，约占90%；胃食管连接部迁移至膈肌上方。胃保持在其正常的形态，胃底低于胃食管连接部。裂孔肌肉张力减弱，食管裂孔口扩大，对贲门起固定作用的膈食管韧带和膈胃韧带松弛，使贲门和胃底部活动范围增大。极少发生嵌顿。

（二）食管旁疝

食管旁疝又称Ⅱ型疝，少见，占10%左右，胃食管连接部保持在其正常的解剖位置，一部分胃底在食管左前方经管旁疝入胸腔。较少发生胃食管反流。易发生胃扭曲并翻转，出现出血、坏死穿孔等并发症。

（三）混合型食管裂孔疝

混合型食管裂孔疝又称Ⅲ型疝：是工型和Ⅱ型的混合型疝，常因食管裂孔过大，食管连接部和胃底一起通过食管裂孔疝入胸腔，胃食管连接部和胃底均位于膈上。由于疝囊扩大及疝入的内容物增多，可出现纵隔移位及肺膨胀不全，易发生嵌顿。

（四）巨大型食管裂孔疝

巨大型食管裂孔疝又称Ⅳ型疝，大多定义为疝囊长度超过6 cm或30%以上腹腔脏器疝入胸腔；特点是除了胃以外，还有腹腔内其他脏器如大网膜、结肠或小肠在疝囊内。

三、临床表现

食管裂孔疝临床表现取决于疝的大小和胃食管反流症的程度。滑动型疝常无症状。食管裂孔疝常见的症状有反酸、暖气，胸骨后烧灼感，上腹部饱胀；疝囊压迫食管出现进食阻挡，严重者出现吞咽困难，后期出现食管狭窄，营养不良，进食呕吐，上消化道出血症状；疝囊压迫心肺，出现心慌、气急、胸闷、憋气及紫绀等症状；胃酸反流入气管，出现呛咳，嗽咳痰等吸入性肺炎症状。反流性食管炎的病理多数可以恢复，如长期不处理，有癌变可能。

四、诊断

食管裂孔疝的诊断，需要临床表现结合临床影像学检查得以诊断。常用的检查方法有X线、CT、胃镜、食管测压及食管PH酸碱度测定。

1. X线

（1）幕状牵引，即疝入膈上的胃底黏膜表现，类似手提起装有半袋水的塑料袋。

（2）食管短缩，齿状线移至膈上。

（3）造影检查时可见钡剂自胃内反流到食管内。

（4）膈上可见疝囊。

（5）巨大疝可见膈上气液平面。

2. CT

螺旋CT下食管裂孔疝的典型表现为“葫芦征”，即后下纵隔肿块，内可见气体、对比剂或胃内容物，

边界锐利清楚，上接食管，下与胃相连。增强扫描显示，后下纵隔肿块样结构内黏膜强化与膈下胃黏膜强化一致。

3. 胃镜

（1）齿状线上移。

（2）食管裂孔压迹至齿状线的距离增加。

（3）His 角变钝或拉直，胃底变浅或消失。

（4）翻转内镜可见贲门扩大或松弛。

（5）食管腔轴向与胃体腔轴向趋于重合，即胃体腔轴向由进镜时位于视野左上侧转为居中。

（6）食管腔内有胃黏膜的逆行疝，是诊断裂孔疝的确凿证据。

4. 食管下括约肌压力（LESP）测定

观察压力测定食管下段括约肌功能及食管中段功能。可评价食管的蠕动情况和克服胃底折叠后食管下段阻力的能力，对选择不同类型的折叠术（胃底全部或部分折叠）有帮助作用。①食管下括约肌测压时出现双压力带；②食管下括约肌压力（LESP）下降，食管腔内压力测定常降低到 5 ~ 10 cmH_2O。

5. 24 h pH 值测定

24 h pH 值监测是诊断反流性疾病的金标准，是反流定量的精确指标。检测敏感性为 88%，特异性为 95%。食管下段酸度测定 pH ＜ 4 说明有胃液反流入食管。

五、治疗

对Ⅰ型滑动性食管裂孔疝合并反流症状轻者，不建议手术，采用内科保守治疗。治疗方法有饮食调节，避免辛辣刺激食物，睡眠采用头高脚低位，避免和治疗引起腹内压增高的因素；服用制酸药、抗反流及保护食管胃黏膜药，治疗反流性食管炎，预防食管溃疡、Barret 食管及食管癌等并发症。

美国胃肠内镜外科医师协会（SAGES）于 2013 年发布食管裂孔疝外科治疗的适应证：

（1）内科治疗失败的病例。

（2）自愿接受外科治疗者。

（3）并发 Barrett 食管及狭窄与重症食管炎所致的反流性食管炎。

（4）具有哮喘、嘶哑、咳嗽、胸痛以及误咽等非典型症状，或经 24 h pH 值监测证明有重症反流的病例。国内食管裂孔疝手术适应证包括：伴有严重反流症状且长期内科治疗无效的Ⅰ型滑动性食管裂孔疝，所有Ⅱ型、Ⅲ型滑动性食管裂孔疝以及巨大食管裂孔疝。食管裂孔疝不能行手术治疗的情况包括：不能耐受全麻者；严重心、肺功能障碍和近期发生心肌梗死者；难以纠正的凝血功能障碍者。

手术目的为修补食管裂孔，切除疝囊并恢复食管至正常位置，行胃底折叠术防止胃食管反流；抗反流手术目的是重建胃底贲门部的解剖结构，基本原则：

1. 提高食管下括约肌静息压力。

2. 维持足够长度的腹段食管。

3. 重建的贲门部在吞咽时应能松弛。手术途径有经胸和经腹的不同选择：

（1）Belsey 4 手术（Belsey Mark Ⅳ）是经胸抗反流的经典手术，为 240° 胃前壁部分折叠术，使胃食管结合部固定在膈肌以下，恢复足够长的腹段食管，并增加 LES 压力。术野暴露优于经腹手术，游离食管更充分，对巨大疝治疗效果理想。

手术方式：术前置胃管，气管插管全身麻醉，经左胸第六或第七肋间开胸。切断下肺韧带，切开纵隔胸膜，游离食管至主动脉弓下。游离疝囊，自膈肌上将其切除，游离食管及疝内容物，使疝入的胃和网膜复位，注意不要损伤对侧纵隔胸膜，游离食管时注意保护迷走神经（如损伤迷走神经需行幽门肌层切开术）。注意观察贲门是否能无张力地恢复回腹腔，判定是否存在短食管。尽量游离出稍长的胸腔段食管，贲门、胃底部脂肪垫尽量切除。牵引下段食管，清楚识别后侧两支右膈肌脚。7 号丝线缝合 3 针，不打结，注意要缝在膈肌脚内强有力的腱性组织上。在游离膈肌脚后，在胃底与交界上方 2 cm 处的食管之间安置 3 针褥式缝线完成 240° 包绕。在此缝线上方 1.5 ~ 2 cm 处再做包括膈肌、胃底以及食管的

3 针 U 型缝合，并将胃底纳入腹腔，打结后完成修补，此时将膈肌脚缝合线打结，打结后要求新形成的食管裂孔在 1.5 ~ 2 cm 间隙（食指可以顺利通过），太松易复发，太紧术后会出现吞咽困难。最后放置胸腔引流管，逐层关胸。

（2）胃底折叠术有 Nissen、Toupet、Dor 等术式。Nissen 术式（胃底自食管后方向前 360° 反折，将胃底 – 食管 – 胃底固定，形成食管下端长约 2 cm 抗反流活瓣），Toupet 术式（胃底自食管后方向前反折，将食管左、右侧胃底与食管左、右前侧壁分别缝合，形成 270° 胃底包绕），Dor 术式（将胃底向右翻转到食管前方 180° ，与食管侧壁缝合于右膈肌脚）。

Nissen 手术：术前置胃管，全身麻醉后，患者取平仰位，常规消毒铺巾。经上腹正中开腹。切开腹膜后，通过胃管方向找出食管下段走向。切开肝三角韧带将肝左叶拉向右侧，横行切开食管胃接合部上面的腹膜。伸延切口，在左侧切断胃膈韧带和它与胃脾韧带的结合部分，在右侧打开大网膜囊后，分开胃肝韧带的上部。牢固结扎胃左动脉、胃短动脉和膈动脉的各个分支，以免出血。向上推开腹膜、结缔组织和膈食管膜，游离 4 ~ 6 cm 下段食管，小心避免损伤迷走神经。用食管套袋向下牵拉食管胃贲门部。将胃底后壁由左向右方向，在下段食管后拉到右侧时，后壁只包裹住食管。第一针缝线穿过胃底前壁，食管下段的肌层及胃底后壁。将此缝线拉紧，胃底包裹与食管之间可通一食指，说明松紧度合适，则可结扎缝线。缝合 3 针；为稳定此胃底包裹，再用 2 ~ 3 根缝线，用 0 号线将两侧胃壁缝合 2 针。手术顺利，逐层关腹。

（3）腹腔镜 Nissen 手术：术前置胃肠减压，肥皂水灌肠，全身麻醉起效后，患者取平卧位，头抬高 10° ~ 30° ，术者及助手站于患者右侧。脐下 0.5 cm 穿刺建立气腹，取 10 mm trocar 置入腹腔镜镜头，保持腹腔内气压 14 mmHg。探查腹腔，评估手术能切除；右腋前线肋下置 10 mm trocar 并放入蛇形肝脏拉钩。另三个 trocar 分别置于左腋前线肋下、左右锁骨中线肋下 5 ~ 6 cm 处。超声刀打开胃结肠韧带、游离胃底、贲门至左侧膈肌脚，从胃小弯侧打开小网膜囊，暴露右侧膈肌脚，充分游离。此时，可显露疝囊，测量食管裂孔大小，了解疝内容物、疝入纵隔的途径；回纳疝内容物，离腹腔段食管 ≥ 3 cm，确认无明显张力，切除疝囊。2–0 Prolene 缝线把胃底从食管前壁拉向食管右侧壁间断缝合，胃底自食管后方向前 360° 折叠，针距 1 cm，胃底折叠的松紧以顺利通过腹腔镜抓钳为度。于食管后、膈肌脚表面放置 ePTFE 补片，并直接缝合于膈肌脚。检查腹腔内无活动性出血，于裂孔旁留置引流管 1 根，清点纱布器械无误，逐层缝合切口。常规放置引流管，术后引流量 < 10 mL/d 拔除引流管。患者普食无不适出院。

（4）Hill 修补术：术前置胃管，全身麻醉后，患者取平仰位，常规消毒铺巾。经上腹正中开腹。探查胸腔有无粘连，有无幽门梗阻，如有幽门梗阻，需行幽门成形术+迷走神经切断术。切开肝三角韧带将肝左叶拉向右侧，打开膈食管膜，切开肝胃韧带，避免损伤胃左动脉的肝支；游离食管后壁，暴露膈肌脚，避免损伤迷走神经，游离出食管下端并以纱布牵引，将食管向下牵引 5 cm 左右，仔细游离部分胃大弯，切断膈胃韧带及胃脾韧带，将 2 支膈肌脚于食管后方间断缝合数针至只能容纳食指尖，缝合线要从缝过筋膜及腹膜，避免损伤迷走神经。再用缝线缝合前膈食管韧带、穿过胃浆肌层，后膈食管韧带及主动脉前筋膜缝合数针，测量食管下段腔内压力在 35 ~ 45 mmHg，然后结扎缝线。

（5）Collis–Belsey 联合手术：此手术应用于短食管及溃疡瘢痕性狭窄的治疗。

手术方法：气管插管全身麻醉后，常规消毒、铺巾，患者右侧卧位，经左胸第六或第七肋间开胸。探查胸腔有无粘连，有无胸腔积液，游离食管下段及胃底，去除贲门部脂肪组织，暴露左右膈肌脚，缝合 5 针，暂不结扎。嘱麻醉师经患者口内放入探条，动作要缓慢轻柔，避免食管破裂，手术者在食管和胃的小弯侧碰触到探条，用缝合器做一 5 cm 长的新食管，切开其与胃底的连接，掩盖缝合浆肌层创面，并使管状胃与食管管径保持一致，然后再做 Belsey 4 胃底部分折叠术。

对于Ⅳ型食管裂孔疝，主张开胸或开腹手术，直视下安全游离和还纳胃、肠等疝内容物

并同时处理其他复杂情况，行食管裂孔修补术时尽量缩小裂孔至 1 cm，避免裂孔过紧或过松，过紧致食管狭窄，过松容易复发；如术中见疝环 > 5 cm 及双侧膈肌角薄弱时使用生物补片，防止术后复发。

第四节 膈肌肿瘤

原发性膈肌肿瘤极为罕见，多数起源于膈肌肌腱部，多见于40～60岁，男女发病率相当。原发性膈肌肿瘤多数为良性肿瘤，良性肿瘤常见为囊肿，恶性肿瘤少见。

一、分类

1. 原发性良性肿瘤

常见为囊肿，分先天性囊肿和后天性囊肿。先天性囊肿由先天发育异常引起；后天性囊肿多由创伤引起。其次为脂肪瘤最为常见，其他有神经纤维瘤、神经鞘瘤、纤维肌瘤、淋巴管瘤、畸胎瘤、错构瘤等。

2. 原发性恶性肿瘤

多为纤维组织、肌肉、血管和神经组织发生的肉瘤，最常见的恶性肿瘤是横纹肌肉瘤，其次为纤维肉瘤、神经纤维肉瘤、未分化肉瘤、卵黄囊瘤、脂肪肉瘤、横纹肌肉瘤、平滑肌肉瘤等20余种恶性肿瘤。

3. 膈肌转移癌

多数由肿瘤直接蔓延而来，少数由血行或淋巴转移。常见为肺、食管、胃、肝、胆囊转移，少数由腹膜后、肠道、生殖器、甲状腺、肾脏转移。

二、临床表现

良性肿瘤患者多无症状，多数在查体X线时发现。恶性肿瘤侵犯胸壁出现胸背部疼痛，部分患者出现胸腔积液，引起胸闷、喘憋等呼吸道症状；侵犯膈神经出现呃逆、咳嗽症状，出现膈肌麻痹，膈膨出；巨大肿瘤压迫肺、心脏出现呼吸困难、心慌、心悸等症状；肿瘤侵犯腹腔出现恶心、呕吐，肝区疼痛、腹水等。

（二）辅助检查

X线检查是检查膈肌肿瘤主要方法。胸部X线显示膈上的球形或块状肿块，随膈肌运动。良性者大多表面光滑，无分叶，恶性者多表面毛糙，有分叶。肿瘤侵犯膈神经出现膈肌麻痹，X线检查示膈膨出；部分肿瘤患者X线检查示胸腔积液。

CT：胸部CT较易鉴别膈肌肿瘤；胸部增强CT可发现膈肌实性占位，可以排除胸腔积液；少数病例侵犯肺实质，误认为肺肿瘤。少数肿块向下侵入腹腔，误认为是腹膜后占位。

三、鉴别诊断

（一）恶性胸膜间皮瘤

多局限在一侧胸腔，胸部CT可发现胸膜增厚，呈多发结节，部分患者可见胸腔积液；发生血性转移示可见对侧胸膜转移，淋巴结发生转移时出现肺门、纵隔淋巴结肿大。肿大。临床上表现为明显胸痛；

（二）包裹性胸腔积液

当胸腔积液包裹于膈上时X线检查时不易与膈肌肿瘤鉴别。胸腔积液无钙化，后者部分可有钙化影；胸腔彩超可见胸腔积液，膈肌肿瘤胸腔彩超可见实性包块；胸部增强CT可见胸腔积液呈液性密度，膈肌肿瘤呈实性成分。

（三）膈疝

膈疝胸片显示患侧胸腔含有液气平面的胃肠影像和纵隔移位，胸部听诊部分患者可闻及肠鸣音。消化道钡餐可见。

四、治疗

膈肌肿瘤患者出现症状，检查完善，未发现手术禁忌，尽早手术，根据术后病理情况制定下一步治疗计划；经第 6 肋间进胸，切除膈肌肿瘤，无膈肌缺损少，采用膈肌折叠术或 7 号线间断褥式缝合膈肌；如膈肌缺损大，加用生物补片修复；如为恶性肿瘤，术后待患者恢复后尽早放疗或化疗；良性肿瘤预后良好，定期复查。

参考文献

[1] 刘洪涛．心胸外科学理论与临床实践［M］．北京：科学技术文献出版社，2019.
[2] 苑文明，万勇．当代外科常见病诊疗实践［M］．南昌：江西科学技术出版社，2019.
[3] 彭俊．临床心胸外科疾病诊断与治疗［M］．北京：科学技术文献出版社，2018.
[4] 林建军．临床心胸外科疾病诊治学［M］．武汉：湖北科学技术出版社，2018.
[5] 葛均波，方唯一．现代心脏病学进展［M］．北京：科学出版社，2017.
[6] 张森．现代心胸外科疾病基础与临床［M］．北京：科学技术文献出版社，2018.
[7] 张玉国．临床常见普外科疾病学［M］．西安：西安交通大学出版社，2018.
[8] 李单青．胸外科手术要点难点及对策［M］．北京：科学出版社，2017.
[9] 张力建，朱彦君．胸外科诊疗技术精要［M］．北京：科学技术出版社，2016.
[10] 王俊，许林，李运．胸腔镜外科学［M］．北京：人民卫生出版社，2017.
[11] 汪毅，王俊峰，张健．心胸外科手术学精要［M］．上海：上海交通大学出版社，2017.
[12] 张临友．胸腔镜手术技术精要［M］．北京：人民卫生出版社，2017.
[13] 张海涛．成人心脏外科术后治疗学［M］．北京：中国科学技术，2018.
[14] 张志庸．协和胸外科学［M］．北京：科学出版社，2016.
[15] 陈瑜．现代心胸外科治疗学［M］．长春：吉林科学技术出版社，2019.
[16] 刘泉．临床心胸外科学［M］．长春：吉林科学技术出版社，2017.
[17] 易定华，徐志云，王辉山．心脏外科学（第2版）［M］．北京：人民军医出版社，2016.
[18] 陈灏珠．实用心脏病学［M］．上海：上海科学技术出版社，2016.
[19] 施建新，叶波．普胸外科医师手册［M］．上海：上海科学普及出版社，2017.
[20] 韩雅玲，张健．心脏病学实践［M］．北京：人民卫生出版社，2017.
[21] 马长生，霍勇．介入心脏病学［M］．北京：人民卫生出版社，2016.
[22] 石翔，王福军．老年心血管病用药手册［M］．北京：人民军医出版社，2016.
[23] 周玉杰．经皮冠状动脉介入治疗术中球囊操作技巧［M］．北京：人民卫生出版社，2016.
[24] 杨关林．中西医结合防治心脑血管疾病［M］．沈阳：辽宁科学技术出版社，2016.
[25] 李彦豪，何晓峰，陈勇．实用临床介入诊疗学图解（第3版）［M］．北京：科学出版社，2016.
[26] 孙宁玲，吴海英．高血压专业诊治常规［M］．北京：中国医药科技出版社，2016.
[27] 程亮，张克，刘鑫．实用心胸外科手术操作［M］．北京：科学技术文献出版社，2018.